"十二五"职业教育国家规划教材

经全国职业教育教材审定委员会审定

国家卫生和计划生育委员会"十二五"规划教材

全国中等卫生职业教育教材

供助产专业用

助 产 技 术

主　编　闫金凤　韦秀宜

副主编　李淑红　牛会巧　刘星劼

编　者（以姓氏笔画为序）

　　　　韦秀宜（南宁市卫生学校）

　　　　牛会巧（河南省焦作卫生医药学校）

　　　　刘星劼（临沂市人民医院）

　　　　闫金凤（广东省湛江卫生学校）

　　　　李淑红（珠海市卫生学校）

　　　　韩小燕（山西省长治卫生学校）（兼编写秘书）

　　　　赖素艺（江西省赣州卫生学校）

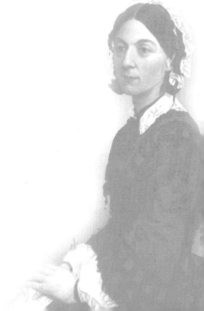

人民卫生出版社

图书在版编目（CIP）数据

助产技术 / 闫金凤，韦秀宜主编. —北京：人民卫生出版社，2014

ISBN 978-7-117-19903-2

Ⅰ.①助… Ⅱ.①闫…②韦… Ⅲ.①助产学－中等专业学校－教材 Ⅳ.①R717

中国版本图书馆 CIP 数据核字（2014）第 262360 号

| 人卫社官网 | www.pmph.com | 出版物查询，在线购书 |
| 人卫医学网 | www.ipmph.com | 医学考试辅导，医学数据库服务，医学教育资源，大众健康资讯 |

助 产 技 术

主　　编：闫金凤　韦秀宜
出版发行：人民卫生出版社（中继线 010-59780011）
地　　址：北京市朝阳区潘家园南里 19 号
邮　　编：100021
E - mail：pmph @ pmph.com
购书热线：010-59787592　010-59787584　010-65264830
印　　刷：河北新华第一印刷有限责任公司
经　　销：新华书店
开　　本：787×1092　1/16　印张：13　插页：1
字　　数：324 千字
版　　次：2015 年 2 月第 1 版　2022 年 6 月第 1 版第 10 次印刷
标准书号：ISBN 978-7-117-19903-2/R·19904
定　　价：34.00 元
打击盗版举报电话：010-59787491　E-mail：WQ @ pmph.com
（凡属印装质量问题请与本社市场营销中心联系退换）

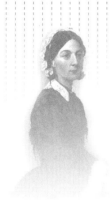

出 版 说 明

为全面贯彻党的十八大和十八届三中、四中全会精神，依据《国务院关于加快发展现代职业教育的决定》要求，更好地服务于现代卫生职业教育快速发展的需要，适应卫生事业改革发展对医药卫生职业人才的需求，贯彻《医药卫生中长期人才发展规划（2011—2020年）》《现代职业教育体系建设规划（2014—2020年）》文件精神，人民卫生出版社在教育部、国家卫生和计划生育委员会的领导和支持下，按照教育部颁布的《中等职业学校专业教学标准（试行）》医药卫生类（第一辑）（简称《标准》），由全国卫生职业教育教学指导委员会（简称卫生行指委）直接指导，经过广泛的调研论证，启动了全国中等卫生职业教育第三轮规划教材修订工作。

本轮规划教材修订的原则：①明确人才培养目标。按照《标准》要求，本轮规划教材坚持立德树人，培养职业素养与专业知识、专业技能并重，德智体美全面发展的技能型卫生专门人才。②强化教材体系建设。紧扣《标准》，各专业设置公共基础课（含公共选修课）、专业技能课（含专业核心课、专业方向课、专业选修课）；同时，结合专业岗位与执业资格考试需要，充实完善课程与教材体系，使之更加符合现代职业教育体系发展的需要。在此基础上，组织制订了各专业课程教学大纲并附于教材中，方便教学参考。③贯彻现代职教理念。体现"以就业为导向，以能力为本位，以发展技能为核心"的职教理念。理论知识强调"必需、够用"；突出技能培养，提倡"做中学、学中做"的理实一体化思想，在教材中编入实训（实践）指导。④重视传统融合创新。人民卫生出版社医药卫生规划教材经过长时间的实践与积累，其中的优良传统在本轮修订中得到了很好的传承。在广泛调研的基础上，修订教材与新编教材在整体上实现了高度融合与衔接。在教材编写中，产教融合、校企合作理念得到了充分贯彻。⑤突出行业规划特性。本轮修订紧紧依靠卫生行指委，充分发挥行业机构与专家对教材的宏观规划与评审把关作用，体现了国家规划教材一贯的标准性、权威性、规范性。⑥提升服务教学能力。本轮教材修订，在主教材中设置了一系列服务教学的拓展模块；此外，教材立体化建设水平进一步提高，根据专业需要开发了配套教材、网络增值服务等，大量与课程相关的内容围绕教材形成便捷的在线数字化教学资源包，为教师提供教学素材支撑，为学生提供学习资源服务，教材的教学服务能力明显增强。

人民卫生出版社作为国家规划教材出版基地，获得了教育部中等职业教育专业技能课教材选题立项24个专业的立项选题资格。本轮首批启动了护理、助产、农村医学、药剂、制药技术专业教材修订，其他中职相关专业教材也将根据《标准》颁布情况陆续启动修订。

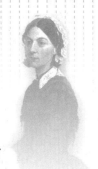

全国卫生职业教育教学指导委员会

主 任 委 员　秦怀金

副主任委员　金生国　付　伟　周　军　文历阳

秘 书 长　杨文秀

委　　　员　张宁宁　胡小濛　孟　莉　张并立　宋　莉　罗会明

　　　　　　　孟　群　李　滔　高学成　王县成　崔　霞　杨爱平

　　　　　　　程明兼　万学红　李秀华　陈贤义　尚少梅　郭积燕

　　　　　　　路　阳　樊　洁　黄庶亮　王　斌　邓　婵　杨棉华

　　　　　　　燕铁斌　周建成　席　彪　马　莉　路喜存　吕俊峰

　　　　　　　乔学斌　史献平　刘运福　韩　松　李智成　王　燕

　　　　　　　徐龙海　周天增　唐红梅　徐一新　高　辉　刘　斌

　　　　　　　王　瑾　胡　野　任光圆　郭永松　陈命家　王金河

　　　　　　　封银曼　倪　居　何旭辉　田国华　厉　岩　沈曙红

　　　　　　　白梦清　余建明　黄岩松　张湘富　夏修龙　朱祖余

　　　　　　　朱启华　郭　蔚　古蓬勃　任　晖　林忠文　王大成

　　　　　　　袁　宁　赫光中　曾　诚　宾大章　陈德军　冯连贵

　　　　　　　罗天友

全国中等卫生职业教育"十二五"规划教材目录

护理、助产专业

序号	教材名称	版次	课程类别	所供专业	配套教材
1	解剖学基础*	3	专业核心课	护理、助产	√
2	生理学基础*	3	专业核心课	护理、助产	
3	药物学基础*	3	专业核心课	护理、助产	√
4	护理学基础*	3	专业核心课	护理、助产	√
5	健康评估*	2	专业核心课	护理、助产	√
6	内科护理*	3	专业核心课	护理、助产	√
7	外科护理*	3	专业核心课	护理、助产	√
8	妇产科护理*	3	专业核心课	护理、助产	√
9	儿科护理*	3	专业核心课	护理、助产	√
10	老年护理*	3	老年护理方向	护理、助产	√
11	老年保健	1	老年护理方向	护理、助产	
12	急救护理技术	3	急救护理方向	护理、助产	√
13	重症监护技术	2	急救护理方向	护理、助产	
14	社区护理	3	社区护理方向	护理、助产	√
15	健康教育	1	社区护理方向	护理、助产	
16	解剖学基础*	3	专业核心课	助产、护理	√
17	生理学基础*	3	专业核心课	助产、护理	√
18	药物学基础*	3	专业核心课	助产、护理	√
19	基础护理*	3	专业核心课	助产、护理	√
20	健康评估*	2	专业核心课	助产、护理	√
21	母婴护理*	1	专业核心课	助产、护理	√

续表

序号	教材名称	版次	课程类别	所供专业	配套教材
22	儿童护理 *	1	专业核心课	助产、护理	√
23	成人护理（上册）—内外科护理 *	1	专业核心课	助产、护理	√
24	成人护理（下册）—妇科护理 *	1	专业核心课	助产、护理	√
25	产科学基础 *	3	专业核心课	助产	√
26	助产技术 *	1	专业核心课	助产	√
27	母婴保健	3	母婴保健方向	助产	√
28	遗传与优生	3	母婴保健方向	助产	
29	病理学基础	3	专业技能课	护理、助产	√
30	病原生物与免疫学基础	3	专业技能课	护理、助产	√
31	生物化学基础	3	专业技能课	护理、助产	
32	心理与精神护理	3	专业技能课	护理、助产	
33	护理技术综合实训	2	专业技能课	护理、助产	√
34	护理礼仪	3	专业技能课	护理、助产	
35	人际沟通	3	专业技能课	护理、助产	
36	中医护理	3	专业技能课	护理、助产	
37	五官科护理	3	专业技能课	护理、助产	√
38	营养与膳食	3	专业技能课	护理、助产	
39	护士人文修养	1	专业技能课	护理、助产	
40	护理伦理	1	专业技能课	护理、助产	
41	卫生法律法规	3	专业技能课	护理、助产	
42	护理管理基础	1	专业技能课	护理、助产	

农村医学专业

序号	教材名称	版次	课程类别	配套教材
1	解剖学基础 *	1	专业核心课	
2	生理学基础 *	1	专业核心课	
3	药理学基础 *	1	专业核心课	
4	诊断学基础 *	1	专业核心课	
5	内科疾病防治 *	1	专业核心课	
6	外科疾病防治 *	1	专业核心课	
7	妇产科疾病防治 *	1	专业核心课	
8	儿科疾病防治 *	1	专业核心课	
9	公共卫生学基础 *	1	专业核心课	
10	急救医学基础 *	1	专业核心课	
11	康复医学基础 *	1	专业核心课	
12	病原生物与免疫学基础	1	专业技能课	
13	病理学基础	1	专业技能课	
14	中医药学基础	1	专业技能课	
15	针灸推拿技术	1	专业技能课	
16	常用护理技术	1	专业技能课	
17	农村常用医疗实践技能实训	1	专业技能课	
18	精神病学基础	1	专业技能课	
19	实用卫生法规	1	专业技能课	
20	五官科疾病防治	1	专业技能课	
21	医学心理学基础	1	专业技能课	
22	生物化学基础	1	专业技能课	
23	医学伦理学基础	1	专业技能课	
24	传染病防治	1	专业技能课	

药剂、制药技术专业

序号	教材名称	版次	课程类别	配套教材
1	基础化学 *	1	专业核心课	
2	微生物基础 *	1	专业核心课	
3	实用医学基础 *	1	专业核心课	
4	药事法规 *	1	专业核心课	
5	药物分析技术 *	1	专业核心课	
6	药物制剂技术 *	1	专业技能课	
7	药物化学 *	1	专业技能课	
8	会计基础	1	专业技能课	
9	临床医学概要	1	专业技能课	
10	人体解剖生理学基础	1	专业技能课	
11	天然药物学基础	1	专业技能课	
12	天然药物化学基础	1	专业技能课	
13	药品储存与养护技术	1	专业技能课	
14	中医药基础	1	专业核心课	
15	药店零售与服务技术	1	专业技能课	
16	医药市场营销技术	1	专业技能课	
17	药品调剂技术	1	专业技能课	
18	医院药学概要	1	专业技能课	
19	医药商品基础	1	专业核心课	
20	药理学	1	专业技能课	

注:1. * 为"十二五"职业教育国家规划教材。

2. 全套教材配有网络增值服务。

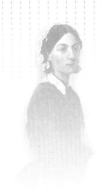

助产专业编写说明

  根据教育部的统一部署,全国卫生职业教育教学指导委员会组织全国百余所中等卫生职业教育相关院校,进行了全面、深入、细致的助产专业岗位、教育调查研究工作,制订了助产专业教学标准。标准颁布后,全国卫生行指委全力支持人民卫生出版社规划并出版助产专业国家级规划教材。

  本轮教材的特点是:①体现以学生为主体、"三基五性"的教材建设与服务理念。注重融传授知识、培养能力、提高素质为一体,重视培养学生的创新、获取信息及终身学习的能力,注重对学生人文素质的培养,突出教材的启发性。②满足中等卫生职业教育助产专业的培养目标要求。坚持立德树人,面向医疗和妇幼保健等机构,培养从事临床助产和母婴护理保健等工作,德智体美全面发展的技能型卫生专业人才。③有机衔接高职高专助产专业教材。在深入研究人卫版三年制高职高专助产专业规划教材的基础上确定了本轮教材的内容及结构,为建立中高职衔接的立交桥奠定基础。④凸显助产专业的特色。反映科学的孕娩理念,体现助产专业价值,教材内容与工作岗位需求紧密衔接。⑤把握修订与新编的区别。本轮教材是在"十一五"规划教材基础上的完善,因此继承了上版教材的体系和优点,同时注入了新的教材编写理念、创新教材编写结构、更新陈旧的教材内容。⑥整体优化。本套教材注重不同层次之间、不同教材之间的衔接;同时明确整体规划,要求各教材每章或节设"学习目标""工作情景与任务"模块,章末设"思考题或护考模拟"模块,全书末附该课程的实践指导、教学大纲、参考文献等必要的辅助内容。⑦凸显课程个性。各教材根据课程特点选择性地设置"病案分析""知识窗""课堂讨论""边学边练"等模块,50学时以上课程编写特色鲜明的配套学习辅导教材。⑧立体化建设。全套教材创新性地编制了网络增值服务内容,每本教材可凭封底的唯一识别码进入人卫网教育频道(edu.ipmph.com)得到与该课程相关的大量的图片、教学课件、视频、同步练习、推荐阅读等资源,为学生学习和教师教学提供强有力的支撑。⑨与护士执业资格考试紧密接轨。教材内容涵盖所有执业护士考点,且通过章末护考模拟或配套教材的大量习题帮助学生掌握执业护士考试的考点,提高学习效率和效果。

  助产专业教材共27种,其中4种仅供助产专业用,其他教材供助产、护理专业共用。全套教材将由人民卫生出版社于2015年7月前分两批出版,供全国各中等卫生职业院校使用。

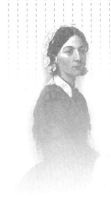

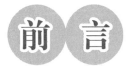

前　言

  中职助产专业属于职业教育的范畴。学生毕业后主要在各级医疗卫生、计划生育指导站和社区卫生服务机构从事临床助产、护理、母婴保健等岗位工作。该专业需要较强的岗位理论知识应用能力和技术操作能力。为达到助产专业的培养目标，根据临床助产工作过程，我们尝试进行基于工作过程的助产专业课程改革与实践，《助产技术》教材就是配合课程改革的实训教材。

  《助产技术》是和《产科学基础》配套的实训教材，也是中等卫生职业教育助产专业的一门核心课程。旨在通过助产实训，培养学生临床核心能力和操作技能。本教材特点是：以职业活动为导向，突出能力目标；以助产典型工作情境为载体，强化助产职业能力实训；以学生为主体，进行理论实践一体化课程教学。

  全书主要内容为三部分：第一部分生理产科实训，包括分娩基础知识、产前检查、产房常用技术、分娩期处理、新生儿护理；第二部分病理产科实训，包括异常分娩助娩术、产后出血的处理；第三部分产科手术护理实训，包括产科常用助产术、剖宫产术的护理。

  在编写的过程中，我们对一线资深助产士、产科医生、助产专业毕业生进行调查，了解助产专业所对应的工作岗位特点及发展趋势，进行工作任务与职业能力分析，对助产士职业中需要完成的任务与完成任务应具备的职业能力进行分解，形成助产专业的具体工作内容以及完成该任务需要的知识、技能，实现专业与职业岗位对接。

  在此基础上，编写了《助产技术》教学大纲及实训内容，使《助产技术》教材更贴近临床。本教材以项目为章节，每个项目中设置了技能训练目标、技能训练内容，以工作任务引出实训内容，设立典型案例仿真实训及操作技能考核，主要目标是培养学生实际工作能力及操作技能，以适应临床助产士工作岗位的需要。本书参考了全国不同医院助产士操作技术内容编写。由于国家目前尚无统一的助产士职责及操作规范，各学校可根据当地卫生行政部门对助产士职责的要求，选用相关的实训内容进行实训。

  本书在编写过程中得到全国中职卫校同仁的支持和协助，在此表示挚诚谢意！由于时间紧迫，编写人员水平有限，难免有谬误与不妥之处，恳请同行专家及广大师生给予批评指正。

闫金凤　韦秀宜

2014 年 10 月

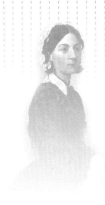

目 录

实训项目一　分娩基础知识·····································1
　　工作任务一　认识产道·····································1
　　工作任务二　识别胎头结构·····························6
　　工作任务三　辨别胎产式、胎先露、胎方位·········8
　　工作任务四　演示分娩机制·····························11

实训项目二　产前检查···18
　　工作任务一　骨盆外测量·····························18
　　工作任务二　产前腹部检查·····························25
　　工作任务三　指导膝胸卧位·····························30

实训项目三　产房常用技术·····································37
　　工作任务一　肛门检查及阴道检查·····················37
　　工作任务二　胎儿电子监护·····························42
　　工作任务三　绘制产程图·····························47
　　工作任务四　人工破膜术·····························52
　　工作任务五　乳酸依沙吖啶引产术·····················55
　　工作任务六　水囊引产术·····························58
　　工作任务七　晚期妊娠催产术·····························62

实训项目四　分娩期处理···72
　　工作任务一　产前外阴消毒·····························72
　　工作任务二　自然分娩铺无菌巾·························74
　　工作任务三　自然分娩助产术·····························75
　　工作任务四　新生儿出生时的护理·····················78
　　工作任务五　新生儿窒息复苏术·························85

实训项目五　新生儿护理···99
　　工作任务一　新生儿游泳·····························99

工作任务二　新生儿沐浴 …………………………………………………… 102

工作任务三　新生儿抚触 …………………………………………………… 105

工作任务四　新生儿脐部护理 ……………………………………………… 108

实训项目六　异常分娩助娩术 ………………………………………………… 124

工作任务一　持续性枕后位、枕横位助娩术 ……………………………… 124

工作任务二　肩难产助娩术 ………………………………………………… 129

工作任务三　臀位助娩术 …………………………………………………… 132

实训项目七　产科常用助产术 ………………………………………………… 141

工作任务一　会阴切开缝合术 ……………………………………………… 141

工作任务二　胎头吸引术 …………………………………………………… 148

工作任务三　产钳术 ………………………………………………………… 154

实训项目八　产后出血的处理 ………………………………………………… 164

工作任务一　按摩子宫 ……………………………………………………… 164

工作任务二　宫腔纱条填塞术 ……………………………………………… 167

工作任务三　人工剥离胎盘术 ……………………………………………… 171

工作任务四　软产道损伤修补术 …………………………………………… 174

实训项目九　剖宫产术的护理 ………………………………………………… 183

工作任务一　剖宫产术前护理 ……………………………………………… 183

工作任务二　剖宫产术后护理 ……………………………………………… 184

教学大纲 ………………………………………………………………………… 191

参考文献 ………………………………………………………………………… 194

实训项目一　分娩基础知识

分娩的基础知识包括产道、胎头结构、胎位及分娩机制等知识。这些知识是学习分娩的基础，是助产技术实施的重要理论之一，也是掌握助产技术的必要前提。

【技能训练目标】

1. 熟练掌握骨盆各平面径线及正常值。

2. 熟练掌握胎头结构特点及与临床之间的关系。

3. 熟练掌握胎产式、胎先露、胎方位概念及临床意义。

4. 熟练掌握分娩机制的临床意义。

5. 学会将分娩基础知识灵活运用于临床。

6. 培养学生树立"以孕妇为中心"的整体观念，能为孕妇答疑解惑，提供正常分娩知识、科学育儿等全方位服务。

【技能训练内容】

1. 认识产道。

2. 识别胎头结构。

3. 辨别胎产式、胎先露、胎方位。

4. 演示分娩机制。

【实训设计与安排】

1. 建设仿真孕妇宣教实训室，在训练模型上进行解说、演示及操作练习。

2. 主讲教师先进行示教，然后提出训练要求，学生分为3～4人一组进行操作练习。

3. 学生考核与教师评价相结合。

工作任务一　认识产道

产道是胎儿娩出的通道，包括骨产道和软产道，与分娩有密切关系。骨产道是指真骨盆；软产道包括子宫下段、宫颈、阴道和盆底软组织。

【实训过程】

（一）主要实训设备及用物的准备

1. 模型及设备　骨盆模型、软产道模型、足月新生儿模型、分娩机制模型。

2. 器械及用物　仿真孕妇宣教实训室。

（二）操作流程

操作步骤	方法及内容	注意事项
准备工作	1. 环境设置：实训室清洁整齐，温度、光线适宜，布局合理 2. 用物准备：骨盆模型、其他分娩相关模型 3. 助产士准备：着装规范，面带微笑	1. 助产士必须着装规范，仪表端庄 2. 室内清洁、安静、温暖 3. 用物齐全，完好
教师示教	1. 介绍实训目标、内容、方法 2. 操作演示 （1）解说骨盆构成：骨骼、关节、韧带 （2）解说骨盆分界、骨性标志 （3）解说骨盆入口、中骨盆、出口三个平面的组成、径线及临床意义 （4）解说骨盆轴、骨盆倾斜度的概念及临床意义 （5）解说软产道组成及特点	1. 讲解清楚明白、有层次 2. 突出重点、难点 3. 师生互动
学生练习	1. 学生按3~4人一组练习 2. 一学生按仿真实训步骤练习，其他学生配合，轮流操作 3. 教师巡视，发现问题个别指导	1. 练习过程态度端正，爱护模型，不嬉戏打闹 2. 严格按实训步骤进行 3. 老师认真巡视，同学之间相互配合
考核	学生分组考核	1. 考核过程安静、有序 2. 能与孕妇进行沟通并解答问题
教师评价	1. 考核结束，教师点评、归纳、总结 2. 布置实训作业	1. 指出学生中普遍存在的问题 2. 强调重点、难点

【典型案例仿真实训】

（一）案例导入

小莉，26岁，妊娠12周，今天来院进行产前检查。自从得知怀孕以来，她一直非常高兴，但自觉身材矮小又听说骨盆小可能导致难产，特来咨询。小陈作为门诊助产士，该如何向其进行解答？

（二）仿真实训

流程一 准备

1. 助产士　着装规范，举止端庄，面带微笑。

2. 用物准备　骨盆模型，软产道模型。

3. 问候孕妇（表情亲切）"您好！我是助产士小陈，今天我为您介绍一下胎儿娩出的通道。"

流程二 解说骨盆构成

助产士小陈拿出骨盆模型向小莉进行介绍。

1．骨骼　骨盆由左右两块髋骨、一块骶骨和一块尾骨共同组成。其中每块髋骨由髂骨、耻骨和坐骨融合而成。（图1-1）。

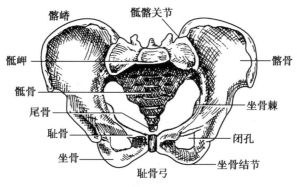

图1-1　正常女性骨盆

2．关节及韧带

（1）关节：耻骨联合、骶髂关节、骶尾关节。

（2）韧带：骶结节韧带、骶棘韧带。

（3）临床意义：妊娠期受激素影响，韧带较松弛，各关节的活动性亦稍有增加，有利于分娩时胎儿通过骨产道。

流程三　解说骨盆分界及骨性标志

1．骨盆的分界　以耻骨联合上缘、髂耻缘及骶岬上缘的连线为界，将骨盆分为假骨盆和真骨盆两部分（图1-2）。

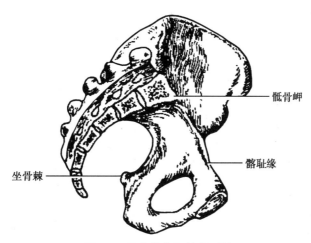

图1-2　骨盆的分界（侧面观）

（1）假骨盆（大骨盆）：位于分界面以上。假骨盆与产道并无直接关系，但测量假骨盆的某些径线可以间接了解真骨盆的大小。

（2）真骨盆（小骨盆，骨产道）：位于骨盆分界面之下，是胎儿娩出的通道。

2．骨盆的重要骨性标志　髂前上棘、髂前上嵴、骶岬、坐骨棘、耻骨联合、耻骨弓、坐骨结节等。

3

流程四　解说骨盆入口平面及径线

为了便于理解分娩时胎儿娩出的通道，人为地将真骨盆分为三个假想平面。

1. 骨盆入口平面即真假骨盆的交界面，呈横椭圆形，其前方为耻骨联合上缘，两侧为髂耻缘，后方为骶岬前缘。

2. 骨盆入口平面各径线（图1-3）

（1）入口前后径：耻骨联合上缘中点至骶骨岬前缘正中间的距离，平均值约11cm。

（2）入口横径：左右髂耻缘间的最大距离，平均值约13cm。

（3）入口斜径：左右各一。左骶髂关节至右髂耻隆突间的距离为左斜径；右骶髂关节至左髂耻隆突间的距离为右斜径，平均值约12.75cm。

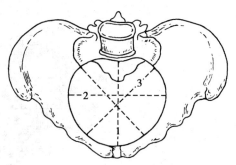

图1-3　骨盆入口平面各径线
1. 前后径11cm；2. 横径13cm；
3. 斜径12.75cm

3. 临床意义　骨盆入口平面是胎头衔接的平面，枕前位的胎头衔接在入口斜径上。入口平面形态大小将影响胎头衔接。

流程五　解说中骨盆平面

1. 中骨盆平面为骨盆最小平面，呈纵椭圆形，其前方为耻骨联合下缘，两侧为坐骨棘，后方为骶骨下端。

2. 中骨盆平面各径线（图1-4）

（1）中骨盆前后径：耻骨联合下缘中点通过两侧坐骨棘连线中点至骶骨下端间的距离，平均值约11.5cm。

（2）中骨盆横径：又称坐骨棘间径。两坐骨棘间的距离，平均值约10cm。

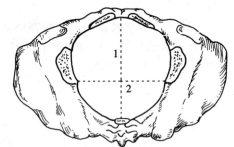

图1-4　中骨盆平面各径线
1. 前后径11.5cm；2. 横径10cm

3. 临床意义　当胎头下降到中骨盆平面时，为了适应其纵椭圆形的特点，会在此发生俯屈和内旋转，以最小径线通过。

流程六　解说骨盆出口平面

1. 骨盆出口平面由两个在不同平面的三角形组成。前三角平面顶端为耻骨联合下缘，两侧为耻骨降支；后三角平面顶端为骶尾关节，两侧为骶结节韧带，前后两个三角形共同底边为坐骨结节间径。

2. 骨盆出口平面径线（图1-5）

（1）出口前后径：耻骨联合下缘至骶尾关节间的距离，平均值约11.5cm。

（2）出口横径：又称坐骨结节间径。两坐骨结节内侧缘间的距离，平均值约9cm。

（3）出口前矢状径：耻骨联合下缘至坐骨结节间径中点的距离，平均值约6cm。

（4）出口后矢状径：骶尾关节至坐骨结节间径中点间的距离，平均值约8.5cm。

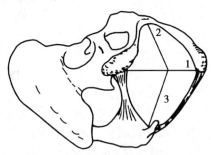

图1-5　骨盆出口平面各径线（斜面观）
1. 出口横径；2. 出口后矢状径；
3. 出口后矢状径

3. 临床意义 若出口横径<8cm，但与出口后矢状径之和>15cm 时，正常大小的胎头可通过后三角区经阴道娩出。

流程七 解说骨盆轴和骨盆倾斜度

1. 骨盆轴 连接骨盆各平面中点的假想曲线，胎儿分娩沿此轴前进又称产轴（图1-6）。

2. 骨盆倾斜度 妇女直立时，骨盆入口平面与地面形成的角度，一般为60°（图1-7）。若骨盆倾斜度过大，则影响胎头衔接与下降。

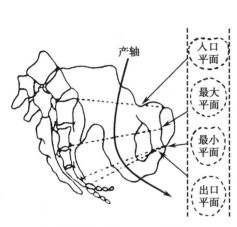

图1-6 骨盆各平面及产轴

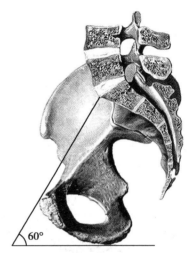

图1-7 骨盆倾斜度

流程八 解说软产道特点

软产道是由子宫下段、宫颈、阴道及骨盆底软组织组成的一弯曲管道。

1. 子宫下段的形成 子宫峡部非妊娠时长约 1cm，妊娠期逐渐拉长形成子宫下段，临产后的规律宫缩使其进一步拉长达 7～10cm，成为软产道的一部分。（图1-8、图1-9）

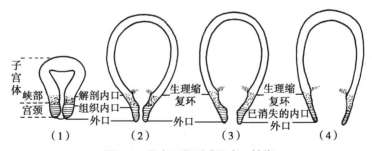

图1-8 子宫下段形成及宫口扩张

（1）非妊娠子宫；（2）足月妊娠子宫；（3）分娩第一产程妊娠子宫；（4）分娩第二产程妊娠子宫

2. 宫颈的变化 临产前宫颈管长约 2～3cm，临产后初产妇宫颈管先消失，宫颈后扩张；经产妇宫颈管消失与宫口扩张同时进行（图1-10）。宫口扩张 10cm 时，足月胎头方能通过。

3. 骨盆底软组织、阴道及会阴的变化 分娩时，胎先露下降直接压迫和扩张阴道及盆底组织，软产道下段呈弯筒形，会阴被胎先露扩张变薄，以利于胎儿通过。分娩时若会阴保护不当，易造成裂伤。

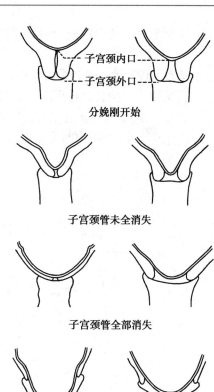

子宫颈内口

子宫颈外口

分娩刚开始

子宫颈管未全消失

子宫颈管全部消失

子宫颈口开

（1）　　　　　　（2）

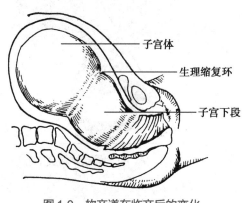

子宫体

生理缩复环

子宫下段

图1-9　软产道在临产后的变化

图1-10　宫颈消失与宫口扩张步骤
（1）初产妇；（2）经产妇

【实训作业及思考】

（一）实训作业

根据本案例，完成实训报告。

（二）思考

1. 说出骨盆各平面的分界，三个平面的特点及径线值。

2. 说出骨盆轴、骨盆倾斜度的临床意义。

3. 说出软产道的组成有哪些。

工作任务二　识别胎头结构

　　胎儿大小是决定分娩难易的重要因素之一。其中胎头是胎体的最大部分，也是胎儿通过产道最困难的部分，当胎头过大时，尽管产道大小正常，也可引起相对性头盆不称，造成难产，临床常通过识别胎头结构判断胎儿能否顺利通过产道。

【实训过程】

（一）主要实训设备及用物的准备

1. 模型及设备　足月新生儿模型。

2. 器械及用物　仿真孕妇宣教实训室。

（二）操作流程

操作步骤	方法及内容	注意事项
准备工作	1. 环境设置：实训室清洁整齐，温度、光线适宜，布局合理 2. 用物准备：骨盆模型、其他分娩相关模型 3. 助产士准备：着装规范，面带微笑	1. 助产士必须着装规范，仪表端庄 2. 室内清洁、安静、温暖 3. 用物齐全、完好
教师示教	1. 介绍实训目标、内容、方法 2. 按仿真实训步骤操作演示 （1）解说胎头基本结构：颅骨构成、颅缝及囟门 （2）解说胎头双顶径、枕额径、枕颏径、枕下前囟径的位置、正常值及临床意义	1. 讲解清楚明白、有层次 2. 突出重点、难点 3. 师生互动
学生练习	1. 学生按3～4人一组练习 2. 一学生按仿真实训步骤练习，其他学生配合，轮流操作 3. 教师巡视，发现问题个别指导	1. 练习过程态度端正，爱护模型，不嬉戏打闹 2. 严格按实训步骤进行 3. 老师认真巡视，同学之间相互配合
考核	学生分组考核	1. 考核过程安静、有序 2. 能与孕妇进行沟通并解答问题
教师评价	1. 考核结束，教师点评、归纳、总结 2. 布置实训作业	1. 指出学生中普遍存在的问题 2. 强调重点、难点

【典型案例仿真实训】

（一）案例导入

小兰，26岁，妊娠30周，来院进行产前检查，门诊助产士小李进行了检查，检查情况显示胎儿发育良好，孕妇各方面情况均正常，小兰在放心之余询问胎儿多大会导致难产，助产士小李该如何向其进行解答？

（二）仿真实训

流程一　准备

1. 助产士　着装规范，举止端庄，面带微笑。

2. 用物准备　足月胎儿模型。

3. 问候产妇（表情亲切）"您好！我是助产士小李，胎儿的大小与胎头密切相关，胎头是整个胎体最大的部位，其大小决定分娩是否顺利，现在我为您介绍一下胎头特点。"

流程二　解说胎头基本结构（图1-11）

小李拿出足月胎儿模型，仔细向小兰介绍胎头结构特点。

1. 骨骼　胎头颅骨由顶骨、额骨、颞骨各2块及枕骨1块构成。

2. 颅缝　颅骨间缝隙称颅缝，两顶骨间为矢状缝，顶骨与额骨间为冠状缝，枕骨与顶骨间为人字缝,颞骨与顶骨间为颞缝,两额骨间为额缝。

3．囟门　两颅缝交界空隙较大处称囟门,位于胎头前方呈菱形者称前囟(大囟门),位于胎头后方呈三角形者称后囟(小囟门)。

4．矢状缝和囟门是临床确定胎位的重要标志。

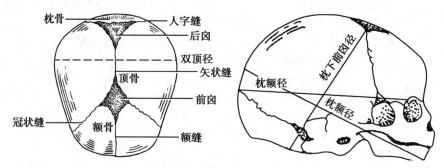

图 1-11　胎儿颅骨、颅缝、囟门及径线

流程三　解说胎头双顶径、枕额径、枕颏径、枕下前囟径

1．胎头双顶径

(1)位置:两顶骨隆突间的距离。妊娠足月时平均值约 9.3cm。

(2)临床用 B 型超声测此值作为判断胎儿大小的常用指标。

2．胎头枕额径

(1)位置:为鼻根部至枕骨隆突的距离,妊娠足月平均值约 11.3cm。

(2)胎头以此径衔接。

3．胎头枕下前囟径

(1)位置:为前囟中央至枕骨隆突下方的距离,妊娠足月平均值约 9.3cm。

(2)胎头俯屈后以此径通过产道。

4．胎头枕颏径

(1)位置:为颏骨下方中央至后囟顶部的距离,妊娠足月平均值约 13.3cm。

(2)是胎头最大径线,面先露以此径衔接。

【实训作业及思考】

(一)实训作业

根据本案例,完成实训报告。

(二)思考

1．说出胎头的结构特点。

2．说出胎头各条径线的正常值及临床意义。

工作任务三　辨别胎产式、胎先露、胎方位

胎产式、胎先露和胎方位是描述胎儿在宫内位置的三个重要指标。妊娠 28 周以后至临产前,尽早确定胎位非常重要,以便及时纠正异常胎位,决定分娩方式。

(一)主要实训设备及用物的准备

1．模型及设备　骨盆模型、足月新生儿模型、分娩机制模型。

2. 器械及用物 仿真孕妇宣教实训室。

（二）操作流程

操作步骤	方法及内容	注意事项
准备工作	1. 环境设置：宣教室整洁大方，温度、光线适宜、布局合理 2. 用物准备：骨盆模型、其他分娩相关模型 3. 助产士准备：按规范着装，面带微笑	1. 助产士必须着装规范，仪表端庄 2. 室内清洁、安静、温暖 3. 用物齐全、完好
教师示教	1. 介绍实训目标、内容、方法 2. 按仿真实训步骤操作演示 （1）解说胎姿势概念、特点 （2）解说胎产式概念、分类 （3）解说胎先露概念、举例 （4）解说胎方位、举例	1. 讲解清楚明白、有层次 2. 突出重点、难点 3. 师生互动
学生练习	1. 学生按3～4人一组练习 2. 一学生按仿真实训步骤练习，其他学生配合，轮流操作 3. 教师巡视，发现问题个别指导	1. 练习过程态度端正，爱护模型，不嬉戏打闹 2. 严格按实训步骤进行 3. 老师认真巡视，同学之间相互配合
考核	学生分组考核	1. 考核过程安静、有序 2. 能与孕妇进行沟通并解答问题
教师评价	1. 考核结束，教师点评、归纳、总结 2. 布置实训作业	1. 指出学生中普遍存在的问题 2. 强调重点、难点

【典型案例仿真实训】

（一）案例导入

小芳，29岁，妊娠31周，来院进行产前检查，门诊助产士小张进行检查后记录并告知胎位为枕左前位，小芳不理解，询问何为枕左前位，是否正常？助产士小张该如何向其进行解答？

（二）仿真实训

流程一 准备

1. 助产士 着装规范，举止端庄，面带微笑。

2. 用物准备 足月胎儿模型、骨盆模型、正常分娩模型。

3. 问候产妇（表情亲切）"您好！我是助产士小张，通常说的胎位就是指胎方位，胎方位与分娩有密切关系，现在我为您介绍一下胎方位的相关知识。"

流程二 解说胎姿势

1. 胎儿在子宫内采取的姿势称为胎姿势。

2. 正常胎姿势为胎头俯屈，颏部贴近胸壁，脊柱略前弯，四肢屈曲交叉于胸腹前，其体积和体表面积均明显缩小，整个胎体成为头端小、臀端大的椭圆体。

流程三 解说胎产式

1. 胎体纵轴与母体纵轴的关系称胎产式（图1-12）。

2. 两纵轴平行者称纵产式，两纵轴垂直者称横产式。两纵轴交叉者称斜产式，属暂时的，多数转为纵产式偶尔转成横产式。

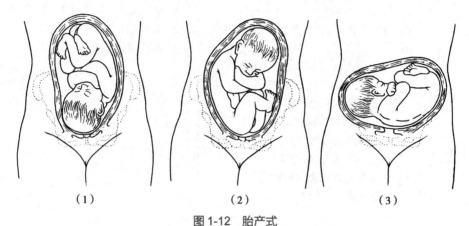

（1） （2） （3）

图1-12 胎产式

（1）纵产式——头先露；（2）纵产式——臀先露；（3）横产式——肩先露

流程四 解说胎先露

1. 最先进入骨盆入口的胎儿部分称胎先露。

2. 纵产式有头先露及臀先露；横产式有肩先露。头先露因胎头屈伸程度不同，又分为枕先露、前囟先露、额先露及面先露（图1-13）。臀先露因入盆先露部分不同，又分为混合臀先露、单臀先露、单足先露和双足先露（图1-14）。

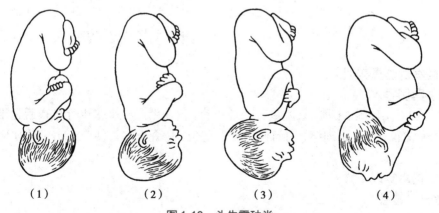

（1） （2） （3） （4）

图1-13 头先露种类

（1）枕先露；（2）前囟先露；（3）额先露；（4）面先露

流程五 解说胎方位

1. 胎儿先露部的指示点与母体骨盆的关系称胎方位。正常胎方位为枕左前位和枕右前位。

2. 枕先露以枕骨、面先露以颏骨、臀先露以骶骨、肩先露以肩胛骨为指示点。根据指示点与母体骨盆的关系，有不同的胎位（表1-1）。

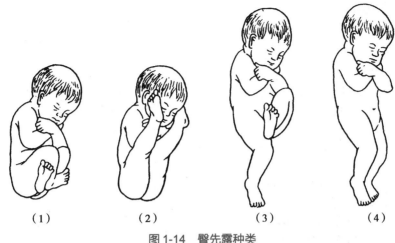

图 1-14　臀先露种类
(1)混合臀先露;(2)单臀先露;(3)单足先露;(4)双足先露

表 1-1　胎产式、胎先露和胎方位的关系及种类

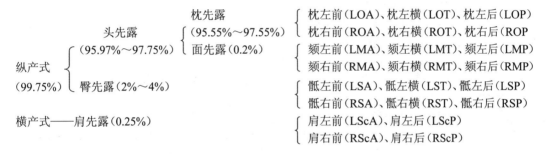

3.临床上枕先露占 95.55%～97.55%,以枕左前最多。

【实训作业及思考】

(一)实训作业

根据本案例,完成实训报告。

(二)思考

1.何为胎产式、胎先露和胎方位及其类型?

2.胎先露的指示点有哪些?正常胎方位有哪些?

工作任务四　演示分娩机制

分娩机制是指胎儿胎先露部随着骨盆各平面的不同形态,被动地进行一系列适应性转动,以其最小径线通过产道的全过程。助产士只有熟练掌握分娩机制,才能正确判断与处理分娩过程中所出现的异常问题。

【实训过程】

(一)主要实训设备及用物的准备

1.模型及设备　骨盆模型、足月新生儿模型、分娩机制模型。

2.器械及用物　仿真孕妇宣教实训室。

11

（二）操作流程

操作步骤	方法及内容	注意事项
准备工作	1. 环境设置：实训室清洁整齐，温度、光线适宜、布局合理 2. 用物准备：骨盆模型、其他分娩相关模型 3. 助产士准备：着装规范，面带微笑	1. 助产士必须着装规范，仪表端庄 2. 室内清洁、安静、温暖 3. 用物齐全，完好
教师示教	1. 介绍实训目标、内容、方法 2. 按仿真实训步骤操作演示 （1）解说分娩机制概念 （2）解说衔接概念及临床意义 （3）解说下降概念及临床意义 （4）解说俯屈概念及临床意义 （5）解说内旋转概念及临床意义 （6）解说仰伸概念及临床意义 （7）解说复位及外旋转概念及临床意义 （8）解说胎肩及胎体娩出的方法	1. 讲解清楚明白、有层次 2. 突出重点、难点 3. 师生有互动
学生练习	1. 学生按3～4人一组练习 2. 按仿真实训步骤练习，其余几名同学配合，轮流进行 3. 教师巡视，发现问题个别指导	1. 练习过程态度端正，爱护模型，不嬉戏打闹 2. 严格按实训步骤进行 3. 老师认真巡视，同学之间相互配合
考核	学生逐个考核	1. 考核过程安静、有序 2. 能面向产妇进行沟通、解答问题
教师评价	1. 学生考试结束，教师对学生考核情况进行逐个点评 2. 根据全班考核情况作出班级总体评价 3. 布置课后作业	1. 注意学生中普遍存在的问题 2. 强调重点、难点

【典型案例仿真实训】

（一）案例导入

小红，30岁，初产妇，妊娠38周，来院进行产前检查，门诊助产士小王进行接诊，发现其胎头已经入盆，小红即将分娩，请她做好分娩各项准备，小红好奇地询问胎儿是如何生出来的，助产士小王该如何向其进行解答？

（二）仿真实训

流程一　准备

1. 助产士　着装规范，举止端庄，面带微笑。

2. 用物准备　足月胎儿模型、骨盆模型、正常分娩模型。

3. 问候产妇（表情亲切）"您好！我是助产士小王，现在我为您介绍一下胎儿通过产道的过程。"

流程二　解说分娩机制的概念

分娩机制是指胎儿先露部随着骨盆各平面的不同形态,被动地进行一系列适应性转动,以其最小径线通过产道的全过程。临床上枕左前位最多见,现以枕左前位为例说明其分娩机制。

流程三　解说衔接

1. 胎头双顶径进入骨盆入口平面,颅骨最低点接近或达到坐骨棘水平,称衔接(图1-15)。

2. 正常情况下,胎头半俯屈,以枕额径入盆,胎头矢状缝衔接于骨盆入口的右斜径上,胎头枕骨在骨盆左前方。

3. 临床意义　初产妇多数在预产期前1～2周内胎头衔接,经产妇可在分娩开始后胎头衔接。若初产妇临产前未衔接应考虑头盆不称。

流程四　解说下降

1. 胎头沿骨盆轴前进的动作,称下降。

2. 下降动作贯穿于分娩全过程,并与其他动作相伴随。胎头在下降过程中完成了俯屈、内旋转、仰伸、复位及外旋转等动作。

3. 临床意义　临床上常以胎先露下降程度作为判断产程进展的标志之一。

流程五　解说俯屈

1. 胎头下降过程中,遇到盆底阻力时,胎头即发生俯屈,使下颏接近前胸(图1-16)。

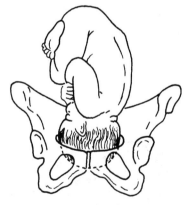

图1-15　胎头衔接

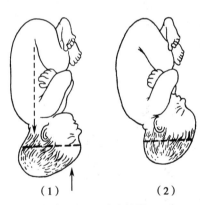

（1）　　　　（2）

图1-16　胎头俯屈

2. 临床意义　胎头俯屈后由原来的枕额径(11.3cm)变为枕下前囟径(9.3cm),以最小径线适应产道继续下降。俯屈不良易导致头位难产。

流程六　解说内旋转

1. 胎头到达中骨盆为适应中骨盆及骨盆出口平面前后径大于横径的特点而旋转,使其矢状缝与中骨盆及骨盆出口前后径相一致的动作,称内旋转。

2. 临床意义　内旋转时,枕左前位的胎头向前向中线旋转45°时,小囟门转至耻骨弓下方,此动作在第一产程末完成(图1-17)。内旋转不良易引起持续性枕后位或持续性枕横位。

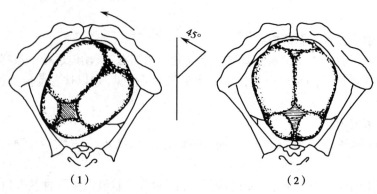

（1）　　　　　　　　　　　　　　（2）

图 1-17　胎头内旋转

流程七　解说仰伸

1. 完成内旋转后，胎头下降至阴道外口时，宫缩和腹压迫使胎头继续下降，而肛提肌反射性收缩，迫使胎头向前，两者合力使胎头枕骨下部达耻骨联合下缘时，以耻骨弓为支点，使胎头逐渐仰伸，即胎头顶、额、鼻、口、颏相继娩出（图1-18）。

2. 临床意义　当胎头仰伸时，胎儿双肩径沿左斜径进入骨盆入口。分娩时助产士应协助胎头仰伸。

流程八　解说复位及外旋转

1. 胎头娩出后，胎头枕部向左旋转45°，使胎头与胎肩部恢复正常关系，称复位。

2. 临床意义　当胎肩向前向中线转动45°，胎头双肩径转成与骨盆出口前后径相一致，胎头枕部需在外继续向左旋转45°，以保持胎头与胎肩的垂直关系，称外旋转（图1-19）。分娩时助产士应协助胎头复位及外旋转。

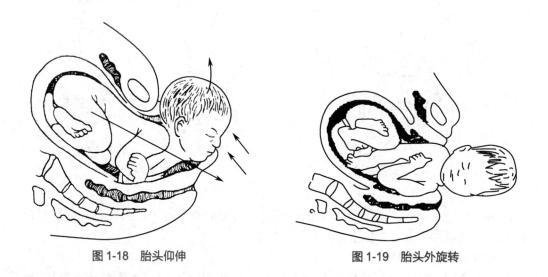

图 1-18　胎头仰伸　　　　　　　　　图 1-19　胎头外旋转

流程九　解说胎肩及胎体娩出

1. 外旋转动作完成后，前肩先从耻骨弓下娩出，胎体稍侧屈，后肩于会阴前缘娩出，此后胎身和四肢相继娩出（图1-20）。

2. 临床意义　分娩机制各动作是连续进行的，下降动作贯穿分娩始终。

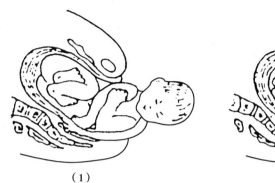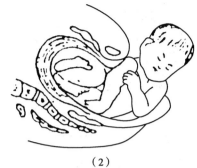

（1） （2）

图 1-20 胎肩娩出
（1）前肩娩出；（2）后肩娩出

【实训作业及思考】

（一）实训作业

根据本案例，完成实训报告。

（二）思考

1. 何为衔接，枕左前位时胎头矢状缝衔接于骨盆何径线？

2. 何为胎头俯屈，俯屈时胎头径线如何变化？

3. 枕左前位外旋转时胎头、胎肩如何旋转？

4. 分娩机制的全过程及其临床意义是什么？

【技能考核】

认识产道评分标准

主考教师＿＿＿＿＿＿＿ ＿＿＿＿＿专业＿＿＿＿＿级＿＿＿＿＿班 考试日期＿＿＿＿＿＿＿＿

项目总分	项目内容	考核内容及要求	分值	得分
素质要求 （3分）	报告内容	报告考核者学号及考核项目	1	
	仪表举止	仪表端庄大方，态度认真和蔼	1	
	服装服饰	服装鞋帽整洁，着装符合要求	1	
操作前准备 （5分）	环境	安静、光线适宜、温度适宜、布置温馨（口述）	3	
	用物	模型齐全、完好无损	2	
操作步骤 （82分）	解说骨产道	说出骨盆骨骼组成	6	
		说出骨盆分界线	6	
		说出入口平面位置、形态特点	6	
		说出入口平面各径线、正常值	12	
		说出中骨盆平面位置、形态特点	6	
		说出中骨盆平面各径线、正常值	10	
		说出出口平面位置、形态特点	6	
		说出出口平面各径线、正常值	12	
		说出骨盆轴	4	
		说出骨盆倾斜度	4	
	解说软产道	说出软产道组成	4	
		说出软产道形成特点	5	
		报告操作结束	1	

续表

项目总分	项目内容	考核内容及要求	分值	得分
综合评价 （10分）	程序正确，解说有条理、声音清晰、动作规范，操作熟练		6	
	态度和蔼，语言恰当，体现人文关怀		2	
	在规定时间内完成（每超过30秒扣1分，如分值不够可从总分中扣除） 注：计时部分为操作前准备及操作步骤		2	
总分			100	

识别胎头结构与辨别胎产式、胎先露、胎方位评分标准

主考教师_____ 专业_____ 级_____ 班 考试日期_____

项目总分	项目内容	考核内容及要求	分值	得分
素质要求 （3分）	报告内容	报告考核者学号及考核项目	1	
	仪表举止	仪表端庄大方，态度认真和蔼	1	
	服装服饰	服装鞋帽整洁，着装符合要求	1	
操作前准备 （5分）	环境	安静、光线适宜、温度适宜、布置温馨（口述）	3	
	用物	模型齐全、完好无损	2	
操作步骤 （82分）	解说胎头结构	说出胎头骨骼组成	3	
		说出颅缝概念		
		说出5条颅缝名称及位置	5	
		说出囟门的概念	2	
		说出2个囟门的位置和特点	6	
		说出双顶径位置及正常值	6	
		说出枕额径位置及正常值	6	
		说出枕下前囟径位置及正常值	6	
		说出枕颏径位置及正常值	6	
	解说胎产式、胎先露、胎方位	说出胎姿势概念	2	
		摆出胎姿势	5	
		说出胎产式概念	2	
		摆出三种胎产式	6	
		说出胎先露概念	2	
		摆出不同胎先露（不少于5种）	10	
		说出胎方位概念	2	
		摆出不同胎方位（不少于5种）	10	
		报告操作结束	1	
综合评价 （10分）	程序正确，解说有条理、声音清晰、动作规范，操作熟练		6	
	态度和蔼，语言恰当，体现人文关怀		2	
	在规定时间内完成（每超过30秒扣1分，如分值不够可从总分中扣除） 注：计时部分为操作前准备及操作步骤		2	
总分			100	

演示分娩机制评分标准

主考教师＿＿＿＿＿＿＿＿ ＿＿＿＿＿＿专业＿＿＿级＿＿＿＿班 考试日期＿＿＿＿＿＿＿＿

项目总分	项目内容	考核内容及要求	分值	得分
素质要求 （3分）	报告内容	报告考核者学号及考核项目	1	
	仪表举止	仪表端庄大方，态度认真和蔼	1	
	服装服饰	服装鞋帽整洁，着装符合要求	1	
操作前准备 （5分）	环境	安静、光线适宜、温度适宜、布置温馨（口述）	3	
	用物	模型齐全、完好无损	2	
操作步骤 （82分）	以枕左前位为例解说分娩机制	说出分娩机制概念	6	
		说出衔接的概念及临床意义	4	
		演示衔接	5	
		说出下降的概念及临床意义	4	
		演示下降	5	
		说出俯屈的概念及临床意义	4	
		演示俯屈	5	
		说出内旋转的概念及临床意义	4	
		演示内旋转	5	
		说出仰伸的概念及临床意义	4	
		演示仰伸	5	
		说出复位的概念及临床意义	4	
		演示复位	5	
		说出外旋转的概念及临床意义	4	
		演示外旋转	5	
		说出胎肩娩出的概念及临床意义	4	
		演示胎肩娩出	4	
		演示胎体娩出	4	
		报告操作结束	1	
综合评价 （10分）		程序正确，解说有条理、声音清晰、动作规范，操作熟练	6	
		态度和蔼，语言恰当，体现人文关怀	2	
		在规定时间内完成（每超过30秒扣1分，如分值不够可从总分中扣除） 注：计时部分为操作前准备及操作步骤	2	
总分			100	

（牛会巧　赖素艺）

实训项目二　产前检查

　　产前检查的目的是明确孕妇和胎儿健康，及早发现妊娠合并症和并发症，发现胎儿异常，及时纠正异常胎位，以确定分娩方式。产前检查从确诊早孕开始，一般于妊娠 20～36 周每 4 周检查一次，妊娠 37 周每 1 周检查一次，共行产前检查 9～11 次，高危孕妇酌情增加产前检查的次数。

　　【技能训练目标】

　　1. 熟练掌握骨盆外测量的方法及其径线的正常值。

　　2. 熟练掌握孕妇腹部检查方法：腹部视诊、手及尺测宫高、腹围、腹部四步触诊、胎心听诊。

　　3. 熟练掌握胸膝卧位的方法及注意事项。

　　4. 学会对孕妇实施个性化的孕期指导。

　　5. 培养学生树立"以母儿的健康为中心"的整体护理观念，能为孕妇实施个性化的孕期指导。

　　【技能训练内容】

　　1. 采集病史及推算预产期。

　　2. 骨盆外测量及孕期保健指导。

　　3. 测量宫高、腹围及腹部四步触诊准备及配合。

　　4. 腹部听胎心的准备及配合。

　　5. 指导孕妇胸膝卧位。

　　【实训设计及安排】

　　1. 建设仿真产科实训室，在骨盆模型、孕妇检查模型及学生身上进行演示及操作实训。

　　2. 学生分组到医院产科门诊见习。

　　3. 学生讨论并制定孕妇第一次产前检查和保健的内容，主讲教师归纳总结。

　　4. 带教老师示教，学生分组进行角色扮演、操作练习。

工作任务一　骨盆外测量

　　骨盆是胎儿娩出的通道，其大小、形态和各径线的长短直接关系到分娩能否顺利进行。骨盆外测量可间接反映骨盆的大小和形态，据此判断头盆是否相称，进而决定胎儿能否经阴道分娩。

　　【实训过程】

　　（一）主要实训设备及用物的准备

　　1. 模型及设备　孕妇模拟人、骨盆模型。

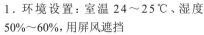

2．器械及用物 骨盆测量器、孕期保健卡、血压计、听诊器、纸、笔等。

（二）操作流程

操作步骤	方法及内容	注意事项
准备工作	1．环境设置：室温 24～25℃、湿度 50%～60%，用屏风遮挡 2．用物准备：骨盆测量器、孕期保健卡、血压计、听诊器、纸、笔 3．助产士准备：修剪指甲，洗手 4．孕妇准备：排空膀胱、直肠	1．助产士必须着装规范，仪表端庄 2．室内清洁、安静、温暖 3．用物齐全，设备完好
问候孕妇	1．自我介绍 2．语言温和、表情亲切、态度和蔼可亲	助产士应面带微笑、表情端庄、平易近人
采集病史	1．健康史：年龄、职业、既往史、月经史、家族史及丈夫的健康状况 2．孕产史：初产妇了解孕次、流产史；经产妇还应了解分娩方式，询问有无早产、难产、死产、产后出血史及出生时新生儿情况；本次妊娠经过及做过的检查 3．一般情况：观察孕妇发育、营养；注意步态及身高；检查乳房发育情况；测量血压、体重；注意有无水肿	1．尊重孕妇、语言通俗易懂，避免使用医学术语 2．注意观察孕妇的面色、神态 3．衷心祝贺准妈妈
谈话沟通	1．向孕妇解释产前检查的目的、内容及方法 2．请孕妇排空膀胱，并交待收集中段尿以检测有无尿蛋白和尿糖等	解释收集中段尿的方法和量
推算预产期	1．末次月经第 1 天算起，月份减 3 或加 9，日期加 7 2．如果孕妇记不清末次月经日期，可以根据早孕反应开始时间、胎动开始时间、宫高、B 超检查等推算。月经周期延长、缩短或不规律者应及时根据 B 超检查结果重新核对孕周并推算预产期	1．注意核实末次月经第一天 2．无末次月经，可以根据早孕反应开始时间、胎动开始时间、宫高、B 超检查等推算。月经周期延长、缩短或不规律者应及时根据 B 超检查结果重新核对孕周并推算预产期
测量髂棘间径	1．协助孕妇取仰卧位，两腿伸直于产科检查床上，暴露测量部位 2．测量两髂前上棘外缘的距离，正常值为 23～26cm 3．评估骨盆入口横径的长度	1．注意保暖，保护病人的隐私 2．动作轻柔规范，观察孕妇有无不适 3．协助孕妇改变卧位 4．测量两髂前上棘外缘的距离

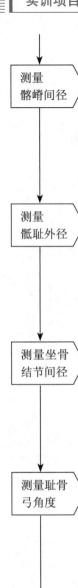

| 测量髂嵴间径 | 1. 协助孕妇取仰卧位，两腿伸直于产科检查床上，暴露测量部位
2. 测量两髂嵴外缘的距离，正常值为25～28cm
3. 评估骨盆入口横径的长度 | 1. 注意保暖，保护病人的隐私
2. 动作轻柔规范，观察孕妇有无不适
3. 测量两髂嵴外缘的距离 |

| 测量骶耻外径 | 1. 协助孕妇取左侧卧位，左腿屈曲，右腿伸直
2. 测量第5腰椎棘突下（相当于米氏菱形窝的上角，或两髂嵴后连线中点下）至耻骨联合上缘中点的距离，正常值为18～20cm
3. 评估骨盆入口前后径的长度，是骨盆外测中最重要的径线 | 1. 注意保暖，保护病人的隐私
2. 动作轻柔规范，观察孕妇有无不适
3. 协助孕妇改变卧位
4. 第5腰椎棘突下（相当于米氏菱形窝的上角，或两髂嵴后连线中点下）至耻骨联合上缘中点的距离 |

| 测量坐骨结节间径 | 1. 协助孕妇取仰卧位，两腿屈曲，双手抱膝
2. 测量两坐骨结节内侧缘的距离，正常值为8.5～9.5cm
3. 评估出骨盆出口横径的长度 | 1. 注意保暖，保护病人的隐私
2. 动作轻柔规范，观察孕妇有无不适
3. 协助孕妇改变卧位
4. 测量两坐骨结节内侧缘的距离 |

| 测量耻骨弓角度 | 1. 协助孕妇取仰卧位，两腿屈曲
2. 检查者将两拇指尖斜着对拢放于耻骨联合下缘，左右两拇指平放在耻骨降支上面，两拇指间的角度即为耻骨弓角度，正常值为90°，小于80°为异常
3. 评估骨盆出口横径的宽度 | 1. 注意保暖，保护病人的隐私
2. 动作轻柔规范，观察孕妇有无不适
3. 协助孕妇改变卧位
4. 将两拇指尖斜着对拢放于耻骨联合下缘，左右两拇指放在耻骨降支上面，两拇指间的角度即为耻骨弓角度，正常值为90°，小于80°为异常 |

| 整理、记录及宣教 | 1. 检查结束后，协助孕妇整理好衣服，并嘱孕妇左侧卧于检查床上5～10分钟，利于改善胎盘供血
2. 协助孕妇坐起、下床，防跌伤
3. 将检查结果记录于孕妇卡上
4. 进行孕期健康教育
5. 预约下次的检查时间和内容 | 1. 孕妇资料收齐，记录完整
2. 孕妇能说出孕期保健的相关知识
3. 孕妇能复述下次产前检查的时间 |

【典型案例仿真实训】

（一）案例导入

小丽，27岁，婚后三年，停经20周，到医院行产前检查。自诉末次月经2013年11月20日，停经40余天后感嗜睡、恶心、呕吐、食欲欠佳等，未经任何处理，持续1月余自然消失。停经60天，B超检查确诊"宫内妊娠"。停经4月余自感胎动至今。停经后无阴道出血、腹

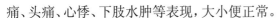

痛、头痛、心悸、下肢水肿等表现，大小便正常。

随着子宫逐渐增大，小丽期盼着母子能平安度过整个妊娠期。

请问作为门诊助产士，根据小丽目前情况，如何协助医生给小丽进行产前检查？应给小丽哪些方面的保健指导？

（二）仿真实训

流程一　准备

1. 助产士　着装规范、干净整洁、仪表端庄，洗手、戴口罩。

2. 环境　室内温暖、光线充足、隐蔽。

3. 用物准备　检查床、听诊器、血压计、骨盆模型、皮尺、骨盆测量器、产科听筒、胎儿监护仪、孕期保健卡、手表、纸、笔等。

流程二　问候、核对、评估、解说

1. 问候孕妇（面带微笑）"您好！我是助产士小李，今天我来为您行产前检查。"

2. 核对　"请问您叫什么名字？怀孕多少周？"

3. 评估

（1）采集病史：主要了解孕妇小丽的妊娠过程、月经史、婚育史、既往健康史及家族遗传病史。

（2）推算预产期：根据末次月经时间推算，小丽的预产期为 2014 年 8 月 27 日，实际的分娩日期与推算的预产期可能相差 1～2 周。

（3）一般情况评估：身高、体重、T、P、R、BP、饮食、休息等。小丽 T 36.5℃，P 82 次 / 分，R 18 次 / 分，BP 100/72mmHg。

4. 沟通谈话（对孕妇及家属）

（1）解释产前检查的目的，了解有无妊娠期合并症和并发症，胎儿的发育情况及胎产式、胎先露、胎方位，了解骨盆的大小，作为判断分娩方式的依据之一。

（2）指导孕妇配合检查，让孕妇排空膀胱，解释检查中需要配合的内容。

（3）助产士协助孕妇先在检查床上左侧卧位休息 5 分钟，然后仰卧于检查床上，帮助孕妇将衣服向上拉至双侧乳头下方，裤子向下拉至耻骨联合下方，充分暴露腹部。

流程三　腹部视诊

1. 助产士小李站于孕妇右侧，观察腹部的大小、形状，有无妊娠纹、水肿、手术瘢痕等。

2. 若腹部过大应考虑是否有双胎妊娠、羊水过多、巨大儿或孕周计算错误的可能；腹部过小应考虑胎儿生长受限的可能。

3. 检查结果　孕妇小丽腹部无妊娠纹、水肿和手术瘢痕，大小与妊娠周数相符。

流程四　测量宫高、腹围

1. 手测量　指导孕妇伸直双腿，双手触诊子宫轮廓，手指测量宫底高度。小丽宫底高度为脐下一横指（图 2-1）。

2. 尺测量　用软尺测量耻骨联合上缘中点至子宫底的弧线距离即为宫高值；腹围是经

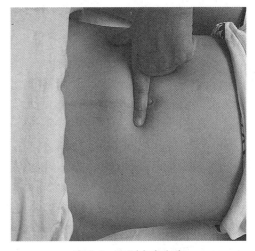

图 2-1　手测宫底高度

腹部最膨隆处通常是绕脐一周的腰围宫高。小丽的宫底高度为18cm（图2-2），腹围75cm（图2-3）。测量结果在正常范围内。

3. 记录 告诉孕妇检查结果正常，并记录在孕妇保健卡相应栏目内。

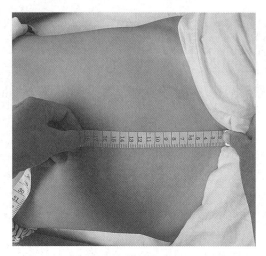

图2-2 尺测宫底高度

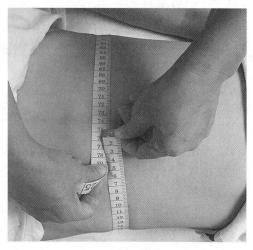

图2-3 测量腹围

流程五 听诊胎心

1. 测量宫高、腹围结束后，医生使用超声多普勒或木质听筒听胎心音，计数1分钟，仔细辨析胎心的频率、强弱、远近，初步判断胎儿有无宫内缺氧。

2. 胎心听诊位置在靠近胎背侧上方的孕妇腹壁听诊最清晰。妊娠24周前，胎心音多在脐下正中或稍偏左或右听到；小丽目前妊娠20周，因此胎心音在脐耻联线正中听到。根据胎方位，助产士小李在小丽脐部右下方腹壁进行听诊（图2-4）。

流程六 骨盆外测量

1. 测量髂棘间径（IS） 小李协助小丽取仰卧位，两腿伸直于产科检查床上，暴露测量部位，测量两侧髂前上棘外侧缘的距离。小丽的髂棘间径为23cm（图2-5、图2-6）。

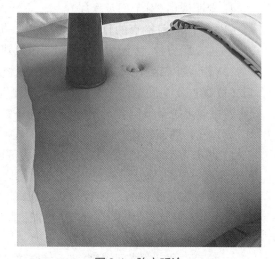

图2-4 胎心听诊

2. 测量髂嵴间径（IC） 指导小丽保持体位不变，测量两侧髂嵴外侧缘最宽的距离。小丽的髂嵴间径为26cm（图2-7、图2-8）。

3. 测量骶耻外径（EC） 指导小丽左侧卧位，左腿屈曲，右腿伸直，测量耻骨联合上缘中点至第5腰椎棘突下（相当于腰骶部米氏菱形窝的上角）的距离。小丽的骶耻外径为19cm（图2-9、图2-10）。

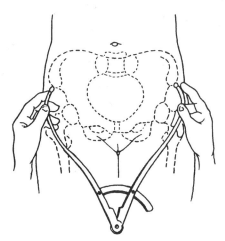

图 2-5　测量髂棘间径

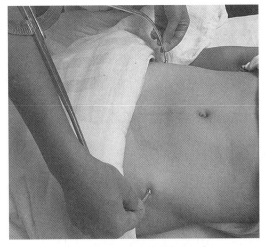

图 2-6　测量髂棘间径

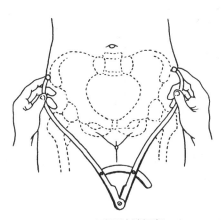

图 2-7　测量髂嵴间径

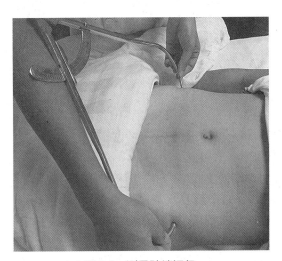

图 2-8　测量髂嵴间径

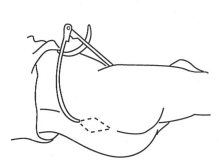

图 2-9　测量骶耻外径

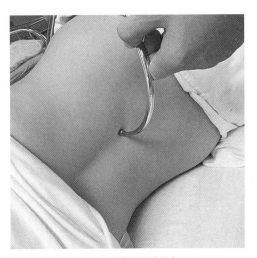

图 2-10　测量骶耻外径

4．测量坐骨结节间径（IT） 协助小丽取仰卧位，两腿屈曲、分开，双手各自抱住同侧膝盖，测量两侧坐骨结节内侧缘之间的距离。小丽的坐骨结节间径为9cm（图2-11）。

5．测量耻骨弓角度 小李将两拇指指尖斜着对拢放于小丽的耻骨联合下缘，左右两拇指平放在耻骨降支上面，两拇指间的角度即为耻骨弓角度（图2-12），小丽的耻骨弓角度为90°。

告知小丽骨盆外测量正常。

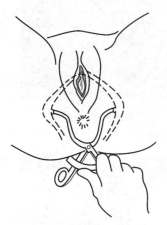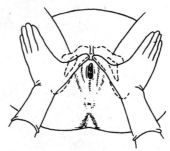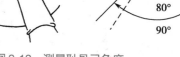

图2-11 测量坐骨结节间径　　　　　　　　　图2-12 测量耻骨弓角度

流程七　整理、记录及宣教

1．检查结束后嘱小丽再次左侧卧位5～10分钟，以改善胎盘血供。帮助孕妇整理好衣裤，协助缓慢坐起，再站立下床，预防跌倒。

2．告知小丽及其家属检查结果，并将检查结果准确记录于孕妇保健卡的相应栏目内（图2-13）。提醒孕妇下次检查的时间和项目，告知预先准备事项。

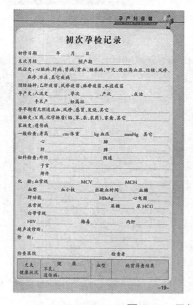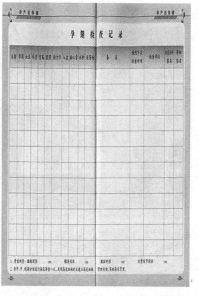

图2-13 孕妇保健卡记录单

24

3. 健康教育（微笑亲切）"小丽，您好！检查结束了，宝宝发育正常，骨盆外测量正常，您配合得非常好，谢谢您！回家后需继续注意均衡营养，保持充足的休息时间并尽量左侧卧位，若有任何异常现象应及时电话咨询，必要时来医院就诊，请勿随意服药或自行治疗。请按时产前检查，下次产前检查是在4周后，从今天开始计算28天以后。"

工作任务二 产前腹部检查

腹部检查是产前检查的重要项目之一，可以了解子宫大小与孕周是否相符，识别胎方位，判断胎先露是否衔接及胎儿在宫内的情况。

【实训过程】

（一）主要实训设备及用物的准备

1. 模型及设备 腹部四步触诊模型、产科检查床。

2. 器械及用物 皮尺、胎心监听器（产科听筒、超声多普勒、胎儿电子监护仪）、听诊器、血压计、孕期保健卡、纸、笔等。

（二）操作流程

操作步骤	方法及内容	注意事项
准备工作	1. 环境设置：室温20～22℃、湿度50%～60%，用屏风遮挡 2. 用物准备：皮尺、胎心监听器（产科听筒、超声多普勒、胎儿电子监护仪）、听诊器、血压计、孕期保健卡、纸、笔等 3. 助产士准备：修剪指甲，洗手 4. 孕妇准备：排空膀胱、直肠	1. 助产士必须着装规范，仪表端庄 2. 室内清洁、安静、温暖 3. 用物齐全，设备完好 4. 孕36周后有条件最好用胎儿电子监护仪监听胎心音
问候孕妇	1. 自我介绍 2. 语言温和、表情亲切、态度和蔼可亲	助产士应面带微笑、表情端庄、平易近人
采集病史	1. 健康史：询问上次检查的情况，上次检查至今在家里有无出现异常情况 2. 一般情况：观察孕妇营养、精神状态；测量血压、体重	1. 尊重孕妇、语言通俗易懂，避免使用医学术语 2. 详细询问，可请家属一同参与 3. 注意观察孕妇的面色、神态
谈话沟通	1. 向孕妇解释产前检查的内容、方法及配合要求 2. 给孕妇测血压，体重	1. 测血压前应让孕妇静坐5分钟 2. 孕妇仰卧时，头部稍抬高，以增加胎儿血供
测量宫高、腹围	1. 孕妇仰卧，双腿伸直 2. 用手测宫底高度或用软尺测子宫长度（子宫长度是耻骨联合上缘中点到宫底的弧线距离），腹围是经腹部最膨隆处通常是绕脐一周的腰围	1. 注意保暖，保护病人的隐私 2. 动作轻柔规范，观察孕妇有无不适

腹部四步触诊（第一步）	1. 孕妇仰卧，双腿双腿屈曲稍分开 2. 检查者面向孕妇头部，两手手指并拢置于子宫底部，了解子宫高度，判断子宫大小与妊娠周数是否相符。然后两手指腹相对轻推，判断子宫底部的胎儿部分，宽而软、形态不规则为胎臀，圆而硬、有浮球感为胎头；间接推断胎先露	1. 注意保暖，保护病人的隐私 2. 动作轻柔规范，观察孕妇有无不适 3. 了解宫高和宫底的胎儿部分，宽而软、形态不规则为胎臀，圆而硬、有浮球感为胎头
腹部四步触诊（第二步）	检查者面向孕妇头部、两手掌分别移置于孕妇腹部两侧，一手固定，另一手轻轻深按检查，双手交替进行。平坦饱满者为胎背，凹凸不平、变形且活动的为胎肢，并注意胎背及胎肢朝向（前方、侧方），以进一步判断胎方位	1. 注意保暖，保护病人的隐私 2. 动作轻柔规范，观察孕妇表情 3. 平坦饱满者为胎背，凹凸不平、变形且活动的为胎肢，并注意胎背及胎肢朝向（前方、侧方），以进一步判断胎方位
腹部四步触诊（第三步）	检查者右手拇指与其余4指分开，在耻骨联合上方抓住胎先露，轻轻按压，圆而硬为胎头，宽而软为胎臀；接着握住先露左右推动，能推动者表示未衔接；未能推动者已衔接	1. 注意保暖，保护病人的隐私 2. 动作轻柔规范，观察孕妇表情 3. 再次核实胎先露，圆而硬为胎头，宽而软为胎臀；将先露左右推动，能推动者表示未衔接；未能推动者已衔接
腹部四步触诊（第四步）	1. 检查者面向孕妇足部 2. 检查者双手分别置于胎先露部的两侧，轻轻按压，再次核对胎先露，然后朝骨盆入口方向深按，判断胎先露入盆程度	1. 注意保暖，保护病人的隐私 2. 动作轻柔规范，观察孕妇有无不适 3. 双手分别置于胎先露部的两侧，再次核对胎先露，然后朝骨盆入口方向深按，判断胎先露入盆程度
听胎心音	1. 腹部四步触诊结束后，协助孕妇双腿伸直并拢，使用木质听筒或超声多普勒听胎心，持续听1分钟 2. 听诊胎心位置：妊娠24周前，胎心音多在脐下正中或稍偏左或右听到；24周后在靠近胎背侧上方的孕妇腹壁最清晰 3. 孕晚期，孕妇腹壁敏感变硬时协助其左侧卧位，稍休息后再实施听诊	1. 听胎心音要持续听1分钟 2. 孕晚期，子宫较敏感，腹壁紧张，胎方位不清时，可结合胎心音的位置来判断胎先露 3. 听诊时应注意胎心的频率、强弱判断胎儿有否宫内缺氧
整理、记录及宣教	1. 检查结束后，协助孕妇整理好衣服，并嘱孕妇左侧卧于检查床上5～10分钟，利于改善胎盘供血 2. 协助孕妇缓慢坐起，下床，避免跌伤 3. 将检查结果记录于孕妇卡上 4. 进行孕期健康教育 5. 预约下次的检查时间和内容	1. 孕妇资料收齐，记录完整 2. 孕妇能说出孕期保健的相关知识 3. 孕妇能复述下次产前检查的时间

【典型案例仿真实训】

（一）案例导入

小丽自妊娠以来，按医生要求定期到医院行产前检查。现妊娠已28周，前来复诊，自诉孕期经过正常，停经4月余自感胎动至今。停经后无阴道出血、腹痛、头痛、心悸、下肢水肿等表现，大小便正常。

请问作为门诊助产士，根据小丽目前情况，如何协助医生给小丽进行产前检查的复诊？应给小丽哪些方面的保健指导？

（二）仿真实训

流程一　准备

1．助产士　着装规范、干净整洁、仪表端庄，洗手、戴口罩。

2．环境　室内温暖、光线充足、隐蔽。

3．用物准备　检查床、听诊器、血压计、骨盆模型、皮尺、骨盆测量器、产科听筒、胎儿监护仪、孕期保健卡、手表、纸、笔等。

流程二　问候、核对、评估、解说

1．问候孕妇（面带微笑）"您好！我是助产士小李，今天我来为您行产前检查。"

2．核对　"请问您叫什么名字？怀孕多少周？"

3．评估

（1）采集病史：询问上次检查的情况，上次检查至今在家里有无出现异常情况。

（2）一般情况：观察孕妇营养、精神状态；测量血压、体重。小丽一般情况好，BP 100/72mmHg，体重55kg。

4．沟通谈话（对孕妇及家属）

（1）解释产前检查的内容、方法及配合要求

（2）指导孕妇排空膀胱。

（3）助产士协助孕妇先在检查床上左侧卧位休息5分钟，然后仰卧于检查床上，帮助孕妇将衣服向上拉至双侧乳头下方，裤子向下拉至耻骨联合下方，充分暴露腹部。

流程三　腹部视诊

1．助产士小李站于孕妇右侧，观察腹部的大小、形状，有无妊娠纹、水肿等。

2．若腹部过大应考虑是否有双胎妊娠、羊水过多、巨大儿或孕周计算错误的可能；腹部过小应考虑胎儿生长受限的可能。

3．检查结果　孕妇小丽腹部无妊娠纹、水肿，大小与妊娠周数相符。

流程四　测量宫高、腹围

1．手测量　指导孕妇伸直双腿，双手触诊子宫轮廓，手指测量宫底高度。小丽宫底高度为脐上一横指。

2．尺测量　用软尺测量耻骨联合上缘中点至子宫底的弧线距离即为宫高值；腹围是经腹部最膨隆处通常是绕脐一周的腰围宫高。小丽的宫底高度为26cm，腹围85cm。测量结果在正常范围内（图2-14、图2-15）。

3．记录　告诉孕妇检查结果正常，并记录在孕妇保健卡相应栏目内。

流程五　腹部四步触诊

1．第一步

（1）小李指导孕妇仰卧，双腿屈曲稍分开，与孕妇细声交流。

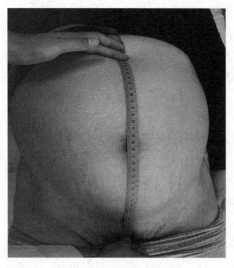
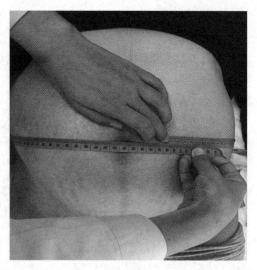

图2-14 尺测宫底高度　　　　　　　　　　　　图2-15 测量腹围

（2）小李站在孕妇右侧，面向孕妇头部，双手手指并拢，用手指指尖及手掌尺侧面检查。

1）双手置于宫底部，了解子宫轮廓及宫底高度，评估子宫大小与孕周是否相符。

2）然后双手指腹相对交替轻推，判断宫底部的胎儿部分。圆而硬且有浮球感为胎头；软而宽且形状不规则为胎臀（图2-16、图2-17）。

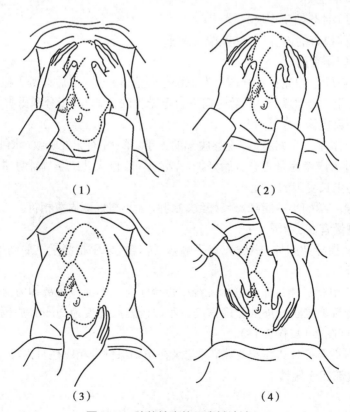

（1）　　　　　　　　　　　　　　　（2）

（3）　　　　　　　　　　　　　　　（4）

图2-16 胎位检查的四步触诊法A

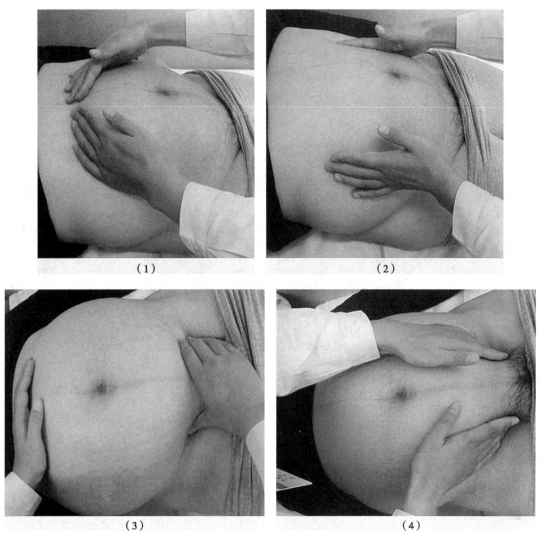

（1）　　　　　　　　　　　　　　（2）

（3）　　　　　　　　　　　　　　（4）

图 2-17　胎位检查的四步触诊法 B

2. 第二步　小李与孕妇细声交流，双手掌分别置于孕妇腹部两侧，一手固定，另一手轻轻深按进行检查，反复交替，仔细辨别，平坦饱满者为胎背，凹凸不平可变形者为胎儿四肢；进一步评估胎儿的背部是向前、向侧方或向后，以确定胎方位。

3. 第三步　小李与孕妇细声交流，右手拇指与其余四指分开，置于耻骨联合上方，握住胎先露部，再次判断胎先露是胎头还是胎臀，然后左右轻柔对推，评估先露部是否衔接。若先露部可以左右移动，提示胎先露未进入骨盆腔；如先露部不能推动，说明胎先露已经衔接。

4. 第四步　小李与孕妇细声交流，面向孕妇足部，两手分别置于胎先露的两侧，将胎先露向骨盆入口方向深按，再次核对胎先露，并判断胎先露入盆的程度。

流程六　听诊胎心

1. 腹部四步触诊结束后，小李协助孕妇双腿伸直并拢，与孕妇细声交流，了解孕妇有无不适。

2. 小李使用超声多普勒或木质听筒听胎心音，计数 1 分钟，仔细辨析胎心的频率、强弱、远近,初步判断胎儿有无宫内缺氧。

3. 胎心听诊位置在靠近胎背侧上方的孕妇腹壁听诊最清晰。妊娠 24 周前,胎心音多在脐下正中或稍偏左或右听到;24 周后在靠近胎背侧上方的孕妇腹壁最清晰;小丽目前妊娠 28 周,经腹部四步触诊确定为纵产式、头先露、枕右前位,因此胎心音在右下腹处听到。根据胎方位,助产士小李在小丽脐部右下方腹壁进行听诊(图 2-18～图 2-20)。

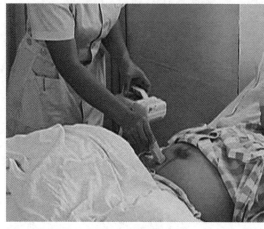

图 2-18　胎心听诊图

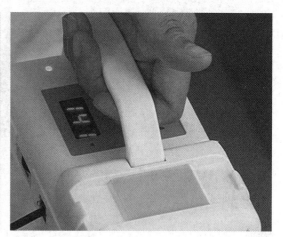

图 2-19　胎心率

4. 孕晚期,孕妇腹壁敏感变硬时协助其取左侧卧位,稍事休息后再实施听诊。

流程七　整理、记录及宣教

1. 检查结束后嘱小丽再次左侧卧位 5～10 分钟,以改善胎盘血供。帮助孕妇整理好衣裤,协助缓慢坐起,再站立下床,预防跌倒。

2. 告知小丽及其家属检查结果,并将检查结果准确记录于孕妇保健卡的相应栏目内。提醒孕妇下次检查的时间和项目,告知预先准备事项。

3. 健康教育(微笑亲切)　小丽,您好!检查结束了,宝宝发育正常,您配合得非常好,谢谢您!回家后需继续注意均衡营养,保持充足的休息时间并尽量左侧卧位,若有任何异常现象应及时电话咨询,必要时来医院就

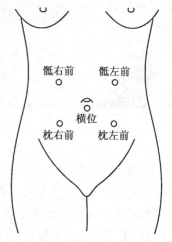

图 2-20　不同胎位胎心音听诊部位

诊,请勿随意服药或自行治疗。请按时产前检查,下次产前检查是在 2 周后,从今天开始计算 14 天以后。

工作任务三　指导膝胸卧位

臀先露是最常见的异常胎位之一,因后出胎头娩出困难,使围产儿死亡率增加。妊娠 30 周前,臀先露多能转为头先露,但妊娠 30 周后仍为臀先露者应积极采取膝胸卧位纠正胎位。其适应证为:骨盆测量正常;无胸膝卧位禁忌证;单胎;妊娠 30 周后经检查为胎先露异

常的孕妇。

【实训过程】

（一）主要实训设备及用物的准备

1．模型及设备　产科检查床。

2．器械及用物　胎心监听器（产科听筒、超声多普勒、胎儿电子监护仪）、孕期保健卡、纸、笔等。

（二）操作流程

操作步骤	方法及内容	注意事项
准备工作	1．环境设置：室温设置在24～26℃ 2．湿度保持在50%～60%，必要时放置屏风	1．助产士必须着装规范，仪表端庄 2．室内清洁、安静、温暖 3．用物齐全，设备完好
问候病人	1．表情亲切 2．自我介绍	助产士面带微笑，体现良好的服务态度
核对评估	1．核对姓名及一般资料 2．产科情况评估 3．评介孕妇心理及合作程度（有无焦虑、恐惧）	1．细致耐心、资料完整 2．注意胎心音情况
谈话沟通	1．与产妇及家属谈话 2．解释操作目的，以取得配合	细声细语、面向产妇和家属进行沟通
产妇准备	让孕妇排空膀胱，松解裤带	注意安全、保暖
产妇体位	1．孕妇取跪卧姿势，两小腿平放于床上，双腿稍分开 2．大腿和床面垂直，胸部贴近床面 3．腹部悬空，背部伸直，臀部抬起 4．屈肘置于头部两侧，头转向一侧	1．此操应在硬板床上实行 2．每天做2～3次，每次10～15分钟，一周后进行复查 3．经过矫正仍不能转为头位，由医生指导选择恰当分娩方式
整理、记录及宣教	1．指导结束后，协助孕妇整理好衣服 2．协助孕妇缓慢起坐、下床，避免跌伤 3．进行孕期健康教育 4．预约下次的检查时间和内容	1．孕妇资料收齐，记录完整 2．孕妇能复述胸膝卧位的方法和注意事项 3．孕妇能说出孕期保健的相关知识

【典型案例仿真实训】

（一）案例导入

小丽自妊娠以来，按医生要求定期到医院行产前检查。现妊娠已30周，两周来胎动时，常常感到左上腹部胀痛，在家人的陪同下前来复诊，自诉孕期经过正常，停经4月余自感胎动至今。停经后无阴道出血、腹痛、头痛、心悸、下肢水肿等表现，大小便正常。经医生检查确诊小丽的胎方位是骶左前，请助产士小李来给小丽指导"胸膝卧位"以纠正胎方位。

（二）仿真实训

流程一 准备

1. 助产士 着装规范、干净整洁、仪表端庄，洗手、戴口罩。

2. 环境 室内温暖、光线充足、隐蔽。

3. 用物准备 检查床、听诊器、血压计、骨盆模型、皮尺、骨盆测量器、产科听筒、胎儿监护仪、孕期保健卡、手表、纸、笔等。

流程二 问候、核对、评估、解说

1. 问候孕妇（面带微笑）"您好！我是助产士小李，今天我来为您服务。"

2. 核对 "请问您叫什么名字？"

3. 评估

（1）采集病史：询问本次检查的情况，上次检查至今在家里有无出现异常情况。

（2）产科情况评估：小丽妊娠30周，骶左前、胎心音好、骨盆外测量各径线正常。

（3）评介孕妇心理及合作程度：小丽由于对臀位知识的缺乏，易产生紧张、焦虑，担心胎位不正是否会影响今后的分娩。

（4）一般情况评估：T、P、R、BP、饮食、休息等。小丽 T 36.5℃，P 82 次 / 分，R 18 次 / 分，BP 100/72mmHg。

4. 沟通谈话（对孕妇及家属）

（1）解释纠正异常胎位的方法、目的和注意事项。

（2）鼓励小丽说出胎位异常的感受，指导小丽和家属认识胎位异常的性质、治疗方法等相关知识，取得孕妇及家属的理解。

流程三 纠正前准备

1. 助产士小李指导小丽排空膀胱，松解裤带，解释检查中需要配合的内容。

2. 协助小丽先在检查床上左侧卧位休息5分钟。

流程四 纠正方法

指导孕妇小丽取跪卧姿势，两小腿平放于产科检查床上，双腿稍分开，大腿和床面垂直，胸部贴近床面，腹部悬空，背部伸直，臀部抬起，屈肘置于头部两侧，头转向一侧（图2-21）。

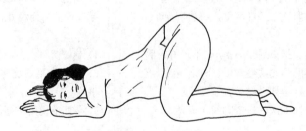

图 2-21　胸膝卧位

流程五 整理、记录及宣教

1. 检查结束后嘱小丽再次左侧卧位5～10分钟，以改善胎盘血供。帮助孕妇整理好衣裤，协助缓慢坐起，再站立下床，预防跌倒。

2. 此操应在硬板床上进行；每天做2～3次，每次10～15分钟，一周后进行复查；经过矫正仍不能转为头位，由医生指导选择恰当分娩方式。

3. 告知小丽及其家属检查结果，并将检查结果准确记录于孕妇保健卡的相应栏目内。

4. 健康教育（微笑亲切） 小丽，您好！检查结束了，宝宝发育正常，您配合得非常好，谢谢您！请按要求做"胸膝卧位"操，平时保持充足的休息时间并尽量左侧卧位，若有任何异常现象应及时电话咨询，必要时来医院就诊，请勿随意服药或自行治疗。请按时产前检查，下次产前检查是在1周后，从今天开始计算7天以后。

【实训作业及思考题】

（一）实训作业

1. 填写孕期保健卡。

2. 根据本次实训案例，书写实训报告。

（二）思考题

1. 请简述正常孕妇产前检查的次数和时间。

2. 列出产前检查的内容有哪些。

3. 如何指导孕妇及家属做好产前检查？

【技能考核】

骨盆外测量操作评分标准

主考教师＿＿＿＿＿＿＿＿＿＿＿＿＿＿＿＿专业＿＿＿＿＿＿级＿＿＿＿＿班 考试日期＿＿＿＿＿＿＿＿＿＿

项目总分	项目内容	考核内容及要求	分值	得分
素质要求（3分）	报告内容	报告考核者学号及考核项目	1	
	仪表举止	仪表端庄大方，态度认真和蔼	1	
	服装服饰	服装鞋帽整洁，着装符合要求	1	
操作前准备（17分）	环境	安静、光线适宜、温度24～26℃（口述）	1	
		必要时设置屏风或隔帘遮挡孕妇（口述）	1	
	用物	骨盆测量器、孕期保健卡、血压计、听诊器、纸、笔等	3	
	助产士	修剪指甲，洗手（六步洗手法）、戴口罩	2	
	孕妇	向孕妇解释产前检查的目的、内容及方法	2	
		请孕妇排空膀胱、直肠	2	
		交待收集中段尿以检测有无尿蛋白和尿糖	2	
		请孕妇休息5分钟后测量血压	4	
操作步骤（70分）	采集病历	站在产妇两腿之间	4	
	推算预产期	正确推算出孕妇预产期	4	
	骨盆外测量	髂棘间径：协助孕妇伸腿仰卧，暴露测量部位，测量两髂前上棘外缘的距离，正常值为23～26cm	10	
		髂嵴间径：协助孕妇伸腿仰卧，暴露测量部位，测量两髂嵴外缘的距离。正常值为25～28cm	10	
		骶耻外径：协助孕妇取左侧卧位，左腿屈曲，右腿伸直。测量第5腰椎棘突下（相当于米氏菱形窝的上角，或两髂嵴后连线中点下）至耻骨联合上缘中点的距离。正常值为18～20cm	10	
		坐骨结节间径：协助孕妇取仰卧位，两腿屈曲，双手抱膝，测量两坐骨结节内侧缘的距离，正常值为8.5～9.5cm	10	

续表

项目总分	项目内容	考核内容及要求	分值	得分
操作步骤 (70分)	骨盆外测量	耻骨弓角度：协助孕妇取仰卧位，两腿屈曲。检查者将两拇指指尖斜着对拢放于耻骨联合下缘，左右两拇指平放在耻骨降支上面，两拇指间的角度即为耻骨弓角度，正常值为90°	10	
	整理、记录及宣教	检查结束后，协助孕妇整理好衣服，并嘱孕妇左侧卧于检查床上5～10分钟，利于改善胎盘供血	1	
		协助孕妇缓慢坐起，下床，避免跌伤	1	
		将检查结果记录于孕妇卡上	2	
		进行孕期健康教育	6	
		预约下次的检查时间和内容	1	
		报告操作结束	1	
综合评价 (10分)		程序正确，动作规范，操作熟练	5	
		态度和蔼，语言恰当，体现人文关怀	3	
		在规定时间内完成（每超过30秒扣1分，如分值不够可从总分中扣除） 注：计时部分为操作前准备及操作步骤	2	
总分			100	

腹部检查操作评分标准

主考教师_____ _____专业____级____班 考试日期_____

项目总分	项目内容	考核内容及要求	分值	得分
素质要求 (3分)	报告内容	报告考核者学号及考核项目	1	
	仪表举止	仪表端庄大方，态度认真和蔼	1	
	服装服饰	服装鞋帽整洁，着装符合要求	1	
操作前准备 (17分)	环境	安静、光线适宜、温度24～26℃（口述）	1	
		必要时设置屏风或隔帘遮挡孕妇（口述）	1	
	用物	皮尺、胎心监听器（产科听筒、超声多普勒、胎儿电子监护仪）听诊器、血压计、体重计、孕期保健卡、纸、笔等	2	
	助产士	修剪指甲，洗手（六步洗手法）、戴口罩	2	
	孕妇	向孕妇解释产前腹部检查的内容、方法和配合要求	3	
		请孕妇排空膀胱	2	
		请孕妇左侧卧休息5分钟后测量血压、体重	2	
		协助孕妇仰卧于检查床上，头部略垫高，露出腹部，双腿屈曲稍分开，让腹部放松	4	
操作步骤 (70分)	采集病历	询问上次检查的情况，上次检查至今在家里有无出现异常情况，观察孕妇营养、精神状态	4	
	助产士位置	立于孕妇的右侧	1	
	腹部视诊	观察腹部形状、大小，判断腹部形状有无异常，大小是否与停经月份相符，注意有无妊娠纹、水肿、手术瘢痕	3	
	测量宫高、腹围	孕妇仰卧，双腿伸直，用手测宫底高度或用软尺测子宫长度（子宫长度是耻骨联合上缘中点到宫底的弧线距离），腹围是经腹部最膨隆处通常是绕脐一周的腰围	5	

续表

项目总分	项目内容	考核内容及要求	分值	得分
操作步骤（70分）	腹部四步触诊（第一步）	孕妇仰卧，双腿屈曲稍分开	2	
		检查者面向孕妇头部，两手手指并拢置于子宫底部，了解子宫高度，判断子宫大小与妊娠周数是否相符	2	
		然后两手指腹相对轻推，判断子宫底部的胎儿部分，宽而软、形态不规则为胎臀，圆而硬、有浮球感为胎头；间接推断胎先露	4	
	腹部四步触诊（第二步）	检查者面向孕妇头部、两手掌分别移置于孕妇腹部两侧，一手固定，另一手轻轻深按检查，双手交替进行	3	
		判断胎背与胎肢：平坦饱满者为胎背，凹凸不平、变形且活动的为胎肢，并注意胎背及胎肢朝向（前方、侧方），以进一步判断胎方位	5	
	腹部四步触诊（第三步）	检查者右手拇指与其余4指分开，在耻骨联合上方抓住胎先露，轻轻按压	3	
		再次判断胎先露：圆而硬为胎头，宽而软为胎臀；接着握住先露左右推动，能推动者表示未衔接；未能推动者已衔接	5	
	腹部四步触诊（第四步）	检查者面向面向孕妇足部，检查者双手分别置于胎先露部的两侧，轻轻按压	3	
		再次核对胎先露，然后朝骨盆入口方向深按，判断胎先露入盆程度	5	
	听胎心音	腹部四步触诊结束后，协助孕妇双腿伸直并拢	1	
		使用木质听筒或超声多普勒听胎心，持续听1分钟，注意胎心的频率、强弱判断胎儿有否宫内缺氧	5	
		听诊胎心位置：妊娠24周前，胎心音多在脐下正中或稍偏左或右听到；24周后在靠近胎背侧上方的孕妇腹壁最清晰	6	
		孕晚期，孕妇腹壁敏感变硬时协助其左侧卧位，稍休息后再实施听诊	1	
		检查结束后协助孕妇再次左侧卧位5～10分钟，以改善胎盘血供	1	
	整理、记录及宣教	检查结束后，协助孕妇整理好衣服，并嘱孕妇左侧卧于检查床上5～10分钟，利于改善胎盘供血	1	
		协助孕妇缓慢坐起，下床，避免跌伤	1	
		将检查结果告知孕妇并记录于孕妇卡上	2	
		进行孕期健康教育	5	
		预约下次的检查时间和内容	1	
		报告操作结束	1	
综合评价（10分）		程序正确，动作规范，操作熟练	5	
		态度和蔼，语言恰当，体现人文关怀	3	
		在规定时间内完成（每超过30秒扣1分，如分值不够可从总分中扣除）注：计时部分为操作前准备及操作步骤	2	
总分			100	

产科指导胸膝卧位操作评分标准

主考教师_____ _____专业_____级_____班 考试日期_____

项目总分	项目内容	考核内容及要求	分值	得分
素质要求 （3分）	报告内容	报告考核者学号及考核项目	1	
	仪表举止	仪表端庄大方，态度认真和蔼	1	
	服装服饰	服装鞋帽整洁，着装符合要求	1	
操作前准备 （17分）	环境	安静、光线适宜、温度24～26℃（口述）	1	
		必要时设置屏风或隔帘遮挡产妇（口述）	1	
	用物	胎心监听器（产科听筒、超声多普勒、胎儿电子监护仪）、孕期保健卡、纸、笔	2	
	助产士	修剪指甲，洗手（六步洗手法）、戴口罩	1	
	孕妇	核对姓名及一般资料	2	
		产科情况评估	2	
		评介孕妇心理及合作程度（有无焦虑、恐惧）	2	
		解释操作的目的，以取得积极配合	3	
		让孕妇排空膀胱，松解裤带	3	
操作步骤 （70分）	助产士位置	站在孕妇右侧	2	
	孕妇体位	孕妇取跪卧姿势	6	
		两小腿平放于床上，双腿稍分开	6	
		大腿和床面垂直	8	
		胸部贴近床面	7	
		腹部悬空	7	
		背部伸直	7	
		臀部抬起	7	
		屈肘置于头部两侧，头转向一侧	6	
	整理、宣教及记录	指导结束后，协助孕妇整理好衣服	2	
		协助孕妇缓慢起坐、下床，避免跌伤	2	
		进行孕期健康教育	6	
		预约下次的检查时间和内容	2	
		报告操作结束	2	
综合评价 （10分）	程序正确，动作规范，操作熟练		5	
	态度和蔼，语言恰当，体现人文关怀		3	
	在规定时间内完成（每超过30秒扣1分，如分值不够可从总分中扣除） 注：计时部分为操作前准备及操作步骤		2	
总分			100	

（韦秀宜）

实训项目三 产房常用技术

产房常用技术是助产人员必须掌握的操作技术,包括肛门检查、阴道检查、胎儿电子监护、产程图的绘制、人工破膜术、中期妊娠引产术及晚期妊娠催产术等。熟练掌握这些技术可以更好地配合临床医生的工作。

【技能训练目标】

1. 熟练掌握肛门检查、阴道检查、人工破膜的方法。
2. 熟练掌握胎儿电子监护仪使用方法及常见图形的临床意义。
3. 熟练掌握水囊及依沙吖啶中期引产术的操作及注意事项。
4. 熟练掌握产程图的绘制。
5. 熟练掌握晚期妊娠催产术的注意事项。
6. 培养学生遵循"以人为本"的原则积极与孕产妇沟通、关爱生命、为孕产妇提供快乐安全分娩的全方位服务。

【技能训练内容】

1. 肛门检查及阴道检查的方法。
2. 胎儿电子监护仪的使用方法及识别常见图形的意义。
3. 产程图的绘制。
4. 人工破膜术。
5. 中期妊娠乳酸依沙吖啶引产术。
6. 中期妊娠水囊引产术。
7. 晚期妊娠催产术。

【实训设计与安排】

1. 建设仿真产房实训室,在分娩综合训练模型上进行演示及操作练习。
2. 先让学生观看产房常用技术操作录像,再由主讲教师提出训练要求。
3. 教师按操作要求示教,学生分为3~4人一组进行操作练习。
4. 课间让学生去医院分娩室见习。

工作任务一 肛门检查及阴道检查

通过肛门检查或阴道检查可以了解骨盆腔的大小、确定宫颈管扩张及胎先露下降程度。

【实训过程】

(一)主要实训设备及用物的准备

1. 模型及设备 孕妇模型、产床、治疗车。

2. 器械及用物 肛门检查用物准备：一次性手套、液状石蜡、卫生纸、一次性臀垫。阴道检查用物准备：无菌包1个（内装弯盘2个、卵圆钳4把）、0.5%聚维酮碘（碘伏）纱布缸1个、无菌持物筒1个、无菌持物钳1把、一次性臀垫1块、无菌手套、试纸备用。

（二）操作流程

肛门检查

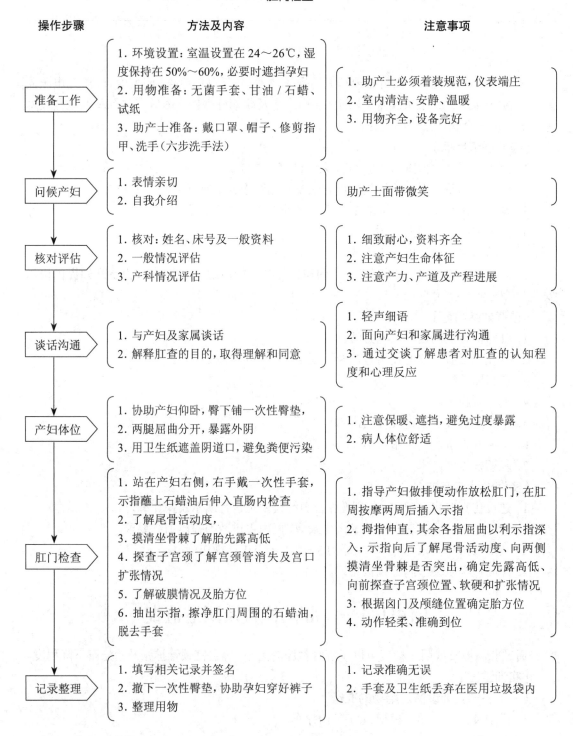

操作步骤	方法及内容	注意事项
准备工作	1. 环境设置：室温设置在24～26℃，湿度保持在50%～60%，必要时遮挡孕妇 2. 用物准备：无菌手套、甘油/石蜡、试纸 3. 助产士准备：戴口罩、帽子、修剪指甲、洗手（六步洗手法）	1. 助产士必须着装规范，仪表端庄 2. 室内清洁、安静、温暖 3. 用物齐全，设备完好
问候产妇	1. 表情亲切 2. 自我介绍	助产士面带微笑
核对评估	1. 核对：姓名、床号及一般资料 2. 一般情况评估 3. 产科情况评估	1. 细致耐心，资料齐全 2. 注意产妇生命体征 3. 注意产力、产道及产程进展
谈话沟通	1. 与产妇及家属谈话 2. 解释肛查的目的，取得理解和同意	1. 轻声细语 2. 面向产妇和家属进行沟通 3. 通过交谈了解患者对肛查的认知程度和心理反应
产妇体位	1. 协助产妇仰卧，臀下铺一次性臀垫， 2. 两腿屈曲分开，暴露外阴 3. 用卫生纸遮盖阴道口，避免粪便污染	1. 注意保暖、遮挡，避免过度暴露 2. 病人体位舒适
肛门检查	1. 站在产妇右侧，右手戴一次性手套，示指蘸上石蜡油后伸入直肠内检查 2. 了解尾骨活动度， 3. 摸清坐骨棘了解胎先露高低 4. 探查子宫颈了解宫颈管消失及宫口扩张情况 5. 了解破膜情况及胎方位 6. 抽出示指，擦净肛门周围的石蜡油，脱去手套	1. 指导产妇做排便动作放松肛门，在肛周按摩两周后插入示指 2. 拇指伸直，其余各指屈曲以利示指深入；示指向后了解尾骨活动度、向两侧摸清坐骨棘是否突出，确定先露高低、向前探查子宫颈位置、软硬和扩张情况 3. 根据囟门及颅缝位置确定胎方位 4. 动作轻柔、准确到位
记录整理	1. 填写相关记录并签名 2. 撤下一次性臀垫，协助孕妇穿好裤子 3. 整理用物	1. 记录准确无误 2. 手套及卫生纸丢弃在医用垃圾袋内

阴道检查

操作步骤	方法及内容	注意事项
准备工作	1. 环境设置：室温设置在 24～26℃，湿度保持在 50%～60%，必要时遮挡孕妇 2. 用物准备：无菌包、0.5% 碘伏纱布缸 1 个、一次性臀垫 1 块、无菌手套等 3. 助产士准备：戴口罩、帽子、修剪指甲、洗手（六步洗手法）	1. 助产士必须着装规范，仪表端庄 2. 室内清洁、安静、温暖 3. 用物齐全，设备完好
问候产妇	1. 表情亲切 2. 自我介绍	助产士面带微笑
核对评估	1. 核对：姓名、床号及一般资料 2. 一般情况评估 3. 产科情况评估：孕产史、孕周、妊娠合并症及其相关检查、腹痛及阴道流血情况	1. 细致耐心，资料齐全 2. 注意产妇生命体征 3. 注意产力、产道及产程进展
谈话沟通	1. 与产妇及家属谈话 2. 解释阴道检查的目的，取得理解和同意	1. 轻声细语 2. 面向产妇和家属进行沟通
产妇体位	协助产妇取膀胱截石位，臀下铺一次性臀垫，双腿屈曲分开，尽量外展，暴露外阴，覆盖暴露部分，防止产妇受凉	1. 注意保暖、遮挡，避免过度暴露 2. 病人体位舒适
外阴消毒	1. 按外阴消毒顺序：阴道口→小大阴唇→阴阜→大腿内上 1/3 →会阴→臀部及肛门消毒 3 遍） 2. 产妇膀胱充盈者予导尿	1. 按要求洗手，戴无菌手套 2. 外阴消毒液用 0.5% 碘伏溶液 3. 注意无菌操作，每次消毒范围不能超出前次消毒范围 4. 导尿时注意观察尿液颜色和量
阴道检查	1. 铺无菌孔巾，暴露会阴 2. 检查宫颈软硬度及宫颈扩张情况 3. 检查胎先露下降情况：以坐骨棘水平为标志 4. 检查胎方位：根据囟门及矢状缝判断胎方位 5. 检查破膜情况 6. 检查骨盆情况：骶尾关节活动度、坐骨棘间径、坐骨切迹	1. 检查前严格消毒，检查时动作轻柔 2. 阴道检查控制在 2 人之内，每次检查不超过 2 人次 3. 阴道检查后要有详细记录 4. 确定宫颈扩张程度（一根手指宽约 1.5～2cm） 5. 头先露确定胎先露下降情况时为颅骨最低点与坐骨棘的关系，而不是头皮 6. 若已破膜注意观察羊水性状
记录整理	1. 填写相关记录并签名 2. 撤下一次性臀垫，协助孕妇穿好裤子 3. 整理用物	1. 记录准确无误 2. 手套及卫生纸丢弃在医用垃圾袋内

【典型案例仿真实训】

（一）案例导入

小丽，26 岁，妊娠 39 周，阵发性下腹痛 6 小时于 2014 年 9 月 15 日入院分娩。平素月经规律，末次月经 2013 年 12 月 15 日，预产期为 2014 年 9 月 22 日。停经 6 周后出现晨起恶心、呕吐等早孕反应。持续 1 个月自行缓解，停经 4 月余自觉胎动至今，定期门诊产前检查，无明显异常。6 小时前出现阵发性腹痛，持续 40 秒，间歇 5～6 分钟。

查体：T 36.2℃，P 78 次 / 分，R 22 次 / 分，BP 120/70mmHg，心肺听诊无异常。产科检查：宫高 32cm，腹围 100cm，已入盆，枕左前位，胎心率 146 次 / 分，有规律宫缩，持续时间 40 秒，间歇时间 5～6 分钟；肛查：宫口开大 1 指，S=-1，胎膜未破；骨盆外测量：髂棘间径 24cm，髂嵴间径 27cm，骶耻外径 19cm，出口横径 9cm。

很快就要当妈妈了，小丽既高兴又紧张。小张作为责任助产士，应如何对小丽进行产程观察了解产程进展？

（二）仿真实训

流程一　准备

1. 助产士　着装规范，举止端庄，戴口罩。

2. 环境设置　室温设置在 24～26℃。

3. 用物准备　肛门检查：一次性手套、液状石蜡、卫生纸、一次性臀垫。阴道检查：无菌包 1 个（内装弯盘 2 个、卵圆钳 4 把）、0.5% 聚维酮碘（碘伏）纱布缸 1 个、无菌持物筒 1 个、无菌持物钳 1 把、一次性臀垫 1 块、无菌手套、试纸备用。

流程二　问候、核对、评估、解说

1. 问候产妇（表情亲切）"您好！我是助产士小张，也是您的责任助产士，今天由我为您服务。"

2. 核对　"请问您叫什么名字？住几床？"

3. 评估

（1）整理病例：了解产妇的一般情况及病史过程。

（2）一般情况评估：小丽一般情况好，对自己分娩有信心，但在产程的等待中有紧张情绪。

（3）产科情况：胎头已入盆，骨盆外测量均在正常范围，有规律宫缩，胎心正常。

根据以上情况，初步判断：产妇临产 6 小时，目前处在第一产程，枕左前位，骨盆径线在正常范围，尚无头盆不称情况。在整个产程的观察中要了解宫口扩张情况、胎先露下降情况、胎方位、胎膜破裂情况及骨盆大小等。

4. 沟通技巧要点（对产妇及家属）　心理护理：告诉产妇分娩过程中需要通过肛门检查及阴道检查以了解宫颈扩张情况、胎先露下降及骨盆大小情况等。

流程三　通过肛查或阴道检查了解产程

1. 肛门检查

（1）检查前嘱产妇仰卧，两腿屈曲分开，检查者站在产妇右侧，用卫生纸遮盖阴道口。

（2）适时在宫缩时进行。助产士右手带上手套，示指涂润滑剂后插入肛门，手指指腹先向后，触及尾骨尖端，了解骶尾关节活动度；向上至骶尾关节后，向两侧触摸坐骨棘是否突出，同时确定胎头高低；用指端掌侧探查宫口，了解宫颈管消失及宫口扩张情况（图 3-1）；若胎膜未破可扪及有弹性的前水囊，已破膜者可扪及胎先露；如果先露是头，根据颅缝及囟门的位置，确定胎方位。

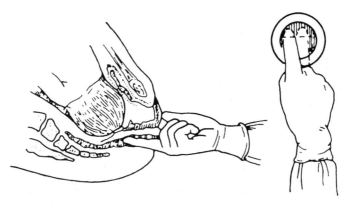

图 3-1 肛查宫口扩张程度

（3）注意事项：动作轻柔，宫缩时进行；次数不宜过多，临产初期（宫口<3cm，2～4 小时查一次，宫口>3cm，1～2 小时一次）；经产妇或宫缩较频时，检查间隔时间要缩短；前置胎盘者禁止肛查。

2.阴道检查

（1）嘱产妇仰卧，两腿屈曲分开，露出外阴部，检查者位于产妇右侧。

（2）消毒外阴：按外阴消毒顺序，用 0.5% 的碘伏溶液消毒外阴（阴道口→小大阴唇→阴阜→大腿内上 1/3 →会阴→臀部及肛门消毒 3 遍）。

（3）检查宫颈扩张情况：右手戴无菌手套，两指放入阴道触及宫颈扩张情况。初产妇宫颈先消失宫口后扩张，经产妇宫颈消失和宫口扩张同时发生。

（4）检查胎先露下降情况：示指向后触及坐骨棘，检查坐骨棘是否突出，若先露为头，判断胎先露下降情况，用"s"表示，负值代表胎先露在坐骨棘平面以上，正值代表胎儿先露部在坐骨棘平面以下。（图 3-2）

（5）破膜情况：检查羊膜囊是否完整，如未破膜可扪及有弹性的前羊水囊；若已破膜能触到胎先露，及时观察羊水性状及量。

（6）检查胎方位：根据胎头囟门及矢状缝的位置（图 3-3），确定胎方位。以枕先露为例，如扪及胎头小囟门为 1～2 点，大囟门位于 7～8 点位置，胎方位为枕左前位。

（7）检查骨盆情况：可了解骶尾关节活动度、坐骨棘间径、坐骨切迹宽度、骨盆大小等。

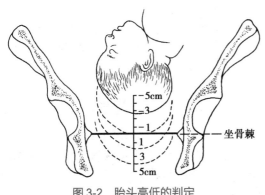

图 3-2 胎头高低的判定

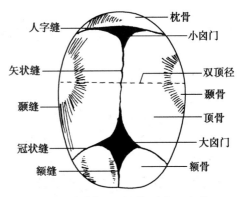

图 3-3 胎头颅骨、颅缝、囟门及径线

流程四 观察、记录及整理

将检查各项内容填于分娩记录单上。

【实训作业及思考】

（一）实训作业

1. 填写产前阴道检查及肛门检查记录。

2. 根据本案例，完成实训报告。

（二）思考

1. 肛门检查及阴道检查的目的是什么？

2. 如何通过肛门检查及阴道检查了解胎先露、胎方位、宫口扩张及胎先露下降情况？

工作任务二 胎儿电子监护

胎儿电子监护仪能够连续观察和记录胎心率的动态变化，了解胎心与胎动及宫缩之间的关系，并进行胎儿宫内储备能力的预测，评估胎儿宫内安危情况。监护从妊娠 34 周开始，高危妊娠可酌情提前。

【实训过程】

（一）主要实训设备及用物的准备

1. 模型及设备 孕妇模型、产床、治疗车。

2. 器械及用物 胎儿电子监护仪、耦合剂、卫生纸、缩宫素。

（二）操作流程

操作步骤	方法及内容	注意事项
准备工作	1. 环境设置：室温设置在 24～26℃，湿度保持在 50%～60%，必要时放置屏风 2. 孕妇准备：产妇排空膀胱，取平卧位 3. 助产士准备：修剪指甲，洗手（六步洗手）	1. 助产士必须着装规范，仪表端庄 2. 室内清洁、安静、温暖 3. 用物齐全，设备完好
问候孕妇	1. 表情亲切 2. 自我介绍	助产士面带微笑，不轻浮嬉笑
核对评估	1. 核对姓名、床号及一般资料 2. 一般情况评估 3. 产科检查评估	1. 细致耐心，资料齐全 2. 注意孕妇年龄及孕产史及时排除妊娠并发症和合并症，酌情增加胎儿电子监护次数
谈话沟通	与孕妇及家属谈话 1. 解释操作目的及注意事项，以取得配合 2. 胎心电子监护可以作为晚期妊娠产前常规检查	1. 细声细语 2. 面向孕妇和家属进行沟通 3. 监护可在妊娠 34 周开始，高危妊娠孕妇酌情提前

```
┌─────────┐
│ 胎儿电子 │      1．协助孕妇取仰卧位              ┌───────────────────────
│ 监护仪连 ├──────  2．行四步触诊法判断胎先露及胎方位    │ 1．胎心探头需要耦合剂,宫缩探头置于
│ 接       │      3．胎心探头涂耦合剂,置于胎背处胎心   │   宫底处,腹带固定
└─────────┘        听诊最清楚部位                │ 2．胎儿电子监护连接完成后辅助孕妇
                  4．宫缩探头置与宫底稍靠下部,监测宫   │   取侧卧位,防止仰卧位低血压综合征的
                    缩情况                      │   发生
                  5．腹带固定,将记录胎动的手持按钮放
                    于孕妇手中,嘱咐孕妇在感觉胎动时按
                    动按钮
                  6．连接完成后协助孕妇取侧卧位
```

```
┌─────────┐
│         │      1．胎心率基线 无胎动无宫缩时持续 10  ┌───────────────────────
│ 胎心率监测├──────  分钟胎心率平均为 110～160bpm。分为  │ 1．胎心率基线摆动表示胎儿有一定的
│         │        心动过速、心动过缓、胎心率基线摆动   │   储备能力
└─────────┘        2．胎心率一过性变化 受胎动、宫缩等   │ 2．早期减速 考虑宫缩时胎头受压,脑
                    影响出现胎心率暂时性变化。分为胎心   │   血流量一过性减少
                    加速和胎心减速                │ 3．变异减速 一般认为是宫缩时脐带受
                  (1)胎心加速 宫缩后胎心率基线逐渐上   │   压兴奋迷走神经所致
                    升,增加 15bpm 以上,持续>15 秒,提示 │ 4．晚期减速 一般认为胎儿缺氧,应高
                    胎儿良好                    │   度注意
                  (2)胎心减速:①早期减速;②变异减    │ 5．胎心监护异常并不一定存在胎儿窘
                    速;③晚期减速                │   迫,有时会存在假阳性
```

```
┌─────────┐
│ 胎儿宫内 │      1．无应激试验(NST):监测时间为 20   ┌───────────────────────
│ 储备能力 ├──────  分钟,如无反应,可经母体推动胎体或   │ 1．若 NST 为无反应型应考虑孕妇有无
│ 预测     │        在胎头相应腹部部位以声音刺激,延长  │   应用镇静药、硫酸镁或胎儿是否处于睡
└─────────┘        监护 20 分钟,或换胎儿睡醒时监护    │   眠周期
                  2．结果评价:反应型表示胎儿储备功能  │ 2．正常晚期妊娠每周监测 1 次,高危妊
                    良好,一周后复查;无反应型,需进一步  │   娠酌情增加监测次数,每周 2～3 次
                    做缩宫素应激试验              │ 3．OCT 应住院进行,并有急救胎儿窘迫
                  3．缩宫素应激试验(OCT):诱发宫缩,  │   的准备
                    胎儿电子监护仪记录胎心率变化。
                  4．结果评价:若多次宫缩后连续反复出
                    现晚期减速,为 OCT 阳性,提示胎盘功
                    能减退。若 OCT 阴性,提示胎盘功能良
                    好,胎儿一周内无死亡危险
```

```
┌─────────┐
│ 记录整理 ├──────  1．协助孕妇穿衣下床              ┌───────────────────────
│         │      2．在胎儿电子监护单上标注孕妇姓名   │ 认真分析胎儿电子监护结果指导孕妇孕
└─────────┘        及检查时间                  │ 期保健
                  3．预约下次产检时间
                  4．整理用物、洗手
```

【典型案例仿真实训】

（一）案例导入

小芳，26岁，妊娠38周，末次月经2013年12月12日，预产期为2014年9月19日。停经后无明显早孕反应，停经5月自觉胎动至今，定期产前检查未见异常。今晨自觉胎动减少来门诊检查。

查体：体重70kg，BP 110/70mmHg。

产科检查：宫高33cm，腹围98cm，枕左前位，已入盆，胎心率140次/分，无宫缩，胎膜未破。骨盆外测量正常。

很快就要当妈妈了，小芳既高兴又紧张。临近预产期小芳很想知道胎儿在宫内的情况，小李作为责任助产士，如何进行胎儿电子监测呢？

（二）仿真实训

流程一　准备

1. 助产士　着装规范，举止端庄，戴口罩。

2. 环境设置　室温设置在24～26℃。

3. 用物准备　胎儿电子监护仪、耦合剂等。

流程二　问候、核对、评估、解说

1. 问候产妇（表情亲切）"您好！我是助产士小李，也是您的责任助产士，今天由我为您服务。"

2. 核对　"请问您叫什么名字？"

3. 评估

（1）整理病例：了解孕妇小芳的一般情况及病史过程。

（2）一般情况评估：详细询问年龄、病史、异常孕产史、末次月经推算预产期，了解本次妊娠经过，有无高危因素等。

（3）产科情况评估：通过测量宫高、腹围、B超检查了解胎儿宫内发育情况。

根据以上情况，初步判断：孕妇小芳妊娠38周，定期行产前检查，未发现异常。为了更好地了解胎儿宫内情况，于门诊行常规胎儿电子监护。

4. 沟通技巧要点

（1）心理护理：孕妇妊娠38周，自觉胎动减少，对腹中的宝宝很担忧，很想了解胎儿宫内安危。

（2）与孕妇及家属简单介绍胎儿电子监护：胎儿电子监护是能够连续观察和记录胎心率的动态变化，也可以了解胎心与胎动及宫缩之间的关系，评估胎儿宫内安危情况。

（3）告知孕妇小芳胎心监护曲线可以预测胎儿宫内储备能力。

流程三　胎儿电子监护仪的连接

嘱孕妇小芳取仰卧位，行四步触诊法判断胎方位，将涂有耦合剂的探头，放于胎心听诊最响亮的部位，监测胎心；另一探头置于宫底，监测宫缩情况；腹带固定，将记录胎动的手持按钮放于孕妇手中，嘱咐孕妇在感觉胎动时按动按钮（图3-4、图3-5）。连接完成后协助孕妇取侧卧位。

流程四　胎心率的监测

1. 用胎心电子监护仪记录下两种胎心率变化包括：胎心率基线及胎心率一过性变化。

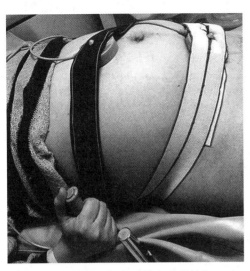

图3-4　孕妇行胎儿电子监护

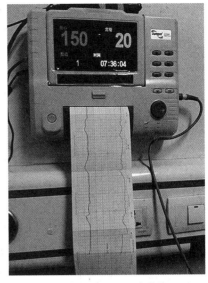

图3-5　胎儿电子监护仪

2. 胎心率基线　指无胎动无宫缩时持续10分钟以上胎心率平均值。从每分钟心搏次数及胎心率变化两方面加以估计。分为心动过速、心动过缓、胎心率基线摆动。（图3-6）

3. 胎心率一过性变化　受胎动、宫缩、触诊等影响出现胎心率暂时性加快或减慢，持续10秒或数十秒又恢复到基线水平。

4. 胎心加速　宫缩后胎心率基线逐渐上升，增加15次/分（每分钟胎心数）以上，持续>15秒，提示胎儿良好。由于胎儿躯干受压或脐静脉暂时受压。若持续存在，进一步发展为减速。

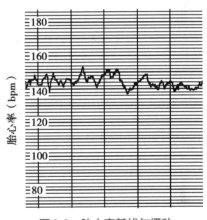

图3-6　胎心率基线与摆动

5. 胎心减速

（1）早期减速：与宫缩同时开始，宫缩后恢复正常，下降幅度<50次/分，时间短恢复快。考虑宫缩时胎头受压，脑血流量一过性减少。（图3-7）

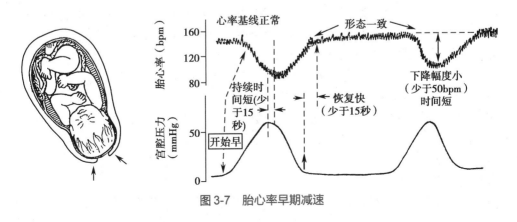

图3-7　胎心率早期减速

（2）胎心率变异减速：胎心率减速与宫缩没有固定关系。一旦出现，下降速度快，幅度大，持续时间长短不一。一般认为是宫缩时脐带受压兴奋迷走神经所致。（图3-8）

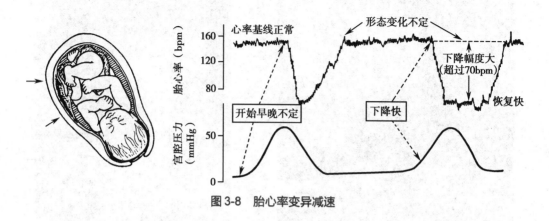

图3-8　胎心率变异减速

（3）晚期减速：宫缩开始一段时间后出现胎心率减慢，幅度小、持续时间长、恢复慢。一般认为胎儿缺氧，应高度注意。（图3-9）

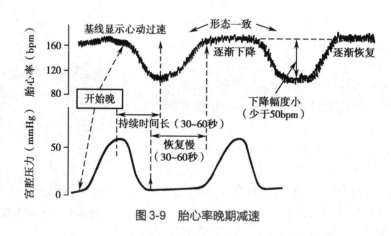

图3-9　胎心率晚期减速

结果判定：孕妇小芳胎心曲线于胎心率基线水平上下摆动，胎动、宫缩时胎心率发生暂时性加快，随后又恢复到基线水平。

流程五　胎儿宫内储备能力的预测

胎心监护下先行无应激试验（NST），监测时间为20分钟，如无反应，可经母体推动胎体或在胎头相应腹部部位以声音刺激，延长监护20分钟，或换胎儿睡醒时监护。

结果评价：反应型，在20～40分钟至少有3次以上胎动并伴有胎心率加速≥15次/分，持续时间≥15秒，表示胎儿储备功能良好，一周后复查；若少于3次胎动或胎心率加速不足15次/分，为无反应型，需进一步做缩宫素应激试验。

通过胎心监护，孕妇小芳的情况为：监测20分钟，未监测到宫缩与胎动，故而经母体推动胎体，给予胎体刺激，延长监护20分钟，胎心在胎心率基线水平上下波动，胎动时可见胎心率一过性加快。

流程六　记录整理

协助小芳穿衣下床，在胎儿电子监护纸上标注孕妇姓名及检查时间。告诉小芳胎儿宫

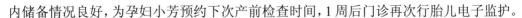

内储备情况良好，为孕妇小芳预约下次产前检查时间，1周后门诊再次行胎儿电子监护。

【实训作业及思考】

（一）实训作业

1．填写胎心监护情况。

2．根据本案例，完成实训报告。

（二）思考

1．无激惹试验和缩宫素应激试验（OCT）的临床意义是什么？

2．如何根据胎心电子监护曲线了解胎心率的变化以及预测胎儿宫内储备能力？

工作任务三　绘制产程图

产程图是动态观察产程进展的坐标图，临产后助产士绘制产程图可以及时发现产程异常并配合医生处理，减少手术干预，促进安全分娩。

【实训过程】

（一）主要实训设备及用物的准备

1．模型及设备　产妇分娩模型。

2．器械及用物　产程图单、蓝钢笔、红蓝铅笔、黑铅笔、尺子、橡皮、小刀。

（二）操作流程

操作步骤	方法及内容	注意事项
准备工作	1．环境准备：室温24～26℃，湿度50%～60% 2．助产士准备：衣帽整洁、剪指甲、洗手 3．用物准备：产程图单、红蓝铅笔、蓝钢笔、尺子等	1．助产士必须着装规范，仪表端庄 2．室内清洁、安静、温暖 3．用物齐全，设备完好
问候产妇	1．表情亲切 2．自我介绍	助产士面带微笑，不轻浮嬉笑
核对评估	1．核对姓名、床号及一般资料 2．一般情况评估 3．产程情况评估 4．临产后绘制产程图	1．子宫收缩不能仅凭产妇主观感觉，而应认真评估 2．注意观察产程进展
谈话沟通	1．与产妇谈话 2．解释操作目的及注意事项，以取得配合 3．产程图可以描记和反映宫口扩张及胎先露下降情况，便于及时发现产程异常，及时处理	1．轻声细语 2．面向产妇和家属进行沟通

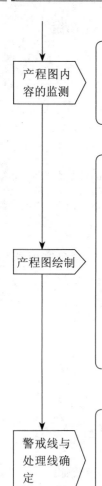

产程图内容的监测

1. 观察宫缩：定时观察宫缩并记录
2. 定时行阴道检查或肛门检查：记录胎先露下降及宫口扩张情况
3. 定时听胎心、测血压

1. 注意保暖、遮挡，避免过度暴露
2. 一般情况下，宫口扩张<3cm，每2～4小时肛查或阴道检查1次，宫口扩张>3cm，每1～2小时肛查或阴道检查1次
3. 根据宫缩情况和产妇的临床表现，适当增减检查次数

产程图绘制

1. 横坐标表示时间，以小时为单位；纵坐标表示宫颈扩张及胎头下降程度
2. 用红色"○"表示宫颈扩张程度，蓝色"×"表示胎先露下降水平
3. 每次检查后用红线连接"○"，用蓝线连接"×"，绘成两条曲线，胎儿娩出用红色"○"中间加蓝色"×"，"♂"表示男婴，"♀"表示女婴
4. 产程图下部表格记载检查日期和时间、血压、胎心、宫缩等，以及其他特殊处理

注意判断产程曲线的异常：
1. 潜伏期延长：从规律宫缩至宫颈扩张3cm超过16小时
2. 活跃期延长：从宫颈扩张3cm至宫口开全时间超过8小时
3. 第二产程延长：第二产程初产妇超过2小时，经产妇超过1小时尚未分娩
4. 活跃期停滞：进入活跃期后，宫颈口不再扩张达2小时以上
5. 滞产：总产程超过24小时

警戒线与处理线确定

警戒线与处理线的确定：以宫口扩张3cm为起点，向后推4小时为预期宫口开全时间，两点连线为警戒线，与警戒线平行后移4小时为处理线，警戒线和处理线用铅笔绘制

1. 起点寻找困难者，则可根据产程规则推算：颈管完全展平，宫口开大达2cm，可以向前推6小时，颈管完全展平，宫口开大3cm，向前推8小时
2. 警戒线以前为正常分娩区，两线之间为警戒区，胎吸助娩几率较高；处理线以后为异常区，剖宫产等难产几率较高

记录整理

1. 完成产程图的绘制
2. 写出完整的妊娠诊断
3. 排除异常产程曲线

1. 产程图绘制准确清楚
2. 诊断完整正确
3. 符号规整、连线整齐

【典型案例仿真实训】

（一）案例导入

小珍，女，28岁，G_2P_0，孕39周。自诉阵发性腹痛3小时，于2014年3月5日上午10时入院。末次月经2013年6月4日，孕期无其他不适。入院检查：宫缩不规则，宫高30cm，腹围100cm，枕左前位，已入盆，胎心140次／分。肛查：宫缩不规律，宫口未开，S=-3。中午11时有规律宫缩，30秒／5～6分钟，宫口开大1.5cm，S=-3，胎心124次／分；下午2时，宫缩35秒／5～6分钟，宫口开大2cm，S=-2，胎心134次／分；晚8时宫缩35秒／5～6分钟，宫口开大3cm，S=-1；晚10时宫缩40秒／5分钟，宫口开大6cm，S=+1，胎心142次／分；晚10：30宫缩40秒／5分钟，宫口开大7cm，S=+2；晚12时宫缩50秒／3分钟，宫口开大10cm，S=+3，胎心134次／分。凌晨1时分娩一男婴，重3000g，一分钟评分为8分。20分钟后娩

出胎盘,检查完整。产后出血约 250ml。

小李作为责任助产士,如何将小珍的产程进展用产程图表示出来?

(二)仿真实训

流程一 准备

1. 助产士 着装规范,举止端庄,戴口罩。

2. 环境设置 室温设置在 24～26℃。

3. 用物准备 产程图单、蓝钢笔、红蓝铅笔、黑铅笔、尺子、橡皮、小刀等。

流程二 问候、核对、评估、解说

1. 问候产妇(表情亲切) "您好!我是助产士小李,也是您的责任助产士,今天由我为您服务。"

2. 核对 "请问您叫什么名字?住几床?"

3. 评估

(1)整理病例:查阅产前检查记录,了解产妇的个人史,并了解本次妊娠经过,着重询问末次产前检查以来及临产后情况。

(2)一般情况评估:病史、体检、生命体征等。

(3)产科情况:整理胎心、宫缩、宫颈扩张、及胎先露下降情况。

根据以上情况,初步判断:产妇临产 3 小时入院,上午 10 时入院,11 时出现规律宫缩。目前处在第一产程,枕左前位,骨盆径线在正常范围,无头盆不称情况。

4. 沟通技巧要点

(1)心理护理:助产士安慰产妇,耐心讲解分娩是正常的生理过程,增强产妇对自己分娩的信心,加强与产妇的沟通。

(2)与产妇及家属解释分娩是一个动态的过程,为了更加细致地观察产程进展及时记录检查结果,发现异常尽早处理,绘制产程图。

(3)指导产妇配合产程,及时提供产程过程中发生的相关信息,促使产妇在分娩过程中密切配合助产人员。

流程三 产程图内容的监测

1. 宫缩的监测 助产士一手放于产妇腹壁上,宫缩时宫体部隆起,间歇期松弛变软。记录宫缩持续时间、间歇时间及强度。

2. 胎先露下降及宫口扩张情况的监测 定时肛门或阴道检查检查胎先露下降及宫口扩张情况,并及时记录绘制。

3. 定时听胎心、测血压。

流程四 绘制产程图

1. 产程图构成 产程图上部是产程曲线,下部是附属表格,产程曲线横坐标为临产时间(小时),纵坐标左侧为宫口扩张程度(cm),纵坐标右侧为胎先露下降程度(cm)。

2. 从规律宫缩开始绘制产程图,即 30 秒 /5～6 分钟,胎儿娩出时间为曲线的终点。

3. 用红色"○"表示宫颈扩张程度,蓝色"×"表示胎先露下降水平。

4. 用红线连接"○",用蓝线连接"×",绘成两条曲线,胎儿娩出用红色"○"中间加蓝色"×","♂"表示男婴,"♀"表示女婴。

5. 产程图下部表格记载检查日期和时间、血压、胎心、宫缩等,以及其他特殊处理。填写时,时间应与产程曲线记录一致。

6. 产程图的绘制有两种方式，交叉型产程图和伴行型产程图。若两条曲线在图中呈反向交叉者称为交叉产程图（图3-10）。

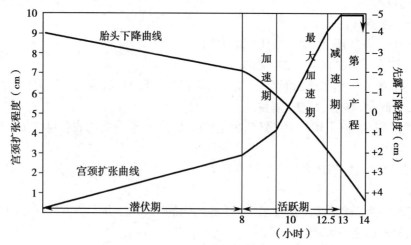

图3-10 交叉型产程图

若两条曲线呈伴行者，称为伴行产程图（图3-11）。

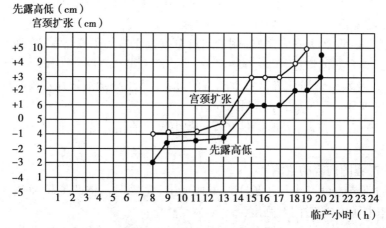

图3-11 伴行型产程图

流程五 警戒线与处理线的确定

1. 警戒线与处理线的确定 以宫口扩张3cm为起点，向后推4小时为预期宫口开全时间，两点连线为警戒线，与警戒线平行后移4小时为处理线。警戒线和处理线之间为警戒区，用铅笔绘制（图3-12）。

2. 警戒区的临床意义 警戒线以前为正常分娩区，两线之间为警戒区，阴道助产几率较高；处理线以后为异常区，剖宫产等难产几率较高。

流程六 异常产程曲线

注意排除以下异常产程曲线（图3-13）：

（1）潜伏期延长：从规律宫缩至宫颈扩张3cm超过16小时。

（2）活跃期延长：从宫颈扩张3cm至宫口开全时间超过8小时。

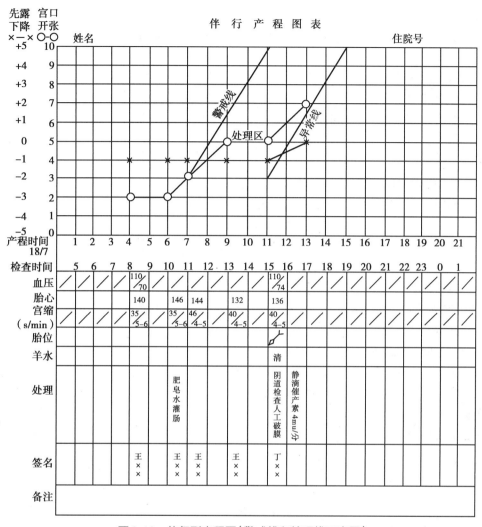

图 3-12　伴行型产程图(警戒线和处理线示意图)

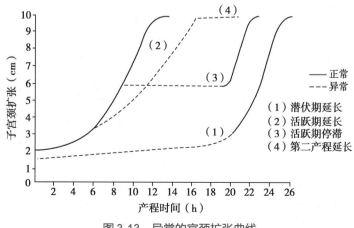

图 3-13　异常的宫颈扩张曲线

（3）活跃期停滞：进入活跃期后，宫颈口不再扩张达 2 小时以上。

（4）第二产程延长：第二产程初产妇超过 2 小时，经产妇超过 1 小时尚未分娩。

（5）滞产：总产程超过 24 小时。

【实训作业及思考】

（一）实训作业

1．根据案例导入病例绘制产程图。

2．根据本案例，完成实训报告。

（二）思考

1．如何确定产程曲线是起点和终点？

2．产程中如何根据产程图来判断产程的异常？

工作任务四　人工破膜术

人工破膜术是使用人工的方法使胎膜破裂，以诱发或促进宫缩、加速分娩的重要手段。适用于临产后宫口扩张 3cm 以上，产程进展缓慢者、无头盆不称、胎位不正等。

【实训过程】

（一）主要实训设备及用物的准备

1．模型及设备　孕妇模型、产床、治疗车。

2．器械及用物　外阴消毒用物、弯盘 1 个、16cm 弯止血钳 1 把、7 号或 9 号长针头 1 个、无菌手套。

（二）操作流程

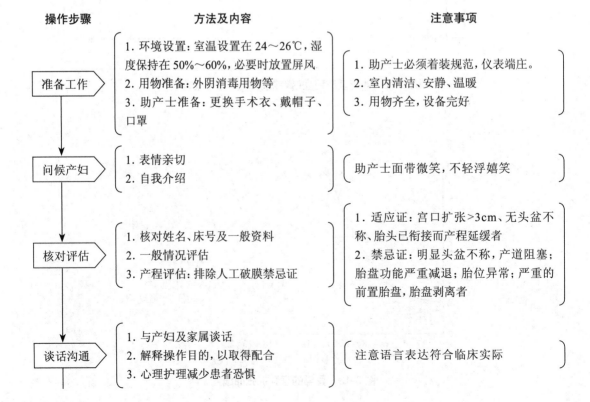

操作步骤	方法及内容	注意事项
准备工作	1. 环境设置：室温设置在 24～26℃，湿度保持在 50%～60%，必要时放置屏风 2. 用物准备：外阴消毒用物等 3. 助产士准备：更换手术衣、戴帽子、口罩	1. 助产士必须着装规范，仪表端庄。 2. 室内清洁、安静、温暖 3. 用物齐全，设备完好
问候产妇	1. 表情亲切 2. 自我介绍	助产士面带微笑，不轻浮嬉笑
核对评估	1. 核对姓名、床号及一般资料 2. 一般情况评估 3. 产程评估：排除人工破膜禁忌证	1. 适应证：宫口扩张>3cm、无头盆不称、胎头已衔接而产程延缓者 2. 禁忌证：明显头盆不称，产道阻塞；胎盘功能严重减退；胎位异常；严重的前置胎盘，胎盘剥离者
谈话沟通	1. 与产妇及家属谈话 2. 解释操作目的，以取得配合 3. 心理护理减少患者恐惧	注意语言表达符合临床实际

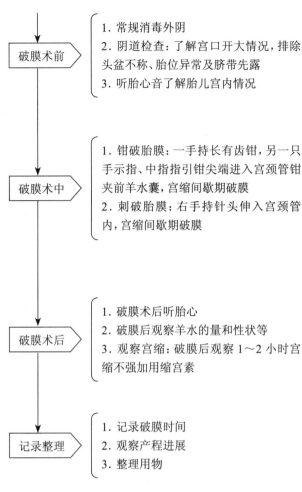

破膜术前
1. 常规消毒外阴
2. 阴道检查：了解宫口开大情况，排除头盆不称、胎位异常及脐带先露
3. 听胎心音了解胎儿宫内情况

1. 外阴消毒按顺序擦洗不留空隙
2. 破膜前必须检查有无脐带先露
3. 破膜应在宫缩间歇期
4. 破膜前听胎心

破膜术中
1. 钳破胎膜：一手持长有齿钳，另一只手示指、中指指引钳尖端进入宫颈管钳夹前羊水囊，宫缩间歇期破膜
2. 刺破胎膜：右手持针头伸入宫颈管内，宫缩间歇期破膜

1. 羊水过多时应以稍高位，小孔刺破胎膜
2. 胎膜破口尽量小，让羊水缓慢流出，防止宫内压力骤降，引起胎盘早剥
3. 用手堵住宫口，让羊水缓慢流出，防止脐带脱垂
4. 若羊水流出不畅，上推胎头，羊水随即流出

破膜术后
1. 破膜术后听胎心
2. 破膜后观察羊水的量和性状等
3. 观察宫缩：破膜后观察1～2小时宫缩不强加用缩宫素

1. 破膜后手不要立即从阴道中抽出，以了解有无脐带脱垂或脱出，避免羊水流出过快
2. 破膜术后12小时尚未结束分娩者，须加用抗生素预防感染
3. 破膜后听胎心

记录整理
1. 记录破膜时间
2. 观察产程进展
3. 整理用物

1. 准确记录破膜时间
2. 密切观察产程进展

【典型案例仿真实训】

（一）案例导入

小江，23岁，初产妇。妊娠39周，阵发性腹痛6小时于2014年9月10日上午8：00入院生产。末次月经2013年12月10日，预产期为2014年9月17日。停经后40$^+$天出现晨起恶心、呕吐。持续1个月自行缓解，停经4个半月自觉胎动至今，定期产前检查无异常发现。6小时前出现阵发性腹痛，持续40秒，间歇5～6分钟。

查体：T 36.2℃　P 80次/分 R22次/分　BP110/70mmHg，心肺听诊无异常。产科检查：宫高34cm，腹围105cm，已入盆，枕左前位。胎心率146次/分。子宫有规则宫缩，持续30秒，间歇4～5分钟。肛查：宫口开大5cm，S=+3，胎膜未破，骨盆外测量正常。

小江此时进入活跃期，宫缩不强，胎膜仍完整未破。此时小王作为责任助产士，应如何对小江进行处理使产程进展顺利？处理时应该注意哪些事项？

（二）仿真实训

流程一　准备

1. 助产士　着装规范，举止端庄，戴口罩。

2. 环境设置　室温设置在24～26℃。

3. 用物准备　弯盘1个、16cm弯止血钳1把、7号或9号长针头1个、无菌手术衣、无菌手套等。

流程二 问候、核对、评估、解说

1．问候产妇（表情亲切）"您好！我是助产士小王，也是您的责任助产士，今天由我为您服务。"

2．核对 "请问您叫什么名字？住几床？"

3．评估

（1）整理病例：了解产妇一般情况及病史过程。

（2）一般情况评估：病史、体检、生命体征等。小江一般情况好，定期产前检查，对自己分娩有信心。

（3）产科情况：胎位正常，已入盆，胎心率正常，宫口开大 5cm，S=+1，胎膜未破，宫缩弱。

根据以上情况，初步判断：产妇临产 6 小时，目前处在第一产程活跃期，宫缩弱，胎膜未破。

4．沟通技巧要点

（1）心理护理：告之产妇若加强宫缩有效可以经阴道自然分娩。

（2）与产妇及家属沟通：目前产妇宫缩弱，胎膜未破，产程进展缓慢，需要人工破膜加强宫缩，缩短产程。

（3）指导产妇配合产程，人工破膜术需要产妇签字。

流程三 破膜术前准备

1．嘱产妇取膀胱截石位，严格外阴消毒，行阴道检查，排除头盆不称、胎位异常或脐带先露等。

2．破膜前听胎心。

3．破膜术前产妇签字。

流程四 人工破膜术中

1．选择宫缩间歇期进行。

2．钳破胎膜 一手持长有齿钳，另一只手示指、中指指引钳尖端进入宫颈管钳夹前羊水囊，宫缩间歇期破膜

3．刺破胎膜 右手持针头伸入宫颈管内，宫缩间歇破膜（图 3-14）。破膜时胎膜破口尽量小，让羊水缓慢流出，防止宫内压力骤降，引起胎盘早剥；用手堵住宫口，让羊水缓慢流出，防止脐带脱垂；若羊水流出不畅，上推胎头，羊水随即流出。

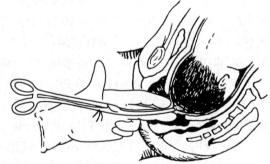

图 3-14 人工破膜术

流程五 人工破膜术后

1．破膜术后术者的手指应停留在阴道内，经 1～2 次宫缩待胎头入盆后取出，以了解有无脐带脱垂或脱出，避免羊水流出过快。

2．破膜术后立即听胎心；记录破膜时间、羊水的量和性质，了解胎儿宫内情况有无胎儿宫内窘迫。

3．观察宫缩 如破膜后观察 1～2 小时宫缩未加强应加用缩宫素。

4．破膜术后 12 小时尚未结束分娩者，须加用抗生素预防感染。

【实训作业及思考】

（一）实训作业

根据本案例，完成实训报告。

（二）思考

1. 如何进行人工破膜？

2. 人工破膜术的注意事项？

工作任务五 乳酸依沙吖啶引产术

当孕妇有严重疾病不宜继续妊娠或防止先天性畸形儿出生，需要终止妊娠者，我们可以采用依沙吖啶（利凡诺）引产术或者水囊引产术。临床多采用羊膜腔内注射法，多用于妊娠 16～27 周者。

【实训过程】

（一）主要实训设备及用物的准备

1. 模型及设备 模拟计划生育手术室及孕妇模型。

2. 器械及用物 中期妊娠引产包：7 号或 9 号腰椎穿刺针 1 个、弯盘 1 个、5ml 注射器 2 个、孔巾、纱布、无菌手套、乳酸依沙吖啶 100mg。

（二）操作流程

操作步骤	方法及内容	注意事项
准备工作	1. 环境设置：室温设置在 24～26℃，湿度保持在 50%～60%，必要时放置屏风 2. 用物准备：中期妊娠引产包等 3. 助产士准备：修剪指甲、戴口罩、帽子洗手（六步洗手法） 4. 孕妇准备：常规盆腔检查、B 超检查后，排空膀胱，安排孕妇在产房	1. 助产士必须着装规范，仪表端庄 2. 室内清洁、安静、温暖 3. 用物齐全，设备完好
问候孕妇	1. 表情亲切 2. 自我介绍	1. 助产士言语亲切 2. 消除孕妇紧张心理
核对评估	1. 核对姓名、床号及一般资料 2. 核对医嘱 3. 一般情况评估：病史、孕产史、生命体征评估、肝肾功能、B 超等 4. 产科情况评估：孕周、子宫大小	1. 详细询问病史 2. 注意孕妇生命体征 3. 术前 24 小时内两次体温 37.5℃以上者 4. 术前 3 日内禁止性生活
谈话沟通	1. 与孕妇及家属谈话 2. 解释乳酸依沙吖啶中期妊娠引产术的操作目的以及经过，以取得配合 3. 与家属讲明手术存在的风险，并签手术同意书	1. 面向孕妇和家属进行沟通 2. 通过谈话一孕妇能理解、配合 3. 了解孕妇对中期引产的认知程度及心理反应

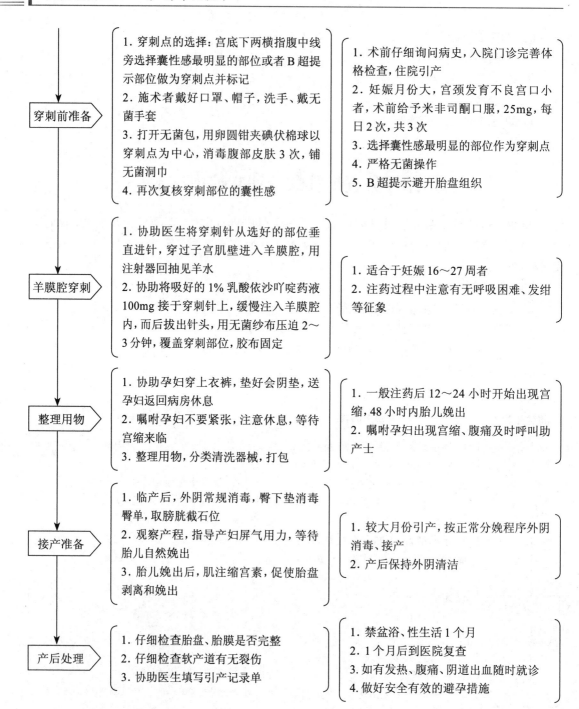

穿刺前准备

1. 穿刺点的选择：宫底下两横指腹中线旁选择囊性感最明显的部位或者B超提示部位做为穿刺点并标记
2. 施术者戴好口罩、帽子，洗手、戴无菌手套
3. 打开无菌包，用卵圆钳夹碘伏棉球以穿刺点为中心，消毒腹部皮肤3次，铺无菌洞巾
4. 再次复核穿刺部位的囊性感

1. 术前仔细询问病史，入院门诊完善体格检查，住院引产
2. 妊娠月份大，宫颈发育不良宫口小者，术前给予米非司酮口服，25mg，每日2次，共3次
3. 选择囊性感最明显的部位作为穿刺点
4. 严格无菌操作
5. B超提示避开胎盘组织

羊膜腔穿刺

1. 协助医生将穿刺针从选好的部位垂直进针，穿过子宫肌壁进入羊膜腔，用注射器回抽见羊水
2. 协助将吸好的1%乳酸依沙吖啶药液100mg接于穿刺针上，缓慢注入羊膜腔内，而后拔出针头，用无菌纱布压迫2～3分钟，覆盖穿刺部位，胶布固定

1. 适合于妊娠16～27周者
2. 注药过程中注意有无呼吸困难、发绀等征象

整理用物

1. 协助孕妇穿上衣裤，垫好会阴垫，送孕妇返回病房休息
2. 嘱咐孕妇不要紧张，注意休息，等待宫缩来临
3. 整理用物，分类清洗器械，打包

1. 一般注药后12～24小时开始出现宫缩，48小时内胎儿娩出
2. 嘱咐孕妇出现宫缩、腹痛及时呼叫助产士

接产准备

1. 临产后，外阴常规消毒，臀下垫消毒臀单，取膀胱截石位
2. 观察产程，指导产妇屏气用力，等待胎儿自然娩出
3. 胎儿娩出后，肌注缩宫素，促使胎盘剥离和娩出

1. 较大月份引产，按正常分娩程序外阴消毒、接产
2. 产后保持外阴清洁

产后处理

1. 仔细检查胎盘、胎膜是否完整
2. 仔细检查软产道有无裂伤
3. 协助医生填写引产记录单

1. 禁盆浴、性生活1个月
2. 1个月后到医院复查
3. 如有发热、腹痛、阴道出血随时就诊
4. 做好安全有效的避孕措施

【典型案例仿真实训】

（一）案例导入

小红，27岁。妊娠33⁺周，B超检查发现胎儿畸形1月，要求引产，于2014年9月15日入院。平素月经规律，末次月经2014年1月23日，预产期为2014年10月30日。停经早期无明显恶心、呕吐等早孕反应，停经4个半月自觉胎动至今，于2014年8月10日行B超检查发现胎儿畸形，要求引产遂入院。患者自停经以来无头晕、头痛、无阴道流血、流水史。

查体：T 36.5℃，P 78次/分，R20次/分，BP110/70mmHg，心肺听诊无异常，腹软，肝脾

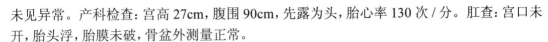

未见异常。产科检查：宫高 27cm，腹围 90cm，先露为头，胎心率 130 次 / 分。肛查：宫口未开，胎头浮，胎膜未破，骨盆外测量正常。

怀孕期间意外发现胎儿畸形，小红既伤心又害怕。小李作为责任助产士，应如何对小红进行心理护理？此时又该如何进行处理呢？

（二）仿真实训

流程一　准备

1. 助产士　着装规范，举止端庄，戴口罩。

2. 环境设置　室温设置在 24～26℃。

3. 用物准备　中期妊娠引产包、外阴阴道消毒包等。

流程二　问候、核对、评估、解说

1. 问候孕妇（表情亲切）"您好！我是助产士小李，也是您的责任助产士，今天由我为您服务。"

2. 核对　"请问您叫什么名字？住几床？"

3. 评估

（1）整理病历：详细查看孕妇一般资料及病史。了解孕妇末次月经，准确推算预产期。

（2）一般情况评估：生命体征评估、肝肾功能评估、B 超评估。

（3）产科情况：小红怀孕以来常规行产前检查，发现胎儿畸形。肛查：宫口未开，胎头浮，胎膜未破，骨盆外测量均在正常范围。

根据以上情况，初步判断：孕妇小红由于胎儿畸形无法继续妊娠，现怀孕 33 周多，处于妊娠中期。骨盆径线在正常范围，尚无头盆不称情况。

4. 沟通技巧要点

（1）心理护理：解释妊娠是自然的生理现象，胎儿畸形是大自然优胜劣汰的选择。小红由刚知道怀孕的惊喜和紧张转变成既伤心又害怕。妊娠无法继续，需要引产终止妊娠，指导孕妇放松，争取与医生配合。

（2）与孕妇及家属简单介绍依沙吖啶中期妊娠引产术的经过，讲明手术存在风险，并在手术同意书上签字。

（3）告知孕妇异常情况：如腹痛、发热、阴道流血及时通知医生和助产士。

流程三　穿刺前准备

1. 穿刺点的选择　宫底下两横指腹中线旁选择囊性感最明显的部位或者 B 超提示部位做为穿刺点并标记。

2. 施术者戴好口罩、帽子，洗手、戴无菌手套，打开无菌包，用卵圆钳夹碘伏棉球以穿刺点为中心，消毒腹部皮肤 3 次，铺无菌洞巾。

3. 再次复核穿刺部位的囊性感。

流程四　羊膜腔穿刺

1. 医生将穿刺针从选好的部位垂直进针，用注射器回抽见羊水，回抽有血，可能是刺入胎盘，应将针再向深部进针，或略变方向进针，如仍有血液，可另换穿刺点，不得超过 2 次。

2. 将 1% 乳酸依沙吖啶 100mg 缓慢注入羊膜腔内，而后拔出针头，用无菌纱布压迫 2～3 分钟，覆盖穿刺部位，胶布固定。

流程五　整理用物及宣教

1. 协助孕妇小红穿上衣裤，垫好会阴垫，送孕妇返回病房休息。

2. 嘱咐孕妇小红不要紧张,注意休息,等待宫缩来临。

3. 整理用物,分类清洗器械,打包。

流程六 接产处理

1. 临产后,外阴常规消毒,臀下垫消毒臀单,取膀胱截石位。

2. 观察产程,指导产妇屏气用力,等待胎儿自然娩出。

3. 胎儿娩出后,肌注缩宫素,促使胎盘剥离和娩出。

流程七 产后处理

1. 仔细检查胎盘、胎膜是否完整。

2. 仔细检查软产道有无裂伤。

3. 协助医生填写引产记录单。

【实训作业及思考】

（一）实训作业

1. 填写乳酸依沙吖啶引产术引产记录单。

2. 根据本案例,完成实训报告。

（二）思考

1. 乳酸依沙吖啶羊膜腔内引产术要点及注意事项有哪些?

2. 如何配合协助医生实施乳酸依沙吖啶引产术?

工作任务六 水囊引产术

水囊引产术是指将制备消毒好的水囊置于子宫壁和胎膜之间,囊内注入一定量生理盐水,使子宫膨胀、宫内压力增高、胎膜剥离,诱发宫缩,促使胎儿及其附属物排出。

【实训过程】

（一）主要实训设备及用物的准备

1. 模型及设备 孕妇模型、产床、治疗车。

2. 水囊的制备 将 2 个避孕套套在一起做成双层制备水囊,将 14 号橡皮导尿管送入避孕套内 1/3,用丝线将囊口缚扎在导尿管上（结扎松紧适宜,使其既能从导尿管口向囊内注水,又能保证水不从囊口周围外溢）。排空囊内空气后将导尿管末端扎紧,高温灭菌后备用。

3. 器械及用物 水囊引产包、阴道消毒用物、0.5% 氯化钠溶液 500ml 等。

（二）操作流程

操作步骤	方法及内容	注意事项
准备工作	1. 环境:室温设置在 24～26℃ 2. 用物:制备好水囊消毒备用、外阴阴道消毒、水囊引产包 3. 助产士准备:修剪指甲、戴口罩帽子,洗手（六步洗手法） 4. 孕妇准备:常规产科检查及 B 超检查,排空膀胱,带领孕妇进入产房	1. 助产士必须着装规范,仪表端庄 2. 室内清洁、安静、温暖 3. 用物齐全,设备完好

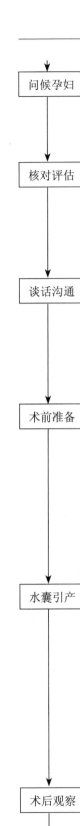

问候孕妇
- 1. 表情亲切
- 2. 自我介绍

助产士面带微笑

核对评估
- 1. 核对姓名、床号及一般资料
- 2. 一般情况评估：病史、孕产史、生命体征
- 3. 产科检查情况：通过产科检查及 B 超了解胎儿基本情况

- 1. 详细询问病史，正确推算孕周
- 2. 注意孕妇生命体征

谈话沟通
与孕妇及家属谈话
- 1. 解说水囊引产基本操作目的及过程，以取得孕妇配合
- 2. 心理护理：安慰孕妇，使其心情放松
- 3. 指导患者及家属签手术同意书

- 1. 耐心细致解说的同时，说明手术中可能存在的风险
- 2. 耐心回答孕妇的疑问

术前准备
- 1. 协助孕妇取膀胱截石位常规外阴，铺无菌巾
- 2. 洗手、戴无菌手套

- 1. 术前仔细询问病史，入院门诊完善体格检查
- 2. 妊娠月份大，宫颈发育不良宫口小者，术前给予米非司酮口服，25mg，每日 2 次，共 3 次
- 3. 术前 3 日禁止性生活

水囊引产
- 1. 妇科窥器暴露宫颈，消毒阴道和宫颈，必要时扩张宫颈口
- 2. 用卵圆钳将水囊送入子宫腔，置于胎膜和宫壁之间
- 3. 囊内注水：缓慢向水囊内注入无菌的 0.9% 氯化钠溶液 300～500ml，并加入数滴亚甲蓝以利于识别羊水或注入液
- 4. 折叠导尿管，扎紧后放入阴道用纱布块塞紧阴道
- 5. 取下宫颈钳及阴道窥器
- 6. 术毕，测量宫高后送孕妇回产房休息

- 1. 严格无菌操作，进入宫腔次数切勿超过 2 次，水囊不要接触阴道壁
- 2. 水囊最好放在子宫下段，将水囊捆扎部位送入宫颈内口以上，注完盐水后轻轻向外拉一下即可
- 3. 水囊注入水量不超过 500ml
- 4. 放置水囊时遇到阻力或出血应调换方向，从另一侧放入
- 5. 严密观察宫缩
- 6. 24～48 小时后取出水囊

术后观察
- 1. 保持外阴清洁
- 2. 严密观察宫缩、腹痛及产程进展，测量体温、脉搏、血压，注意有无阴道流血或发热
- 3. 放置水囊有规律宫缩后取出水囊
- 4. 取水囊前，先取出压塞在阴道内纱布，再将尿管管末端结扎线打开，放出囊内生理盐水，然后向外轻轻牵拉取出

- 1. 严密观察宫缩及有无阴道出血、流水、水囊脱出、发热等情况
- 2. 放入水囊后阴道流血多，腹部张力高，宫底上升，如确诊为胎盘早剥，及时终止妊娠
- 3. 放入水囊后，如破水，立即取出水囊，同时点缩宫素及时排除胎儿
- 4. 放入水囊后密切观察宫缩，若过强，提前取出水囊

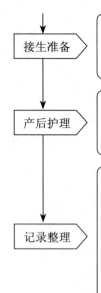

接生准备 →
1. 胎儿排出时按正常分娩接生
2. 胎儿及其附属物完全排除后,观察有无阴道流血,检查软产道有无裂伤
→ 检查胎盘胎膜是否完整,软产道有无损伤,如有异常及时通知医师处理

产后护理 →
1. 引产后按正常产褥期护理
2. 引产成功后至少观察3天,酌情使用退奶药、子宫收缩剂及抗生素
→ 注意阴道出血量及腹痛,如有异常及时来诊

记录整理 →
1. 填写术时、术后观察及分娩经过记录,接生者签名
2. 清洗手术器械、打包
3. 产后观察2小时,如无异常情况送回病房
4. 产后宣教
5. 污物处理,清洁产房卫生
→
1. 产后做好避孕,休息1个月,禁盆浴、性生活1个月
2. 发热、腹痛、阴道流血多及时就诊
3. 1个月后复查

【典型案例仿真实训】

（一）案例导入

小敏,34岁,孕2产1（G_2P_1）,末次月经2013年12月10日。现怀孕16周,要求终止妊娠入院。入院后辅助检查:肝功能异常。孕妇一般情况好,无腹痛、无阴道流血。

小李作为责任助产士,应建议小敏采取何种方法终止妊娠?

流程一 准备

1. 助产士 着装规范,举止端庄,戴口罩。

2. 环境设置 室温设置在24～26℃。

3. 用物准备 制备好水囊消毒备用、外阴阴道消毒、水囊引产包等。

流程二 问候、核对、评估、解说

1. 问候孕妇（表情亲切）"您好!我是助产士小李,也是您的责任助产士,今天由我为您服务。"

2. 核对 "请问您叫什么名字?住几床?"

3. 评估

（1）整理病历:详细查看孕妇一般资料及病史。了解孕妇末次月经,准确推算预产期。

（2）一般情况评估:生命体征评估、肝肾功能评估、B超评估。

（3）产科情况:B超示宫内妊娠16周,要求终止妊娠。

根据以上情况判断:小敏要求终止妊娠,肝功能检查异常。

4. 沟通技巧要点

（1）心理护理:水囊引产是安全可行的。

（2）与孕妇及家属沟通:小敏肝功能异常,选择水囊引产较为安全,向小敏解释手术存在风险,并在手术同意书上签字。

（3）告知孕妇异常情况:如腹痛、发热、阴道流血及时通知医生或助产士。

流程三 术前准备

1. 水囊的制作 将2个避孕套套在一起做成双层制备水囊（图3-15）,将14号橡皮导尿管送入避孕套内 1/3,用丝线将囊口缚扎在导尿管上(结扎松紧适宜,使其既能从导尿管口向囊内注水,又能保证水不从囊口周围外溢)。排空囊内空气后将导尿管末端扎紧,高温灭菌后备用。

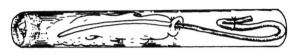

图 3-15　制备水囊

2. 术前询问病史,入院前完善相关检查　行产科检查及 B 超,了解子宫大小位置以及胎儿大小。

流程四　水囊引产术操作

1. 协助孕妇取膀胱截石位常规外阴消毒,铺无菌巾;洗手、戴无菌手套。

2. 妇科窥器暴露宫颈,消毒阴道和宫颈,必要时扩张宫颈口。

3. 用卵圆钳将水囊送入子宫腔,置于胎膜和宫壁之间。

4. 囊内注水　缓慢向水囊内注入无菌的 0.9% 氯化钠溶液 300～500ml,并加入数滴亚甲蓝以利于识别羊水或注入液。

5. 折叠导尿管,扎紧后放入阴道后穹隆,用消毒纱布包裹填塞阴道。

6. 取下宫颈钳及阴道窥器。

7. 术毕,测量宫高后送孕妇回病房休息。

流程五　术后观察

1. 保持外阴清洁。

2. 严密观察宫缩、腹痛及产程进展,测量体温、脉搏、血压,注意有无阴道流血或发热。

3. 放置水囊出现规律宫缩后取出水囊。

4. 取水囊前,先取出压塞在阴道内纱布,再将尿道管末端结扎线打开,放出囊内生理盐水,然后向外轻轻牵拉取出。

5. 特殊情况处理,放入水囊后阴道流血多,腹部张力高,宫底上升,如确诊为胎盘早剥,及时终止妊娠;放入水囊后密切观察宫缩,若宫缩过强,提前取出水囊。

流程六　接产处理

1. 临产后,外阴常规消毒,臀下垫消毒臀单,取膀胱截石位。

2. 观察产程,指导产妇屏气用力,等待胎儿自然娩出。

3. 胎儿娩出后,肌注缩宫素,促使胎盘剥离和娩出。

流程七　产后护理

1. 引产后按正常产褥期护理。

2. 引产成功后至少观察 3 天,酌情使用退奶药、子宫收缩剂及抗生素。

【实训作业及思考】

(一)实训作业

1. 填写引产记录。

2. 根据本案例,完成实训报告。

（二）思考

1. 如何进行水囊引产？
2. 产程中如何进行会阴保护？

工作任务七　晚期妊娠催产术

妊娠满 28 周以后，由于母体或胎儿方面的原因，用人工方法发动宫缩从而终止妊娠的方法，称为晚期妊娠催产术。在临床上最常见的是缩宫素催产术。

【实训过程】

（一）主要实训设备及用物的准备

1. 模型及设备　高级护理人模型、产床、治疗车。
2. 器械及用物　缩宫素、5% 葡萄糖溶液、宫缩抑制剂、母儿抢救设备。

（二）操作流程

操作步骤	方法及内容	注意事项
准备工作	1. 环境设置：室温设置在 24～26℃，湿度保持在 50%～60%，必要时放置屏风 2. 用物准备：阴道检查用物、缩宫素、5% 葡萄糖液、宫缩抑制剂等	1. 助产士必须着装规范，仪表端庄 2. 室内清洁、安静、温暖 3. 用物齐全，设备完好
问候孕妇	1. 表情亲切 2. 自我介绍	助产士面带微笑，不轻浮嬉笑
核对评估	1. 核对：姓名、床号、病史及一般资料 2. 一般情况评估：生命体征 3. 产科评估：胎心是否良好、胎位是否正常、有无头盆不称等	1. 仔细核对预产期，预产期越近，子宫对缩宫素的作用越敏感 2. 宫颈 Bishop 成熟度评分值越大，引产成功率越高 3. 注意产妇生命体征
谈话沟通	1. 与孕妇及家属谈话 2. 消除孕妇对分娩的顾虑和紧张情绪 3. 解释催产素引产操作目的，以取得配合	1. 细声细语 2. 面向孕妇和家属进行沟通
催产前准备	1. 缩宫素使用指征：确定胎心良好、胎位正常、无头盆不称 2. 宫颈成熟度评分：阴道检查行 Bishop 评分，预测引产成功率，估计加强宫缩措施效果 3. 满分为 13 分，≥10 分均成功，7～9 分的成功率为 80%，4～6 分成功率为 50%，≤3 分多失败	Bishop 评分的五个指标：宫口扩张情况、宫颈管消退情况、宫颈软硬度、宫口位置及胎先露下降情况

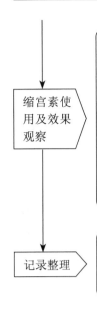

| 缩宫素使用及效果观察 | 1. 剂量：2.5U 缩宫素加入 5% 葡萄糖溶液 500ml 静脉滴注
2. 滴速：每分钟 8～10 滴开始，根据宫缩强弱每隔 10～20 分钟调整滴速，至子宫开始有自主发动的规律宫缩（40～60 秒 /2～3 分钟），对于不敏感者，可适当增加催产素剂量，通常不超过 40 滴 / 分
3. 观察：静脉滴注时专人密切观察宫缩、血压、脉搏及胎心率变化 | 1. 滴注过程中，如发现宫缩过强，持续 1 分钟以上，或胎心率有变化，立即停止，必要时使用宫缩抑制剂
2. 缩宫素有抗利尿作用，须警惕水中毒发生。因此一次引产输液量不超过 1000ml
3. 妊娠高血压疾病或心脏病孕妇应注意滴速不可过快
4. 引产中孕妇出现胸闷、气急、寒战、皮疹等，立即停药并抢救 |

| 记录整理 | 1. 观察结果记录与分娩记录单上
2. 密切观察产程进展
3. 整理用物 | 若当日引产不成功，可于次日重复进行，若 3 日后需考虑其他引产方法 |

【典型案例仿真实训】

（一）案例导入

小红，29 岁。妊娠 41^{+3} 周，无产兆，于 2014 年 5 月 27 日入院待产。平素月经规律，末次月经 2013 年 8 月 10 日；预产期为 2014 年 5 月 17 日。停经后 40$^+$ 天出现晨起恶心、呕吐。持续 1 个月自行缓解，停经 4 个半月自觉胎动至今，定期产前检查，无明显异常。

查体：T 36.8℃，P 80 次 / 分，R 22 次 / 分，BP 110/70mmHg，心肺听诊无异常。产科检查：宫高 32cm，腹围 100cm，已入盆，枕左前位。胎心率 146 次 / 分，无宫缩。阴道检查：宫口未开，胎先露为头，S=+2，胎膜未破，宫颈评分 9 分，骨盆外测量正常。

小红妊娠已过期，但仍无产兆，小红有些着急担心，小李作为责任助产士，应如何对小红进行处理？围绕产程如何进行分娩操作呢？

（二）仿真实训

流程一　准备

1. 助产士　着装规范，举止端庄，戴口罩。

2. 环境设置　室温设置在 24～26℃。

3. 用物准备　缩宫素、5% 葡萄糖溶液、宫缩抑制剂、母儿抢救设备等。

流程二　问候、核对、评估、解说

1. 问候孕妇（表情亲切）"您好！我是助产士小李，也是您的责任助产士，今天由我为您服务。"

2. 核对　"请问您叫什么名字？住几床？"

3. 评估

（1）整理病历：了解产妇的一般情况及妊娠过程，核实预产期。

（2）一般情况评估：生命体征、身高、体重等。

（3）产科评估：胎心好、胎位正常、无头盆不称等。

根据以上情况，初步判断：孕妇定期产前检查，胎头已入盆，胎位、胎心率正常，骨盆径线在正常范围，尚无头盆不称情况。产科检查：宫高 32cm，腹围 100cm，已入盆，枕左前位。胎心率 146 次 / 分，无宫缩。此时小红已过预产期一周多，胎儿宫内已成熟，宫颈已成熟，仍无产兆,需要用缩宫素引产诱发宫缩达到终止妊娠的目的。

4.沟通技巧要点

(1)心理护理:与孕妇及家属介绍胎儿已成熟,各项检查均正常,目前需要使用缩宫素诱发宫缩达到终止妊娠的目的。

(2)指导孕妇配合产程,监测宫缩情况。

(3)告知孕妇异常情况:如宫缩过强、阴道流水、流液等,要及时报告医生和助产士,以便及时处理。

流程三 催产前准备

1.Bishop 宫颈成熟度评分 行阴道检查,了解宫颈成熟度,预测引产成功率,估计加强宫缩措施效果,从五个指标进行评价:宫口扩张情况、宫颈管消退情况、宫颈软硬度、宫口位置及胎先露下降情况(表 3-1)。满分为 13 分,≥10 分均成功,7～9 分的成功率为 80%,4～6 分成功率为 50%,≤3 分多失败。

表 3-1 Bishop 宫颈成熟度评分法

指标	分数			
	0	1	2	3
宫口开大(cm)	0	1～2	3～4	5～6
宫颈管消退(%)(未消退时为2～3cm)	0～30	40～50	60～70	≥80
先露位置(坐骨棘水平=0)	−3	−2	−1～0	
宫颈硬度	硬	中	软	
宫口位置	后	中	前	

2.缩宫素使用指征 确定胎心良好、胎位正常、无头盆不称。

流程四 缩宫素的使用及效果观察

1.剂量 2.5U 缩宫素加入 5% 葡萄糖溶液 500ml 静脉滴注。

2.滴速 每分钟 8～10 滴开始,根据宫缩强弱每隔 10～20 分钟调整滴速,至子宫开始有自主发动的规律宫缩(40～60 秒 /2～3 分钟),对于不敏感者,可适当增加催产素剂量,通常不超过 40 滴 / 分。

3.观察 静脉滴注时专人密切观察宫缩、血压、脉搏及胎心率变化。如发现宫缩过强,持续 1 分钟以上,或胎心率有变化,立即停止,必要时使用宫缩抑制剂。缩宫素有抗利尿作用,须警惕水中毒发生。因此一次引产输液量不超过 1000ml。若当日引产不成功,可于次日重复进行,若 3 日后需考虑其他引产方法。

结合本病例,孕妇小红各项检查均正常,Bishop 宫颈成熟度 9 分,胎心良好、胎位正常、无头盆不称,已超出预产期一周多,未发动宫缩,是缩宫素引产的适应证。

【实训作业及思考】

(一)实训作业

1.填写缩宫素引产记录。

2.根据本案例,完成实训报告。

(二)思考

1.晚期妊娠引产术前需要评估哪些内容?

2.晚期妊娠引产术中缩宫素使用时需要注意什么?

【技能考核】

肛门检查操作评分标准

主考教师＿＿＿＿＿＿＿＿ ＿＿＿＿专业＿＿＿＿级＿＿＿＿班 考试日期＿＿＿＿＿＿＿＿

项目总分	项目内容	考核内容及要求	分值	得分
素质要求 （3分）	报告内容	报告考核者学号及考核项目	1	
	仪表举止	仪表端庄大方,态度认真和蔼	1	
	服装服饰	服装、鞋帽整洁,着装符合要求	1	
操作前准备 （10分）	环境	安静、光线适宜、温度24～26℃（口述）	2	
	用物	一次性手套、液状石蜡、卫生纸、一次性臀垫（口述）	2	
	助产士	助产士戴帽子、口罩	2	
		修剪指甲,洗手（六步洗手法）	2	
	产妇	协助产妇脱一侧裤腿（口述）	2	
操作步骤 （77分）	操作过程	协助产妇取膀胱截石位,仰卧、两腿屈曲分开,暴露外阴部（口述）	2	
		解释操作的目的,以取得积极配合	2	
		站产妇右侧（口述：操作开始）	2	
		臀下垫一次性臀垫	2	
		右手戴手套（示指要达手套指端）	1	
		蘸润滑剂	1	
		用卫生纸遮盖阴道口	1	
		嘱产妇稍向下用力,使肛门放松	2	
		示指伸直,其余四指屈曲	3	
		轻轻按摩肛门	3	
		示指指腹向前缓缓伸入直肠	2	
		隔直肠及阴道壁轻轻向上及前后左右触摸	4	
		了解骶骨情况、尾骨活动度,报告结果	6	
		了解坐骨棘是否突出,报告结果	6	
		了解胎先露下降情况,报告结果	6	
		触摸宫口了解宫颈管消退及宫口扩张情况,报告结果	6	
		检查破膜情况,报告结果	4	
		根据颅缝及囟门位置判断胎方位,报告结果	8	
		擦净肛门周围,撤去卫生纸,扔入污物桶	2	
		脱手套,扔入污物桶	2	
		第一产程肛查时间和次数如何掌握？（口述）	4	
	操作后处理	协助产妇穿好衣裤	2	
		整理用物	2	
		洗手	2	
		填写检查结果	2	
综合评价 （10分）		程序正确,动作规范,操作熟练	6	
		态度和蔼,语言恰当,沟通有效、体现人文关怀	2	
		在规定时间内完成（每超过30秒扣1分,如分值不够可从总分中扣除） 注：计时部分为操作前准备及操作步骤	2	
总分			100	

阴道检查操作评分标准

主考教师＿＿＿＿＿＿＿＿＿　专业＿＿＿＿　级＿＿＿＿　班　考试日期＿＿＿＿＿＿＿＿

项目总分	项目内容	考核内容及要求	分值	得分
素质要求 （3分）	报告内容	报告考核者学号及考核项目	1	
	仪表举止	仪表端庄大方，态度认真和蔼	1	
	服装服饰	服装（洗手衣）鞋帽整洁，着装符合要求	1	
操作前准备 （10分）	环境	安静、光线适宜、温度24～26℃（口述）	2	
	用物	无菌包、0.5%碘伏纱布缸1个、一次性臀垫1块、无菌手套等（口述）	2	
	助产士	助产士戴帽子、口罩	2	
		修剪指甲、洗手（六步洗手法）	2	
	产妇	协助产妇脱一侧裤腿（口述）	2	
操作步骤 （77分）	操作前准备	协助产妇取膀胱截石位，仰卧、两腿屈曲分开，暴露外阴部（口述）	4	
		解释操作的目的，以取得积极配合	6	
		站产妇右侧（口述：操作开始）	2	
	操作过程	消毒外阴	6	
		右手戴无菌手套，用一指或两指（中指先进示指再进）放入阴道	4	
		检查宫颈管消失及宫口扩张情况，报告结果	8	
		触及两侧坐骨棘，检查胎先露下降情况，报告结果	8	
		根据胎头囟门与矢状缝位置确定胎方位，报告结果	8	
		检查胎膜破裂情况，报告结果	8	
		检查骨盆情况，报告结果	8	
		将检查各项内容填于分娩记录单上，口述各项内容	2	
		分析产程是否进展顺利	8	
	操作后处理	协助产妇穿好衣裤	1	
		整理用物	2	
		洗手	2	
综合评价 （10分）		程序正确，动作规范，操作熟练	6	
		态度和蔼，语言恰当，沟通有效、体现人文关怀	2	
		在规定时间内完成（每超过30秒扣1分，如分值不够可从总分中扣除） 注：计时部分为操作前准备及操作步骤	2	
总分			100	

胎儿电子监护操作评分标准

主考教师＿＿＿＿＿＿＿＿＿　专业＿＿＿＿　级＿＿＿＿　班　考试日期＿＿＿＿＿＿＿＿

项目总分	项目内容	考核内容及要求	分值	得分
素质要求 （3分）	报告内容	报告考核者学号及考核项目	1	
	仪表举止	仪表端庄大方，态度认真和蔼	1	
	服装服饰	服装（洗手衣）鞋帽整洁，着装符合要求	1	
操作前准备 （12分）	环境	安静、光线适宜、温度24～26℃（口述）	2	
	用物	胎儿电子监护仪、耦合剂（口述）	2	
	助产士	修剪指甲，洗手（六步洗手法）	2	

续表

项目总分	项目内容	考核内容及要求	分值	得分
操作前准备 （12分）	孕（产）妇	核对孕妇，详阅产检记录，询问末次月经，再次询问孕周（口述）	2	
		解释操作目的，取得积极配合	2	
		协助孕妇仰卧位	2	
操作步骤 （75分）	胎监仪连接	行四步触诊法判断胎先露及胎方位	4	
		将胎儿电子监护仪的一个探头涂抹耦合剂，放于母体较平坦、近胎背处胎心听诊最响亮的部位，监测胎心	6	
		另一探头置于宫底稍靠下部，监测宫缩情况	6	
		用腹带穿过孕妇腰部固定	2	
		将记录胎动的手持按钮放于孕产妇手中，嘱咐孕妇在感觉胎动时按动按钮	6	
		连接完成后协助孕妇取侧卧位或斜坡卧位	6	
		连续监测20分钟，并记录	2	
	胎监结果分析	监测20分钟后若胎心曲线为无反应型，延长监护20分钟（口述）	5	
		若仍为无反应型，再行缩宫素激惹试验（口述）	6	
		胎儿电子监护可以反映胎心率的变化及胎儿宫内储备能力（口述）	6	
		胎心率的监测表现为胎心率基线及胎心率一过性变化及其类型（口述）	10	
		胎儿宫内储备能力可以通过无应激试验及缩宫素激惹试验反映，结果如何分析（口述）	10	
	操作后处理	协助孕妇穿衣下床	2	
		在胎儿电子监护单上标注孕妇姓名及检查时间	2	
		整理用物，洗手	2	
综合评价 （10分）		程序正确，动作规范，操作熟练	6	
		态度和蔼，语言恰当，沟通有效，体现人文关怀	2	
		在规定时间内完成（每超过30秒扣1分，如分值不够可从总分中扣除） 注：计时部分为操作前准备及操作步骤	2	
总分			100	

绘制产程图操作评分标准

主考教师＿＿＿＿＿＿＿＿＿＿＿＿＿＿＿＿＿＿专业＿＿＿＿＿＿级＿＿＿＿＿＿班 考试日期＿＿＿＿＿＿＿＿＿＿＿

项目总分	项目内容	考核内容及要求	分值	得分
素质要求 （3分）	报告内容	报告考核者学号及考核项目	1	
	仪表举止	仪表端庄大方，态度认真和蔼	1	
	服装服饰	服装鞋帽整洁，着装符合要求	1	
用物准备 （12分）	用物	产程图单、黑蓝钢笔、红蓝铅笔、黑铅笔、尺子、橡皮、小刀（口述）	7	
	助产士	修剪指甲，洗手（六步洗手法）	5	
操作步骤 （65分）	绘图	用黑蓝钢笔填写：编号、住院号、入院日期、姓名、年龄、孕产次、末次月经、预产期、分娩方式、胎儿性别、体重、新生儿评分、诊断、签名、年月日	15	

续表

项目总分	项目内容	考核内容及要求	分值	得分
操作步骤 （65分）		宫口扩张程度以红铅笔"〇"表示	5	
		相邻宫口扩张以红铅笔直线表示	5	
		胎头下降曲线以蓝铅笔"×"表示	5	
		相邻胎头下降程度以蓝铅笔直线表示	5	
		胎儿娩出以红铅笔"⊙"在宫颈扩张连线末端表示，"♂"表示男婴，"♀"表示女婴	5	
	填写记录	各项处理，记录在下表相应格内，以黑蓝钢笔表示	10	
		根据宫口扩张及胎头下降曲线写出完整诊断	10	
	操作后处理	整理用物	3	
		洗手	1	
		口述：操作完毕	1	
综合评价 （20分）		绘制清楚准确	5	
		诊断正确、完整	8	
		符号规整，连线整齐、准确	3	
		图面清洁，点圆线直	2	
		在规定时间内完成（每超过30秒扣1分，如分值不够可从总分中扣除）	2	
总分			100	

人工破膜术操作评分标准

主考教师＿＿＿＿＿＿＿＿ 专业＿＿＿＿ 级＿＿＿＿ 班 考试日期＿＿＿＿＿＿＿＿

项目总分	项目内容	考核内容及要求	分值	得分
素质要求 （3分）	报告内容	报告考核者学号及考核项目	1	
	仪表举止	仪表端庄大方，态度认真和蔼	1	
	服装服饰	服装（洗手衣）鞋帽整洁，着装符合要求	1	
操作前准备 （10分）	环境	安静、光线适宜、温度24～26℃（口述）	2	
	用物	外阴消毒用物等（口述）	2	
	助产士	修剪指甲、洗手	2	
		戴帽子、口罩	2	
		协助产妇取膀胱截石位	2	
操作步骤 （77分）	破膜术前	戴无菌手套常规消毒外阴	2	
		行阴道检查了解宫口开大情况，排除头盆不称、胎位异常及脐带先露（口述）	4	
		听胎心音了解胎儿宫内情况	4	
	人工破膜术	选择宫缩间歇期破膜	6	
		一手持长有齿钳，另一只手示指、中指引钳尖端进入宫颈管钳破胎膜或手持破膜针刺破胎膜	12	
		破膜时让羊水缓慢流出	6	
		破膜后立即听胎心	8	
		记录破膜时间	6	
		观察羊水的量和性状	6	
		严密观察宫缩情况，了解胎儿宫内状况	6	
		破膜1～2小时若宫缩不强加用缩宫素	8	
	操作后处理	再次与产妇沟通，指导配合	4	
		记录破膜时间、观察产程进展	3	
		报告操作结束	2	

续表

项目总分	项目内容	考核内容及要求	分值	得分
综合评价 （10分）	程序正确，动作规范，操作熟练		6	
	态度和蔼，语言恰当，沟通有效、体现人文关怀		2	
	在规定时间内完成（每超过30秒扣1分，如分值不够可从总分中扣除） 注：计时部分为操作前准备及操作步骤		2	
总分			100	

乳酸依沙吖啶引产术操作评分标准

主考教师＿＿＿＿＿＿＿　　＿＿＿＿＿专业＿＿＿＿＿级＿＿＿＿＿班　考试日期＿＿＿＿＿＿＿

项目总分	项目内容	考核内容及要求	分值	得分
素质要求 （3分）	报告内容	报告考核者学号及考核项目	1	
	仪表举止	仪表端庄大方，态度认真和蔼	1	
	服装服饰	服装（洗手衣）鞋帽整洁，着装符合要求	1	
操作前准备 （17分）	环境	安静、光线适宜、温度24～26℃（口述）	2	
	用物	备物齐全（口述）	2	
	助产士	助产士修剪指甲，洗手（六步洗手法），戴口罩	2	
		站孕妇右侧	2	
	孕妇	询问病史、末次月经核对孕周及孕妇身心状况（口述）	2	
		解释操作目的，取得积极配合	4	
		嘱孕妇排空膀胱，协助孕妇取仰卧位，暴露腹部，注意保暖（口述）	3	
操作步骤 （70分）	操作前准备	选穿刺点，操作方法正确	6	
		戴好口罩、帽子、洗手、戴无菌手套	2	
		打开无菌包	2	
		用卵圆钳夹碘伏棉球以穿刺点为中心，消毒腹部皮肤3次，铺无菌洞巾	6	
		再次复核穿刺部位的囊性感	4	
	羊膜腔内穿刺	协助医生将穿刺针从选好的部位垂直进针，通过3个抵抗	12	
		将1%乳酸依沙吖啶（利凡诺）100ml缓慢注入羊膜腔内，而后拔出针头	10	
		用无菌纱布压迫2～3分钟，覆盖穿刺部位，胶布固定	8	
	操作后处理	协助孕妇穿上衣裤，垫好会阴垫，送孕妇返回病房休息	4	
		整理用物，分类清洗器械，打包	8	
		正确填写引产记录单	8	
综合评价 （10分）	程序正确，动作规范，操作熟练		6	
	态度和蔼，语言恰当，沟通有效、体现人文关怀		2	
	在规定时间内完成（每超过30秒扣1分，如分值不够可从总分中扣除） 注：计时部分为操作前准备及操作步骤		2	
总分			100	

水囊引产术操作评分标准

主考教师＿＿＿＿＿＿＿＿ ＿＿＿＿＿＿专业＿＿＿＿级＿＿＿＿班 考试日期＿＿＿＿＿＿＿＿

项目总分	项目内容	考核内容及要求	分值	得分
素质要求 （3分）	报告内容	报告考核者学号及考核项目	1	
	仪表举止	仪表端庄大方，态度认真和蔼	1	
	服装服饰	服装（洗手衣）鞋帽整洁，着装符合要求	1	
操作前准备 （20分）	环境	安静、光线适宜、温度24～26℃（口述）	2	
	用物	制备水囊消毒待用等	5	
	助产士	助产士换洗手衣、戴口罩	2	
		修剪指甲，洗手（六步洗手法）	2	
	孕妇	术前3日禁止性生活，术前3日开始阴道准备	2	
		询问病史，末次月经，核对孕周，评估患者身心状况	2	
		解释操作的目的，以取得积极配合	3	
		孕妇排空膀胱，协助孕妇取膀胱截石位，双手置于身体两侧	2	
操作步骤 （67分）	水囊引产术操作	妇科窥器暴露宫颈，消毒阴道和宫颈，必要时扩张宫颈口	3	
		用卵圆钳将水囊送入子宫腔，置于胎膜和宫壁之间	6	
		囊内注水：缓慢向水囊内注入无菌的0.9%氯化钠溶液300～500ml	10	
		折叠导尿管，扎紧后放入阴道后穹隆（水囊最好放在子宫下段，将水囊捆扎部位送入宫颈内口以上，注完盐水后轻轻向外拉一下即可）操作正确	10	
		取下宫颈钳及阴道窥器	2	
		术毕，测量宫高后送孕妇回产房休息	2	
	术后观察	严密观察宫缩、腹痛及产程进展，测量体温、脉搏、血压，注意有无阴道流血或发热并记录	4	
		取水囊前，先取出压塞在阴道内纱布，再将尿道管末端结扎线打开，放出囊内生理盐水，然后向外轻轻牵拉取出，操作正确	8	
		特殊情况的观察（口述）	8	
		按正常产褥期护理，如保持外阴清洁，禁盆浴、性生活1个月等（口述）	4	
		协助产妇退乳，产后1个月后复查	4	
	操作后处理	填写引产记录单	2	
		整理用物、洗手	2	
		报告操作完毕	2	
综合评价 （10分）		程序正确，动作规范，操作熟练（无菌观念）	6	
		态度和蔼，语言恰当，沟通有效、体现人文关怀	2	
		在规定时间内完成（每超过30秒扣1分，如分值不够可从总分中扣除） 注：计时部分为操作前准备及操作步骤	2	
总分			100	

晚期妊娠引产术操作评分标准

主考教师_____ _____专业_____级_____班 考试日期_____

项目总分	项目内容	考核内容及要求	分值	得分
素质要求 （3分）	报告内容	报告考核者学号及考核项目	1	
	仪表举止	仪表端庄大方，态度认真和蔼	1	
	服装服饰	服装（洗手衣）鞋帽整洁，着装符合要求	1	
操作前准备 （17分）	环境	安静、光线适宜、温度24～26℃（口述）	2	
	用物	备物齐全，新生儿辐射台处于功能状态（口述）	2	
	助产士	助产士换洗手衣、戴口罩	2	
		修剪指甲，洗手（六步洗手法）	2	
	孕妇	询问病史、末次月经仔细核对孕周，评估孕妇的身心状况	5	
		解释操作的目的及意义，取得孕妇的配合	4	
操作步骤 （70分）	引产前准备	行阴道检查，了解宫颈成熟度，预测引产成功率	12	
		检查确定胎心良好、胎位正常、无头盆不称，且子宫收缩协调性好，严格掌握缩宫素使用指征	8	
	缩宫素引产及效果观察	低浓度开始，将静脉给5%葡萄糖溶液，调整滴速为8滴/分钟，然后以2.5U缩宫素加入5%葡萄糖溶液500ml配成0.5%浓度进行滴注	12	
		根据宫缩强弱每隔10～20分钟调整滴速，至子宫开始有自主发动的规律宫缩（40～60秒/2～3分钟），对于不敏感者，可适当增加催产素剂量，通常不超过40滴/分	6	
		在滴注过程中静脉滴注时专人密切观察宫缩、血压、脉搏及胎心率变化	10	
		出现宫缩过强如何处理（口述）	10	
		当日引产不成功如何处理（口述）	4	
	整理用物并记录	整理用物	2	
		记录宫缩情况	6	
综合评价 （10分）		程序正确，动作规范，操作熟练	6	
		态度和蔼，语言恰当，沟通有效、体现人文关怀	2	
		在规定时间内完成（每超过30秒扣1分，如分值不够可从总分中扣除） 注：计时部分为操作前准备及操作步骤	2	
总分			100	

（韩小燕）

实训项目四　分娩期处理

分娩是妊娠28周以后,胎儿及附属物从母体内娩出的过程。分娩期处理是助产技术中重要的环节,其目标是保证母儿平安健康。

【技能训练目标】

1. 熟练掌握产程观察,完成接产前的准备工作。

2. 熟练掌握平产接生操作及新生儿出生时的护理。

3. 熟练掌握产后2小时观察,完成产时处理。

4. 熟练掌握新生儿初步复苏术,能配合医生按新生儿复苏术流程实施新生儿复苏。

5. 培养学生树立"以母儿的健康为中心"的整体护理观念,能为孕产妇提供快乐安全分娩、科学育儿等全方位服务。

【技能训练内容】

1. 接产前准备,外阴消毒、铺巾。

2. 自然分娩接产操作及新生儿出生时的护理。

3. 新生儿初步复苏技术。

4. 新生儿窒息复苏术流程及复苏配合。

5. 产后2小时观察、产时处理记录及独立整理产包。

【实训设计与安排】

1. 建设仿真产房,在分娩训练模型上进行演示及操作练习。

2. 在新生儿复苏模型上进行演示及操作练习。

3. 先让学生观看正常分娩录像,再由主讲教师提出训练要求。

4. 教师按操作要求示教,学生分为3~4人一组进行操作练习。

5. 课间让学生去医院产房见习。

工作任务一　产前外阴消毒

外阴消毒是分娩前最常见的外阴皮肤消毒操作,也是保证无菌接生的必要前提。它包括外阴擦洗和外阴消毒两个环节。

【实训过程】

(一)主要实训设备及用物的准备

1. 模型及设备　分娩训练模型、产床、治疗车。

2. 器械及用物　无菌包1个(内装弯盘2个、卵圆钳4把)、无菌干纱布缸1个、无菌干棉球缸 1 个、20% 肥皂液纱布缸 1 个、0.5% 碘伏纱布缸 1 个、无菌持物筒 1 个、无菌持物钳 1 把、冲洗壶 1 个、温开水 1000ml、垫单 1 块、无菌治疗巾 1 块。

（二）操作流程

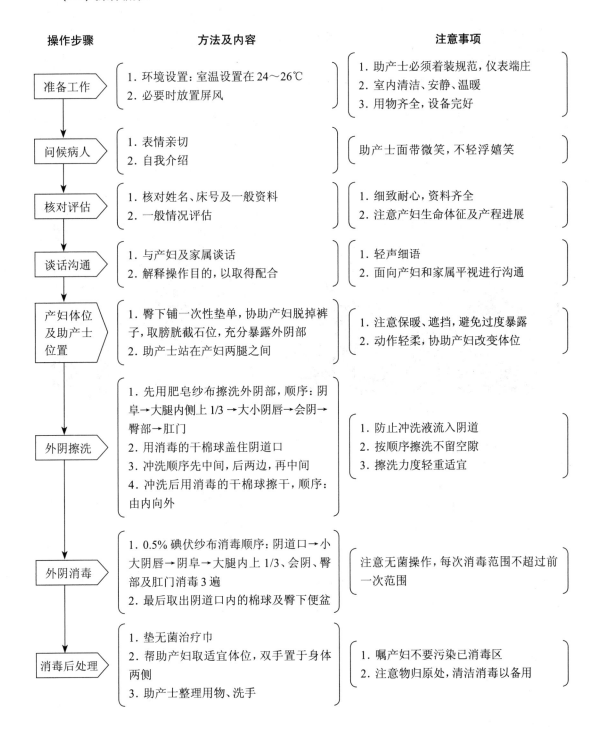

操作步骤	方法及内容	注意事项
准备工作	1. 环境设置：室温设置在 24～26℃ 2. 必要时放置屏风	1. 助产士必须着装规范，仪表端庄 2. 室内清洁、安静、温暖 3. 用物齐全，设备完好
问候病人	1. 表情亲切 2. 自我介绍	助产士面带微笑，不轻浮嬉笑
核对评估	1. 核对姓名、床号及一般资料 2. 一般情况评估	1. 细致耐心，资料齐全 2. 注意产妇生命体征及产程进展
谈话沟通	1. 与产妇及家属谈话 2. 解释操作目的，以取得配合	1. 轻声细语 2. 面向产妇和家属平视进行沟通
产妇体位及助产士位置	1. 臀下铺一次性垫单，协助产妇脱掉裤子，取膀胱截石位，充分暴露外阴部 2. 助产士站在产妇两腿之间	1. 注意保暖、遮挡，避免过度暴露 2. 动作轻柔，协助产妇改变体位
外阴擦洗	1. 先用肥皂纱布擦洗外阴部，顺序：阴阜→大腿内侧上 1/3 →大小阴唇→会阴→臀部→肛门 2. 用消毒的干棉球盖住阴道口 3. 冲洗顺序先中间，后两边，再中间 4. 冲洗后用消毒的干棉球擦干，顺序：由内向外	1. 防止冲洗液流入阴道 2. 按顺序擦洗不留空隙 3. 擦洗力度轻重适宜
外阴消毒	1. 0.5% 碘伏纱布消毒顺序：阴道口→小大阴唇→阴阜→大腿内上 1/3、会阴、臀部及肛门消毒 3 遍 2. 最后取出阴道口内的棉球及臀下便盆	注意无菌操作，每次消毒范围不超过前一次范围
消毒后处理	1. 垫无菌治疗巾 2. 帮助产妇取适宜体位，双手置于身体两侧 3. 助产士整理用物、洗手	1. 嘱产妇不要污染已消毒区 2. 注意物归原处，清洁消毒以备用

73

工作任务二　自然分娩铺无菌巾

铺无菌巾是在外阴清洁消毒的基础上进行的,是保证无菌接生的重要环节。包括臀下铺无菌垫单、臀部铺无菌中单、穿无菌腿套及铺无菌洞巾(图4-1)。

【实训过程】

(一) 主要实训设备及用物的准备

1. 模型及设备　分娩训练模型(图4-2)、治疗车。

2. 器械及用物　一次性产包1个、器械包1个(弯盘1个、血管钳3把、卵圆钳1把、纱布若干)、无菌手套2副。

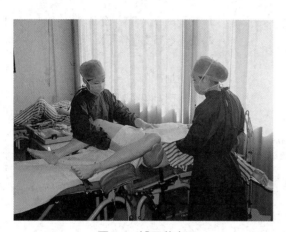

图4-1　铺无菌巾

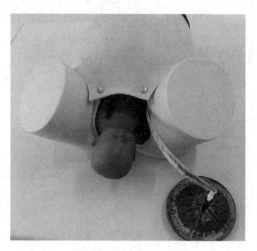

图4-2　分娩训练模型

(二) 操作流程

操作步骤	方法及内容	注意事项
准备工作	1. 环境设置:室温设置在24~26℃,必要时放置屏风 2. 用物准备:将产包放在治疗车上,新生儿辐射台处于功能状态 3. 助产士准备:戴口罩、修剪指甲,洗手(六步洗手法)	1. 助产士必须着装规范,仪表端庄 2. 室内清洁、安静、温暖 3. 用物齐全,设备完好
问候产妇	1. 表情亲切 2. 自我介绍	助产士面带微笑,不轻浮嬉笑
核对评估	1. 核对姓名、床号及一般资料 2. 评估产妇心理精神状态 3. 评估产程进展情况、胎儿情况、会阴条件及接生时机	1. 细致耐心,资料齐全 2. 注意产妇生命体征

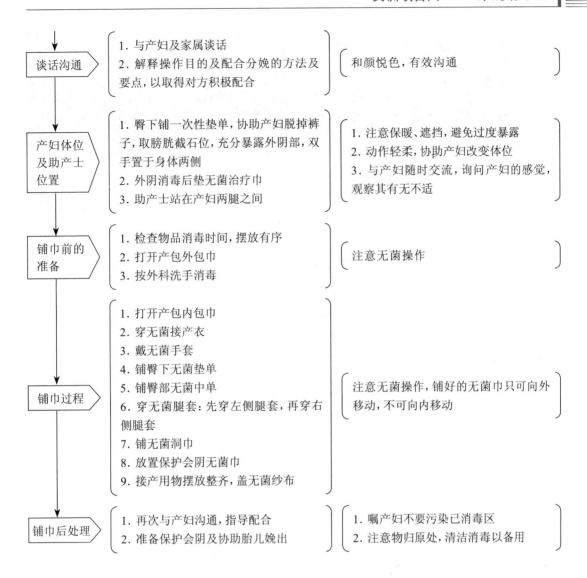

谈话沟通	1. 与产妇及家属谈话 2. 解释操作目的及配合分娩的方法及要点,以取得对方积极配合	和颜悦色,有效沟通
产妇体位及助产士位置	1. 臀下铺一次性垫单,协助产妇脱掉裤子,取膀胱截石位,充分暴露外阴部,双手置于身体两侧 2. 外阴消毒后垫无菌治疗巾 3. 助产士站在产妇两腿之间	1. 注意保暖、遮挡,避免过度暴露 2. 动作轻柔,协助产妇改变体位 3. 与产妇随时交流,询问产妇的感觉,观察其有无不适
铺巾前的准备	1. 检查物品消毒时间,摆放有序 2. 打开产包外包巾 3. 按外科洗手消毒	注意无菌操作
铺巾过程	1. 打开产包内包巾 2. 穿无菌接产衣 3. 戴无菌手套 4. 铺臀下无菌垫单 5. 铺臀部无菌中单 6. 穿无菌腿套:先穿左侧腿套,再穿右侧腿套 7. 铺无菌洞巾 8. 放置保护会阴无菌巾 9. 接产用物摆放整齐,盖无菌纱布	注意无菌操作,铺好的无菌巾只可向外移动,不可向内移动
铺巾后处理	1. 再次与产妇沟通,指导配合 2. 准备保护会阴及协助胎儿娩出	1. 嘱产妇不要污染已消毒区 2. 注意物归原处,清洁消毒以备用

工作任务三　自然分娩助产术

自然分娩助产术是指在分娩时,助产士在保护会阴的同时,协助胎儿娩出的一种技能操作。规范的助产术不仅可以提高产科质量,而且对改善围生期保健具有重要的意义。

【实训过程】

(一)主要实训设备及用物的准备

1. 模型及设备　分娩训练模型、新生儿模型(图4-3)、产床、婴儿电子秤(图4-4)、婴儿吸痰管、新生儿远红外线抢救台、早产儿保温箱。

2. 器械及用物

(1)产包:外包布1块、内包布1块、接产衣1件、中单1块、腿套1双、消毒巾3块、洞巾1块、直止血钳2把、弯盘、聚血器各1个、脐带卷1个、棉签2支、气门芯1只。

(2)婴儿包:外包被1件、内衣裤1套、尿布1块、手圈、足圈各1只、胸牌1块。

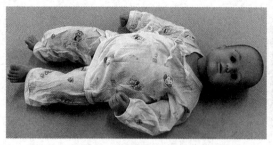

图4-3 新生儿模型

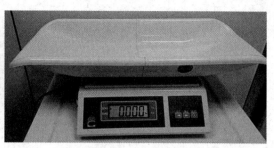

图4-4 婴儿电子秤

（二）操作流程

操作步骤	方法及内容	注意事项
准备工作	1. 环境设置：室温设置在 24～26℃，必要时放置屏风或隔帘遮挡产妇 2. 用物准备： （1）急救器械及药品准备 （2）新生儿远红外线抢救台及早产儿保温箱调试及准备 3. 助产士准备：戴口罩、修剪指甲，洗手（六步洗手法）	1. 助产士着装规范，仪表端庄 2. 室内清洁、安静、温暖 3. 用物齐全，设备完好
问候产妇	1. 表情亲切 2. 自我介绍	助产士面带微笑不轻浮嬉笑
核对评估	1. 核对姓名、床号及一般资料 2. 一般情况评估 3. 产科情况评估：产程进展情况、会阴情况及有无破膜 4. 整理病案、记录单	细致耐心，资料齐全
谈话沟通	1. 与产妇及家属谈话 2. 解释正确使用腹压的重要性，以取得产妇积极配合	和颜悦色，有效沟通
产程观察	1. 观察宫缩 （1）触诊法 （2）胎儿监护仪监测 2. 胎心情况 （1）听诊器在宫缩间歇期听胎心 （2）胎儿监护仪监测 3. 肛查及阴道检查 4. 注意胎膜破裂情况	1. 注意宫缩强度及协调性，防止子宫破裂 2. 注意胎心的节律 3. 一旦破膜，注意羊水的性状、颜色，并记录时间

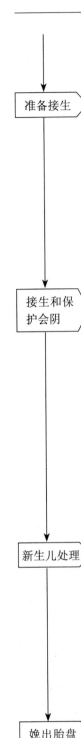

准备接生	1. 初产妇宫口开全，经产妇宫口开大3～4cm准备接生 2. 外阴消毒 3. 铺无菌巾 4. 接生者按外科手术要求穿清洁手术内衣、戴口罩、洗手、穿接产衣、戴手套巡回护士帮助打开产包外包布	1. 掌握接生时间 2. 注意无菌操作

接生和保护会阴	1. 当胎头拨露阴唇后联合紧张时，开始保护会阴 2. 掌握保护会阴的方法 3. 娩出胎儿及记录时间 (1) 当胎头着冠时，宫缩间歇期娩出胎头 (2) 娩出胎头后，左手挤出口鼻腔内的黏液和羊水 (3) 协助胎头复位外旋转 (4) 协助前肩及后肩娩出 (5) 双肩娩出后，即可松开保护会阴的手 (6) 双手协助胎体及其下肢娩出 (7) 记录胎儿娩出的时间 (8) 用弯盘置于产妇会阴下估计出血量	1. 正确掌握保护会阴的时间 2. 正确掌握保护会阴的方法

新生儿处理	1. 清理呼吸道 2. 出生后1分钟及5分钟给予Apgar评分 3. 上呼吸道通畅后，方可刺激呼吸 4. 脐带处理 (1) 胎儿娩出后1～2分钟断脐 (2) 置于已预热的保暖处理台上，擦干全身的羊水与血迹 (3) 结扎脐带 (4) 查体及称体重 (5) 新生儿标记	1. 注意新生儿保暖，防止窒息外伤 2. 必须在第一口呼吸前，清除上呼吸道，以免发生吸入性肺炎

娩出胎盘及胎盘检查	1. 观察胎盘剥离征象 2. 协助胎盘娩出 3. 检查胎盘及胎膜 (1) 仔细检查胎盘胎儿面边缘有无断裂血管 (2) 仔细检查胎盘母体面有无缺损及毛糙 (3) 测量胎盘直径、厚度和重量	1. 完整娩出胎盘及胎膜 2. 仔细检查胎盘及胎膜是否残留，预防产后出血

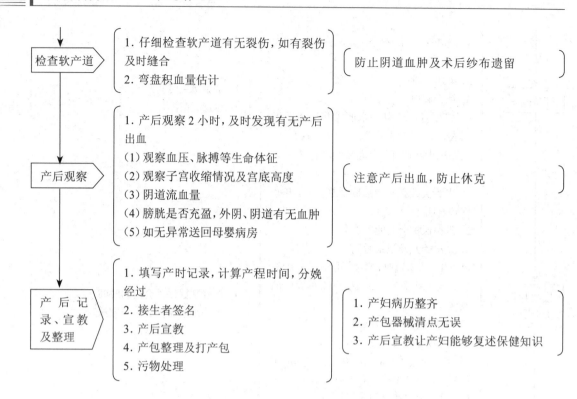

| 检查软产道 | 1. 仔细检查软产道有无裂伤，如有裂伤及时缝合
2. 弯盘积血量估计 | 防止阴道血肿及术后纱布遗留 |

| 产后观察 | 1. 产后观察2小时，及时发现有无产后出血
（1）观察血压、脉搏等生命体征
（2）观察子宫收缩情况及宫底高度
（3）阴道流血量
（4）膀胱是否充盈，外阴、阴道有无血肿
（5）如无异常送回母婴病房 | 注意产后出血，防止休克 |

| 产后记录、宣教及整理 | 1. 填写产时记录，计算产程时间，分娩经过
2. 接生者签名
3. 产后宣教
4. 产包整理及打产包
5. 污物处理 | 1. 产妇病历整齐
2. 产包器械清点无误
3. 产后宣教让产妇能够复述保健知识 |

工作任务四 新生儿出生时的护理

新生儿出生时护理是指对出生新生儿进行清理呼吸道、Apgar 评分、脐带处理等新生儿护理的操作。护理质量的好坏直接关系到新生儿的健康。

【实训过程】

（一）主要实训设备及用物的准备

1. 模型及设备 新生儿模型、婴儿电子秤、婴儿吸痰管、新生儿远红外线抢救台（图4-5）、早产儿保温箱（图4-6）。

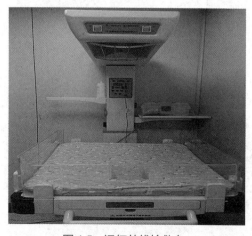

图4-5 远红外线抢救台

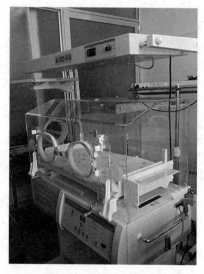

图4-6 早产儿保温箱

2. 器械及用物　见本实训项目三"自然分娩助娩术"。

（二）操作流程

操作步骤	方法及内容	注意事项
准备工作	1. 环境设置：室温设置在 24～26℃，必要时放置屏风或隔帘遮挡产妇 2. 用物准备： （1）婴儿包、婴儿秤、急救器械及药品准备 （2）新生儿远红外线抢救台及早产儿保温箱调试及准备 3. 助产士准备：戴口罩、修剪指甲，洗手（六步洗手法）	1. 助产士必须着装规范，仪表端庄 2. 室内清洁、安静、温暖 3. 用物齐全，设备完好
问候产妇	1. 表情亲切 2. 自我介绍	助产士面带微笑，不轻浮嬉笑
清理呼吸道	1. 胎儿娩出后立即以左手自鼻根向下颌挤出口鼻腔黏液和羊水 2. 胎儿娩出后，用右手持纱布擦净新生儿口鼻腔外部黏液 3. 必要时用婴儿吸痰管清除呼吸道羊水及黏液 4. 确认呼吸道通畅未啼哭，可用手轻拍新生儿足底，刺激啼哭 5. 用纱布擦干全身皮肤	1. 注意新生儿保暖 2. 防止窒息、外伤 3. 必须在第一口呼吸前，清除上呼吸道，以免发生吸入性肺炎
Apgar 评分	出生后 1 分钟及 5 分钟给予 Apgar 评分	注意皮肤颜色、呼吸、肌张力、喉反射、心率
处理脐带	1. 新生儿娩出后 1～2 分钟断脐 2. 将新生儿置于已预热的保暖台上，擦干全身的羊水及黏液 3. 用 75% 的酒精消毒脐带根部及周围 4. 用一止血钳套上气门芯，距脐根 0.5cm 处夹住脐带，在钳夹远端将脐带剪断 5. 牵拉丝线将气门芯拉长套在钳夹脐带上 6. 0.5% 碘伏消毒脐带断面，取下止血钳 7. 待脐带断面干后，以无菌纱布覆盖，再用脐带布包扎	1. 脐带结扎牢靠，无渗血 2. 注意无菌操作 3. 消毒脐带断面时，高浓度药液不可接触新生儿的皮肤，以免发生皮肤灼伤
新生儿做标记及母乳喂养	1. 让产妇确认新生儿性别 2. 初步擦净新生儿身上的血迹 3. 仔细对新生儿进行全面体格检查 4. 称体重	认真体查，及时发现异常

```
┌─────────┐   ┌ 1. 填写新生儿记录单            ┐   ┌ 1. 新生儿病历整齐            ┐
│产 后 记 │   │ 2. 助产士签名                  │   │ 2. 母乳喂养宣教,让产妇能够复述保健 │
│录、宣教 │→  │ 3. 关闭新生儿辐射台等设备,整理物品 │   │    知识                     │
│及整理   │   └    及物归原处                 ┘   └                           ┘
└─────────┘
```

【典型案例仿真实训】

(一)案例导入

小红,28 岁。妊娠 39 周,阵发性腹痛 4 小时入院。2014 年 2 月 8 日 9 时入院生产。平素月经 30 天,末次月经 2013 年 5 月 8 日;预产期为 2014 年 2 月 15 日。停经后 40⁺ 天出现晨起恶心、呕吐,停经 5 个月自觉胎动至今,定期产前检查,无明显异常发现。停经 34 周出现双下肢踝部水肿,休息后可缓解。1 天前无诱因出现阴道少量血性分泌物。4 小时前出现阵发性腹痛,持续 30 秒,间歇 5～6 分钟,无阴道大量流液。25 岁结婚,生育史 0-0-0-0。既往体健,无手术外伤史,无输血史,无药物过敏史。家族史无特殊。

查体:T 36.5℃,P 85 次 / 分,R 22 次 / 分,BP 110/80mmHg,心肺听诊无异常,腹软,肝脾触诊不满意。产科检查:宫高 33cm,腹围 96cm,枕左前位,已入盆,胎心率 145 次 / 分,有规律宫缩,持续 30 秒,间歇 5～6 分钟。肛查:宫颈管消失 50%,宫口开大 1 指,S=-2,胎膜未破,骨盆外测量髂棘间径 25cm,髂嵴间径 28cm,骶耻外径 19cm,坐骨结节间径 9cm。

很快就要当妈妈了,小红既高兴又紧张。小王作为责任助产士,应如何对小红进行产程观察?围绕产程如何进行分娩处理操作呢?

(二)仿真实训

流程一　准备

1. 助产士　着装规范,举止端庄,戴口罩。

2. 环境设置　调节室温至 24～26℃。

3. 用物准备　铺产床,外阴擦洗及消毒用物准备:产包、婴儿包、婴儿秤、产妇和胎儿、新生儿急救器械及药品准备、新生儿远红外线抢救台及早产儿保温箱调试及准备。

流程二　问候、核对、评估及解说

1. 问候产妇(表情亲切)"您好!我是助产士小王,也是您的责任助产士,今天由我为您服务。"

2. 核对　"请问您叫什么名字?住几床?"

3. 评估

(1)整理病历:了解产妇的一般情况及病史过程。

(2)一般情况评估:病史、体检、T、P、R、BP、饮食、休息等。

小红一般情况良好,对分娩有信心,因是初产妇,有点紧张。

(3)产科情况:了解胎位,有无破膜及头盆不称,阴道流血,产程进展情况。

根据以上情况,初步判断:产妇临产 4 小时,目前处在第一产程,枕左前位,已入盆。骨盆径线在正常范围。

4. 沟通技巧要点

(1)心理护理:解释分娩是妇女的生理过程,鼓励饮食进水,保持体力,增加产妇对分娩的信心。

(2)与产妇及家属简介分娩过程:三个产程经过、时间及可能出现的不适。

（3）指导产妇配合产程：解释分娩前消毒铺巾的目的，要求产妇不要随意污染无菌区；宫口开全指导产妇正确使用腹压，以加快产程进展。当胎头枕部在耻骨弓下露出时，让产妇宫缩时张口呼气，解除腹压，在宫缩间歇时稍向下屏气，使胎头缓慢娩出，以防止会阴裂伤。

（4）告知产妇异常情况：如产前宫缩过强、产后有肛门坠胀感等，要及时报告医师和助产士，以及时处理。

流程三　观察产程

1. 观察宫缩情况　用触诊法或胎儿监护仪监测，定时连续观察宫缩的持续时间、强度、间歇时间，并记录。随着产程进展，小红宫缩的持续时间为 30～40 秒，间歇 4～5 分钟；记为 30～40 秒 /4～5 分钟。

2. 注意胎心　用听诊器（木质听筒、多普勒听诊仪）、胎儿监护仪监测。潜伏期应每隔 1～2 小时用听诊器在宫缩间歇期听胎心一次，进入活跃期，宫缩加强，应每 15～30 分钟听胎心一次，每次听诊 1 分钟。小红胎心 140～145 次 / 分属于正常范围。

3. 肛查　适时在宫缩时进行。助产士右手示指戴指套涂润滑剂后，嘱孕妇做排便动作放松肛门轻轻插入肛门，先指腹向后，触及尾骨尖，沿上至骶尾关节后，向两侧触摸坐骨棘，确定先露的高低。然后指腹向上，摸到宫口的周围边缘，估计宫口直径扩张的情况，感觉有无胎囊，并确定颅缝和囟门的方向及形状，注意有无搏动的条索状物。

4. 阴道检查　当肛门检查不清时，可在严格消毒后行阴道检查，能直接触清胎位、宫口扩张及先露下降程度，并能全面了解盆腔情况。若能严格消毒，阴道检查可以取代肛门检查。

5. 评估会阴情况　小红虽为初产妇，但会阴条件良好，胎儿不大，估计 3200g 左右，暂不作会阴侧切。

判定结果　产妇小红 2014 年 2 月 8 日下午 4 时宫口近开全时破膜，羊水清，量约 100ml，胎心 145 次 / 分，下午 5 时宫口开全，送产房准备接生。

流程四　接生准备

1. 外阴部皮肤清洁准备　小红入院时已沐浴，并做好了外阴部皮肤清洁准备。

2. 产妇外阴消毒铺巾　产妇小红宫口开全后，助产士小王做好以下准备工作。

（1）外阴擦洗：产妇取仰卧屈膝位于产床上，臀下放一便盆或塑料布。先用肥皂水纱布球擦洗外阴部，顺序是阴阜、大腿内侧上 1/3、大小阴唇、会阴、臀部及肛门，为防止冲洗液流入阴道，用消毒的干棉球盖住阴道口，冲洗顺序是先中间，后两边，再中间。

（2）外阴消毒：冲洗后用消毒的干棉球擦干，再用 0.5% 碘伏纱布依次消毒，消毒顺序是阴道口→小大阴唇→阴阜→大腿内上 1/3、会阴、臀部及肛门（图 4-7），消毒 3 遍。

（3）铺巾：消毒完毕，取出阴道口内的棉球、臀下便盆或塑料布，铺无菌巾。打开产包，依次铺消毒巾，套腿套，最后铺上大孔巾，露出外阴部，准备接生。

3. 接生人员的准备　助手帮助接生者按外科手术要求穿清洁手术内衣、戴口罩、洗手、穿接产衣、戴手套。

流程五　接生和保护会阴

1. 保护会阴的时机　接生者站在产妇的右侧，当胎头拨露阴唇后联合紧张时，开始保护会阴。

2. 保护会阴的方法　将右肘支在产床上，右拇指与其余四指分开，掌内垫以无菌纱布，利用手掌鱼际顶住会阴部（图 4-8），每当宫缩时，向上内方托压，同时左手应轻轻下压胎头枕部，协助胎头俯屈，宫缩间歇时，稍微放松右手，以免压迫过久引起会阴水肿。

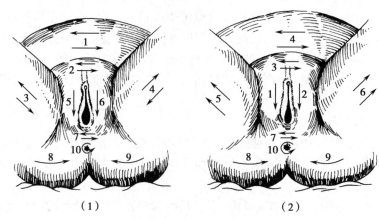

图 4-7 外阴擦洗与消毒顺序
(1)外阴擦洗顺序;(2)外阴消毒顺序

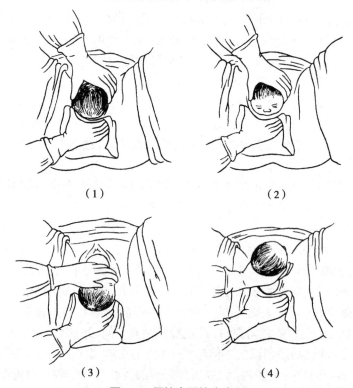

图 4-8 保护会阴接产步骤
(1)保护会阴,协助胎头俯屈;(2)协助胎头仰伸;(3)助前肩娩出;(4)助后肩娩出

3. 娩出胎儿 当胎头着冠时,右手紧紧保护会阴并上托会阴。宫缩时应嘱产妇小红张口呼气以降低腹压;宫缩间歇时让产妇屏气,左手控制胎头缓慢娩出。胎头娩出后,右手仍须保护会阴,左手自鼻根向下颏挤出口鼻腔内的黏液和羊水,然后协助胎头复位及外旋转,并向下轻压胎儿颈部,协助前肩娩出,继之再上托胎颈,使后肩娩出。

双肩娩出后,即可松开保护会阴的手,以双手协助胎体及其下肢娩出,用有刻度的弯盘置于产妇会阴下测量出血量。

流程六 新生儿处理

1. 记录娩出的时间 小红于2014年2月8日下午6:05娩出一女婴。

2．清理呼吸道　及时用吸痰管吸净口鼻腔内的黏液和羊水，以免发生吸入性肺炎。

3．Apgar 评分　出生后 1 分钟及 5 分钟给予 Apgar 评分，小红之女娩出后哭声洪亮，皮肤红润，Apgar 9 分。

4．脐带处理　胎儿娩出后 1～2 分钟，用两把止血钳在距脐根 15～20cm 处夹住，在两钳之间剪断脐带。将新生儿置于已预热的保暖处理台上，擦干全身的羊水与血迹。脐带结扎方法有气门芯胶圈套扎法、双重棉线结扎法（图 4-9）和脐带夹等。

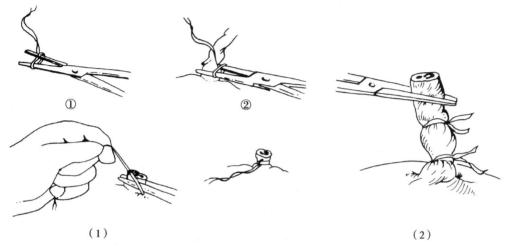

① ②

（1） （2）

图 4-9　脐带结扎方法
（1）气门芯胶管套扎法；（2）双重棉线结扎法

（1）气门芯胶圈套扎法：将气门芯胶管切成 0.3cm 的胶圈。在胶圈上套拴约 5cm 长的双丝线，放入 75% 酒精中浸泡 30 分钟后取出套在止血钳上，用套入气门芯的止血钳夹住距脐根 0.5cm 处的脐带，然后，在其远端的 0.5cm 处将脐带剪断，牵拉丝线将气门芯拉长套在脐带上，用 0.5% 碘伏溶液消毒断面，取下止血钳。

（2）棉线结扎法：用 0.5% 碘伏消毒脐带根部及周围，在距脐根 0.5cm 处用无菌粗线结扎第 1 道，再在结扎线外 0.5cm 处结扎第二道，注意松紧适度，以防出血或脐带断裂。在第二道结扎线外 0.5cm 剪断脐带，挤出残余的血液，用 2.5% 碘酊溶液或 20% 高锰酸钾溶液消毒断面，药液不可接触新生儿的皮肤，以免发生皮肤灼伤。待断面干后，再用无菌纱布包好。

5．查体及称体重　注意新生儿有无畸形。小红之女体重 3100g，发育正常，无畸形。

6．做好新生儿标记　在新生儿的手腕及包被上作好新生儿性别、出生日期、体重、母亲姓名和床号的标记（图 4-10）。

流程七　娩出胎盘及检查胎盘

1．观察胎盘剥离征象。

2．当确定胎盘已完全剥离后，接生者左手轻按宫底，右手轻拉脐带，并让产妇向下屏气稍用腹压。当胎盘降至阴道口时，双手捧住胎盘向一个方向旋转并缓慢向外牵拉，直至胎盘胎膜完全娩出（图 4-11）。胎盘娩出后，按摩子宫刺激收缩，以减少出血。

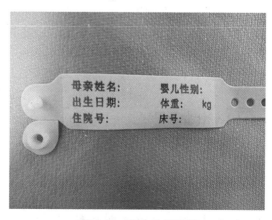

图 4-10　新生儿标记带

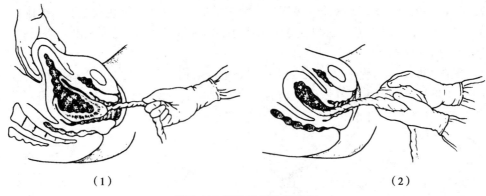

（1）　　　　　　　　　　　　　　（2）

图 4-11　协助胎盘胎膜娩出

3. 检查胎盘及胎膜

（1）将脐带提起先检查胎膜是否完整，破裂口高低、脐带的长短及附着部位。然后将胎盘铺平，仔细检查胎盘边缘有无断裂血管，以便及时发现副胎盘（图 4-12）。

（2）用纱布把血块拭去，观察胎盘形态、颜色、有无钙化、梗死及小叶缺损等。测量胎盘的直径、厚度及重量，如疑有胎盘不全、副胎盘或大块胎膜残留时应重新消毒外阴，更换消毒巾和消毒手套进宫腔探查并取出残留组织。

流程八　检查软产道

胎盘娩出后，助产士小王仔细从下向上，从外向内检查小红会阴、阴道、小阴唇内侧、尿道口周围等、发现小红会阴 I 度裂伤，给予肠线皮内缝合。

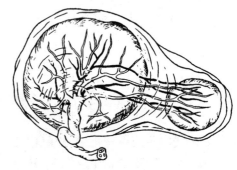

图 4-12　副胎盘

流程九　产后观察

产妇小红在产房内观察 2 小时，重点观察血压、脉搏、子宫收缩情况及宫底高度、阴道流血量、膀胱是否充盈、外阴、阴道有无血肿。2 小时后小红无异常情况，助产士小王按摩其子宫帮助排出宫腔积血后，协助小红换上干净衣服将其送回母婴病房。

流程十　记录、宣教及整理

1. 根据上述案例填写产时记录　产程时间计算，分娩经过记录，接生者签名。

2. 产后宣教（微笑亲切）　小红，分娩结束了，母女平安，祝贺您！回病房休息后要注意阴道流血、腹痛、会阴疼痛情况，4 小时内排尿一次（请家属帮助，不要独自一人活动），有异常情况及时报告。

3. 产包整理及　打产包，污物处理，搞好产房卫生，通风消毒。

【实训作业及思考】

（一）实训作业

1. 填写产时记录、产后记录。

2. 根据本案例，完成实训报告。

（二）思考

1. 接生前如何进行外阴消毒及铺巾？

2. 产妇分娩时如何进行接生？

3. 胎儿娩出后如何进行护理？

工作任务五　新生儿窒息复苏术

新生儿窒息是指新生儿娩出 1 分钟内无自主呼吸或未建立规律呼吸，导致新生儿缺氧。新生儿窒息复苏术是降低由缺氧导致围生儿死亡或伤残的重要措施，助产士要熟悉新生儿ABCD复苏流程，熟练掌握新生儿窒息初步复苏步骤，并配合医生对重度窒息儿进行抢救。

【实训过程】

（一）主要实训设备及用物的准备

1. 模型及设备　新生儿模型、新生儿气管插管模型、产床、开放式新生儿辐射保温台、电动低压吸引器、氧源。

2. 器械及用物　手套、大毛巾、小毛巾、肩垫；吸引球囊或吸管、胎粪吸引管、听诊器、计时器；婴儿复苏气囊、面罩、氧气设备；喉镜、气管插管、金属导芯、8 号胃管；注射器（1、5、10、20、50ml）、脐静脉导管；生理盐水、肾上腺素（浓度 1∶10 000）、胶布、手术钳、皮肤清洁棉球；复苏抢救记录表。

（二）操作流程

操作步骤	方法及内容	注意事项
准备工作	1. 人员：熟练掌握复苏技术的产科或新生儿科医生、助产士 2. 设备：齐全 3. 环境：室温 24～26℃，湿度 50%～60% 4. 开启新生儿辐射保温台	1. 每次分娩时有一名熟练掌握新生儿复苏技术的医护人员在场 2. 预热开放式辐射保温台 3. 用物准备齐全，检查气囊、面罩无漏气，氧源在待用状态
评估产妇	核对产妇孕周，评估产程、胎儿大小胎儿宫内情况、胎心	1. 预测新生儿情况 2. 对高危儿提前做好窒息复苏准备
最初快速评估	1. 是否足月？羊水清？是否有呼吸和哭声？是否肌张力好？ 2. 有一项否 → A	1. 好→常规护理（保温、必要时通畅气道、擦干、评估肤色）
A 气道初步复苏术	1. 保温 2. 摆正体位：轻度仰伸位 3. 吸引（羊水胎粪污染新生儿无活力时气管插管气管内吸引） 4. 快速擦干、刺激 5. 重新摆正体位	1. 保温：双手接婴儿并置于辐射保暖台上 2. 体位：肩部以布卷垫高 2～3cm 使颈部轻微仰伸 3. 清理呼吸道：先吸口腔，再吸引鼻腔；吸引时间不超过 10 秒 4. 刺激：拍打或轻弹足底或快速摩擦背部 2 次 5. 时间不超过 30 秒

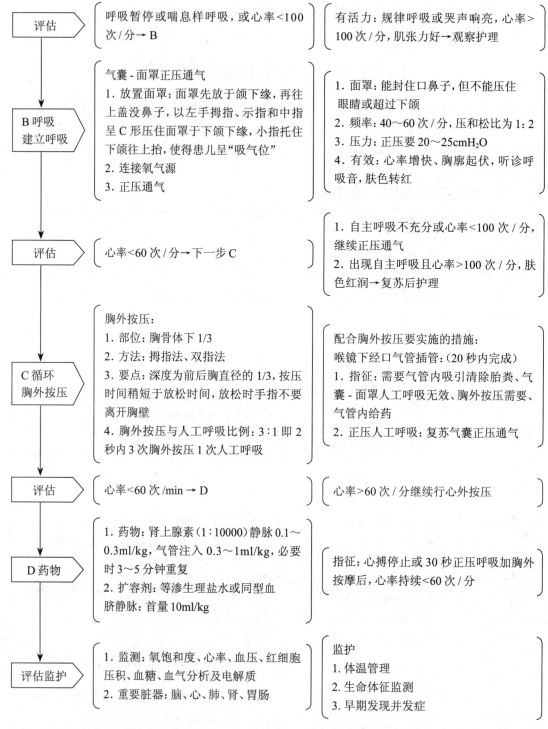

【典型案例仿真实训】

（一）案例导入

小美，女，30 岁，第一胎，妊娠 40 周 枕左前临产。孕期按时行产前检查无异常，宫高 33cm，腹围 100cm，骨盆外测量无异常。第一产程 16 小时，现宫口开全 1.5 小时，宫缩 40～50 秒 /1～2 分钟，宫缩时阴道口可见胎头，产妇感疲乏无力，听诊发现胎心音由 140 次 / 分下降至100次/分,羊水淡绿色,此刻作为帮助产妇接生的助产士,您应如何处理?

（二）仿真实训

流程一 准备

1. 助产士 戴口罩、帽子,外科洗手后穿无菌手术衣,戴无菌手套,站在铺好产床旁。

2. 环境设置 模拟产房,室温设置在24～26℃。

3. 用物准备 铺好产床,产妇模型、胎儿模型、新生儿窒息抢救设备。

流程二 问候、核对、评估、解释

1. 问候（表情亲切,语气急但要稳） "小美,您好!现在我已看见宝宝头皮,现胎儿心跳减慢,您要配合我屏气用力,尽快让胎儿出来。"

2. 核对 让台下巡回护士再次听胎心。

3. 评估

（1）一般情况评估：产妇病史、孕期检查、妊娠经过无异常。

（2）产科情况：初产妇,第一产程16小时,第二产程现已达1.5小时,胎心突变,100次/分,羊水Ⅰ度污染。现宫缩好,40～50秒/1～2分钟,产妇感疲乏无力,骨盆外测量无异常,宫缩时阴道口见胎头,胎位枕左前,S=+3,胎儿大小估计3500g。根据以上情况,初步判断：产妇处于第二产程,胎头拨露,羊水Ⅰ度污染,胎心减慢符合"胎儿宫内窘迫",需增强产力,尽快娩出胎儿;另外胎儿窘迫可延续为新生儿窒息,立即行新生儿窒息复苏术术前准备工作。

4. 复苏前准备

（1）人员：请熟练掌握新生儿复苏术的产科或新生儿科医生立刻到产房。

（2）设备、器械：辐射保暖台、大毛巾、小毛巾、吸球、吸引器、婴儿复苏气囊、面罩、氧气设备、喉镜、气管插管、金属芯、8号胃管、注射器（1ml、5ml、10ml、20ml、50ml）、听诊器、剪刀、手套、（肾上腺素、生理盐水）复苏抢救记录表。

流程三 新生儿窒息快速评估、初步复苏

在加强宫缩增加产妇自主用力下,5分钟后胎头娩出阴道口,羊水淡绿色,见脐带绕颈2周,胎儿面色青紫,脐带无法顺胎头滑下松解,紧急颈部断脐后娩出胎儿,新生儿面色青紫,躯干红润,有呼吸,四肢活动,立即实施复苏术。

附：新生儿窒息复苏流程（图4-13）

1. 快速评估

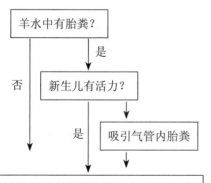

有活力定义：呼吸较强或有哭声、肌张力好;
心率>100次/分

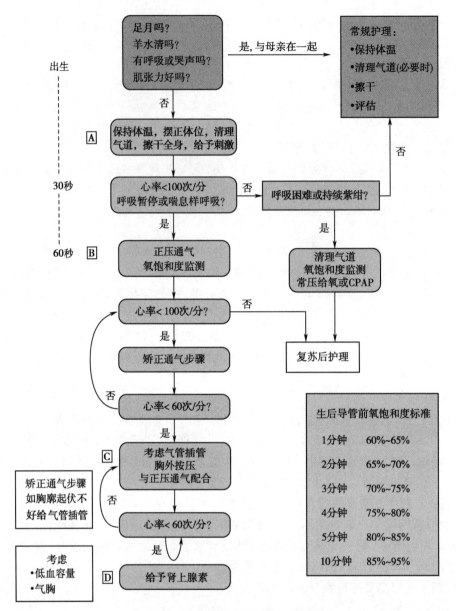

图 4-13　新生儿窒息复苏流程图

结论：足月——是、羊水——Ⅰ度污染；呼吸——有；肌张力——有，结论新生儿有活力，立即实施初步复苏。

2. 初步复苏（30 秒）　A 清理气道

（1）保温：立即将断脐后的新生儿放置已预热的辐射台上（图 4-14），没有时放在预热的毛毯上。

（2）摆正体位：肩部以布卷垫高 2～3cm 使颈部轻微仰伸体位（鼻吸位）使新生儿咽、喉和气管在一条直线上（图 4-15，a 为正确体位）。

（3）吸引：胎肩娩出前助产士用手挤出新生儿口咽、鼻的分泌物，娩出后用吸引球或吸管（12 号或 14 号）吸引，先吸口咽，再吸鼻腔（先嘴后鼻）；吸引时间不超过 10 秒，吸引器压力不超过 100mmHg。

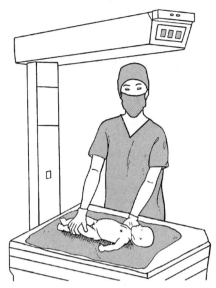

图 4-14　新生儿放在辐射保暖台上保温

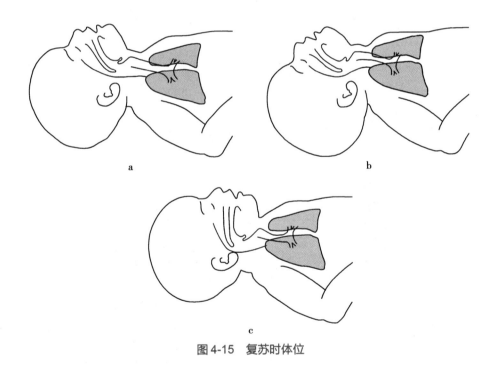

图 4-15　复苏时体位

（4）快速擦干、刺激：擦干，拿开湿毛巾，用手拍或手指弹患儿的足底或快速摩擦背部 2 次，以诱发自主呼吸（图 4-16）。

（5）重新摆正体位：轻度仰卧位，通畅气道。

流程四　新生儿复苏正压通气

新生儿呼吸不规律，刺激无哭声，听心率 80 次 / 分，皮肤转苍白，四肢不活动。

1. 评估（6 秒）　新生儿无活力——无规律呼吸（或无哭声），心率<100 次 / 分，肌张力不好，评估 6 秒完成，立即进行下一步→ B。

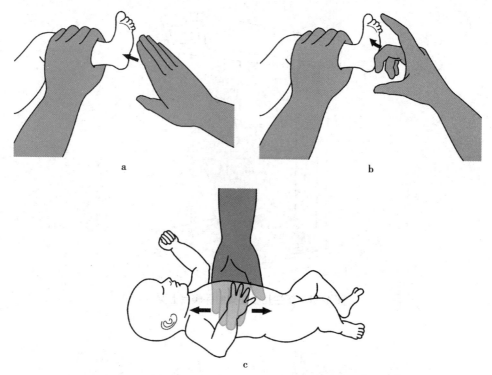

图 4-16　刺激新生儿呼吸的正确方法

2. B- 建立呼吸（30 秒）　气囊 - 面罩正压通气指征：呼吸暂停或喘息样呼吸；心率<100 次 / 分（图 4-17）。

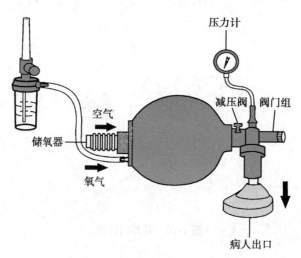

图 4-17　自动充气式气囊

（1）放置面罩：选用足月儿面罩，面罩先放于颌下缘，再往上盖没鼻子，以左手拇指、示指和中指呈 C 形压住面罩于下颌下缘，小指托住下颌往上抬，使得患儿呈"吸气位"，面罩能封住口鼻子，但不压住眼睛或超过下颌，连接 100% 氧气，通气压力 20～25cmH₂O。（复苏气囊上要安装压力表）（图 4-18）。

（2）通气频率：40～60 次 / 分，呼吸压和松比例为 1：2（大声计数，以保证每分钟 40～60 次呼吸）（图 4-19）。

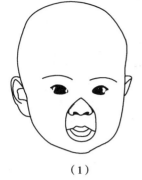 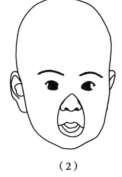 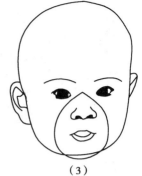

（1）　　　　　　　　　（2）　　　　　　　　　（3）

图 4-18　放置面罩的方法
（1）合适；（2）过小；（3）过大

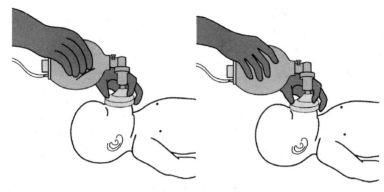

图 4-19　正压通气操作

（3）捏压气囊有效指标：明显的胸廓起伏、听诊肺部双侧呼吸音、心率增加、肌张力改善。

（4）正压通气 30 秒后，如心率 <100 次 / 分，检查通气操作是否正确有效，无效时进行矫正。

（5）矫正通气步骤：重新放置面罩，抬起下颌，重新摆头位，检查口鼻有无分泌物，打开口腔，必要时增加压力。

流程五　新生儿窒息气管插管、胸外按摩

30 秒后听诊新生儿心率 50 次 / 分，皮肤无转红润，全身苍白。

1. 评估（6 秒）　经过 30 秒人工呼吸，心率（HR）<60 次 / 分，立即进行下一步→ C。

2. C- 维持血液循环（30 秒）　气管插管 - 正压呼吸 - 胸外按压。

（1）喉镜下经口气管插管

1）指征：需要气管内吸引清除胎粪时；气囊面罩正压通气无效或要延长时；胸外心脏按压时；经气管注入药物时；特殊复苏情况，如先天性膈疝或低出生体重儿。

2）方法：新生儿呈鼻吸位，左手持新生儿喉镜顺舌面右侧滑入镜片，将舌头推至口腔左侧，将镜片头部伸到会厌软骨的位置，上提时下按环状软骨上抬镜片，暴露声门，等待声门打开，插入带管芯的管头直至声带线位于声带的部分，20 秒内完成，抽出管芯，固定导管，撤出喉镜，气管内吸痰，接上复苏囊给予正压呼吸。

（2）胸外按压：（在新生儿模型上操作）

1）指征：充分正压通气 30 秒后心率 <60 次 / 分。

2）方法：拇指法：双手拇指重叠或并指，其余四指环抱垫在背部起支撑作用（图 4-20）。

双指法：右手的食、中两个手指指尖放在胸骨上，左手支撑背部（图 4-21）。

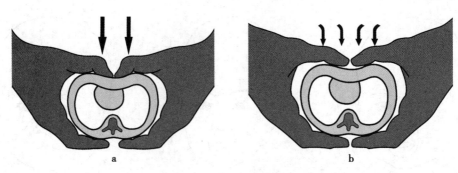

图4-20 拇指法
a. 压迫胸骨，正确；b. 侧面按压，错误

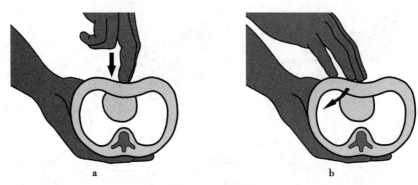

图4-21 双指法
a. 正确；b. 错误

3）部位：胸骨体下 1/3（两乳头连线下方）避开剑突（图4-22），力必须在胸骨上，深度为前后直径的1/3（图4-23），按压时间稍短于放松时间，放松时手指不要离开胸壁。

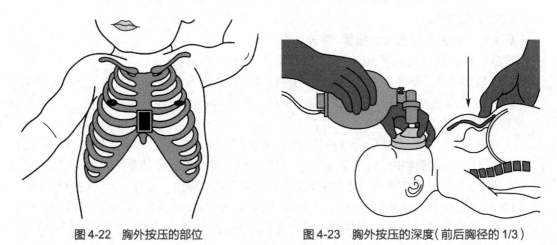

图4-22 胸外按压的部位　　　　　图4-23 胸外按压的深度（前后胸径的1/3）

4）频率：胸外按压与人工呼吸比例 3∶1，即 90 次/分按压和 30 次/分人工呼吸，达到120 个动作/分，即 2 秒内有 3 次胸外按压 1 次正压呼吸（图4-24）。

流程六 新生儿窒息复苏术后监护、评估

胸外按压与正压通气 60 秒后听诊新生儿心率增快至 100 次/分，躯干转红润，四肢稍有青紫,有自主呼吸动作,除去气管内导管终止正压人工通气,呼吸规律,有哭声,四肢活动,送新生儿科复苏后护理。

1. 评估　5 分钟新生儿阿普加(Apgar)评分为 9 分,复苏成功,但复苏术后要加强监测和护理,发现早期并发症,防治缺氧性脑病及重要脏器损伤。

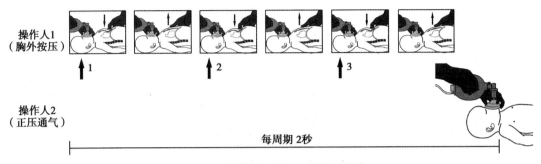

图 4-24　胸外按压与正压通气的配合

2. 监测

(1)监测:氧饱和度、心率、血压、血细胞比容、血糖、血气分析及电解质等。

(2)护理:监测和控制体温、血糖,检测呼吸暂停和心动过缓,给予适当的氧和通气,逐渐谨慎加奶同时给予静脉营养,警惕感染的发生。

流程七　记录复苏过程,整理用物

【实训作业及思考】

(一)实训作业

1. 在新生儿模型上用 30 秒时间完成初步复苏的 5 个步骤。

2. 在新生儿模型上练习放置人工气囊面罩进行人工呼吸并配合进行胸外按压。

(二)思考

1. ABC 复苏方案指的是哪三项?在复苏过程中哪一步骤是最重要和最有效的措施?

2. 确定新生儿是"有活力的"的 3 个指标是什么?

【技能考核】

产前外阴消毒操作评分标准

主考教师＿＿＿＿＿＿＿＿＿＿　　专业＿＿＿＿　级＿＿＿＿　班　考试日期＿＿＿＿＿＿＿＿＿

项目总分	项目内容	考核内容及要求	分值	得分
素质要求 (3分)	报告内容	报告考核者学号及考核项目	1	
	仪表举止	仪表端庄大方,态度认真和蔼	1	
	服装服饰	服装鞋帽整洁,着装符合要求	1	
操作前准备 (17分)	环境	安静、光线适宜、温度24～26℃(口述)	1	
		必要时设置屏风或隔帘遮挡产妇(口述)	1	
	用物	备物齐全,肥皂水浓度、碘伏浓度正确,冲洗水温39～41℃	2	
	助产士	修剪指甲,洗手(六步洗手法)、戴口罩	2	

续表

项目总分	项目内容	考核内容及要求	分值	得分
操作前准备 （17分）	产妇	核对产妇，评估产妇身体状况、产程进展情况	3	
		解释操作的目的，以取得积极配合	3	
		协助产妇脱去裤子，取膀胱截石位，充分暴露外阴，注意保暖	5	
操作步骤 （70分）	外阴消毒	臀下放置便盆或塑料布	8	
		先用肥皂纱布擦洗外阴部，顺序是阴阜、大腿内侧上1/3、大小阴唇、会阴、臀部及肛门	10	
		为防止冲洗液流入阴道，用消毒的干棉球盖住阴道口	8	
		冲洗顺序是先中间，后两边，再中间	10	
		冲洗后用消毒的干棉球擦干，顺序是由内向外	8	
		再用0.5%碘伏纱布球依次消毒，消毒顺序是阴道口→小大阴唇→阴阜→大腿内上1/3、会阴、臀部及肛门消毒3遍	10	
		取出阴道口内的棉球、臀下便盆或塑料布	8	
		整理用物，洗手	3	
	消毒后处理	帮助产妇取适宜体位，双手置于身体两侧（口述）	2	
		垫无菌治疗巾，打开产包准备铺巾（口述）	2	
		报告操作结束	1	
综合评价 （10分）		程序正确，动作规范，操作熟练	6	
		态度和蔼，语言恰当，体现人文关怀	2	
		在规定时间内完成操作（每超过30秒扣一分，如分值不够可从总分中扣除）	2	
总分			100	

自然分娩铺无菌巾操作评分标准

主考教师＿＿＿＿＿＿＿＿ 专业＿＿＿＿＿ 级＿＿＿＿ 班 考试日期＿＿＿＿＿＿＿＿

项目总分	项目内容	考核内容及要求	分值	得分
素质要求 （3分）	报告内容	报告考核者学号及考核项目	1	
	仪表举止	仪表端庄大方，态度认真和蔼	1	
	服装服饰	服装（洗手衣）鞋帽整洁，着装符合要求	1	
操作前准备 （17分）	环境	安静、光线适宜、温度24～26℃（口述）	2	
	用物	备物齐全，新生儿辐射台处于功能状态（口述）	2	
	助产士	助产士换洗手衣、戴口罩	2	
		修剪指甲，洗手（六步洗手法）	2	
	产妇	核对产妇，评估产妇心理精神状态	2	
		评估产程进展情况、胎儿情况、会阴条件及接生时机（口述）	2	
		解释操作的目的，以取得积极配合	3	
		协助产妇取膀胱截石位，双手置于身体两侧	2	

续表

项目总分	项目内容	考核内容及要求	分值	得分
操作步骤 （70分）	铺巾前准备	外阴消毒后垫无菌治疗巾（口述）	2	
		检查物品消毒时间，摆放有序	2	
		打开产包外包皮	2	
		外科洗手消毒（口述）	2	
	铺巾过程	打开产包内包皮	2	
		穿无菌接产衣	6	
		戴无菌手套	6	
		铺臀下垫单方法正确	8	
		穿两侧腿套顺序、方法正确	16	
		铺洞巾方法正确	8	
		保护会阴方法正确	5	
		用物摆放合理	6	
	操作后处理	再次与产妇沟通，指导配合	2	
		准备保护会阴及协助胎头娩出（口述）	2	
		报告操作结束	1	
综合评价 （10分）		程序正确，动作规范，操作熟练	6	
		态度和蔼，语言恰当，沟通有效、体现人文关怀	2	
		在规定时间内完成操作（每超过30秒扣一分，如分值不够可从总分中扣除）	2	
总分			100	

自然分娩助娩术操作评分标准

主考教师_____ _____专业_____级_____班 考试日期_____

项目总分	项目内容	考核内容及要求	分值	得分
素质要求 （3分）	报告内容	报告考核者学号及考核项目	1	
	仪表举止	仪表端庄大方，态度认真和蔼	1	
	服装服饰	服装（洗手衣）鞋帽整洁，着装符合要求	1	
操作前准备 （17分）	环境	安静、光线适宜、温度24～26℃（口述）	2	
	用物	备物齐全，新生儿辐射台处于功能状态（口述）	2	
	助产士	助产士换洗手衣、戴口罩	2	
		修剪指甲，洗手（六步洗手法）	2	
	产妇	核对产妇，评估产妇心理精神状态、解释正确使用腹压的重要性，以取得积极配合	2	
		评估产程进展情况、胎儿情况、会阴条件及接生时机（口述）	2	
		帮助产妇取膀胱截石位，双手置于身体两侧	2	
		外阴冲洗消毒（口述）	1	

续表

项目总分	项目内容	考核内容及要求	分值	得分
操作步骤（70分）	接产前准备	助产士外科洗手消毒（口述）	2	
		穿无菌手术衣	2	
		戴无菌手套	2	
		助手打开产包，铺无菌巾（口述）	2	
		检查产包物品，摆放有序	2	
	保护会阴	保护会时机正确（口述）	2	
		保护会阴方法正确	4	
	接产过程	协助胎头俯屈手法正确	4	
		协助胎头仰伸手法正确	4	
		胎头娩出后，立刻清理口鼻腔分泌物手法正确	4	
		协助胎头复位及外旋转手法正确	6	
		协助前肩娩出手法正确	4	
		协助后肩娩出手法正确	4	
		协助胎身及下肢娩出手法正确	2	
		清理呼吸道及结扎脐带（口述）	2	
	娩出胎盘	用弯盘置于产妇会阴下收集阴道出血量	2	
		娩出胎盘时机正确	3	
		协助娩出胎盘操作正确	4	
		检查胎盘及胎膜	4	
	检查软产道	按顺序仔细检查软产道有无裂伤	4	
	预防产后出血	产后观察2小时及内容（口述）	4	
	操作后处理	再次与产妇沟通，了解产妇分娩后的心理活动	2	
		整理产床及物品	2	
		报告操作结束	1	
综合评价（10分）		程序正确，动作规范，操作熟练	6	
		态度和蔼，语言恰当，沟通有效、体现人文关怀	2	
		在规定时间内完成操作（每超过30秒扣一分，如分值不够可从总分中扣除）	2	
总分			100	

新生儿出生时护理操作评分标准

主考教师＿＿＿＿＿＿＿＿ ＿＿＿＿＿专业＿＿＿＿级＿＿＿＿班 考试日期＿＿＿＿＿＿＿

项目总分	项目内容	考核内容及要求	分值	得分
素质要求（3分）	报告内容	报告考核者学号及考核项目	1	
	仪表举止	仪表端庄大方，态度认真和蔼	1	
	服装服饰	服装（洗手衣）鞋帽整洁，着装符合要求	1	

续表

项目总分	项目内容	考核内容及要求	分值	得分
操作前准备（17分）	环境	安静、清洁、温度24～26℃（口述）	2	
	用物	备物齐全，新生儿辐射台、新生儿吸痰器处于功能状态（口述）	3	
	助产士	助产士换洗手衣、戴口罩	2	
		修剪指甲，洗手（六步洗手法）	2	
	新生儿	核对姓名，评估新生儿一般情况（口述）	2	
		了解有无胎儿宫内窘迫情况（口述）	2	
	护理前准备	助产士外科洗手消毒（口述）	2	
		戴无菌手套	2	
操作步骤（70分）	清理呼吸道、刺激呼吸	胎头娩出后，立刻清理口鼻腔分泌物手法正确	2	
		胎儿娩出后，用右手持纱布擦净新生儿口鼻腔外部黏液	3	
		必要时用婴儿吸痰管清除呼吸道羊水及黏液	3	
		确认呼吸道通畅未啼哭，可用手轻拍新生儿足底	3	
		用纱布擦干全身皮肤	2	
	Apgar评分	出生后1分钟及5分钟给予Apgar评分	3	
	处理脐带	胎儿娩出后1～2分钟断脐	3	
		将新生儿置于已预热的保暖台上	2	
		用75%的乙醇消毒脐带根部及周围	3	
		用一止血钳套上气门芯，距脐根0.5cm处夹住脐带	3	
		在钳夹远端0.5cm处将脐带剪断	2	
		牵拉丝线将气门芯拉长套在钳夹脐带上	3	
		0.5%碘伏或75%酒精消毒脐带断面，取下止血钳	3	
		药液不可接触新生儿的皮肤，以免发生皮肤灼伤（口述）	2	
		待脐带断面干后，以无菌纱布覆盖，再用脐带布包扎	3	
	体格检查及称体重	让产妇确认新生儿性别	4	
		初步清洁新生儿身上的皮肤	4	
		仔细对新生儿进行全面体格检查	4	
		称体重，测身长	4	
	新生儿做标记及其他护理	新生儿标记 （1）打新生儿足底印及产妇拇指印在婴儿病历上 （2）系上标明新生儿性别、体重、出生时间、母亲姓名和床号的手腕带和包被标牌 （3）初步进行新生儿体检	2 2 2	
		指导早吸吮及母乳喂养宣教	2	
	操作后处理	再次与产妇沟通，告知新生儿护理完毕放在婴儿床上	2	
		关闭新生儿辐射台等设备，整理物品及物归原处	2	
		报告操作结束	2	
综合评价（10分）	程序正确，动作规范，操作熟练		6	
	态度和蔼，语言恰当，沟通有效、体现人文关怀		2	
	在规定时间内完成操作（每超过30秒扣一分，如分值不够可从总分中扣除）		2	
总分			100	

新生儿窒息复苏术操作评分标准

主考教师_____ _____专业_____级_____班 考试日期_____

项目总分	项目内容	考核内容及要求	分值	得分
素质要求 （3分）	报告内容	报告考核者学号及考核项目	1	
	仪表举止	仪表端庄大方，态度认真和蔼	1	
	服装服饰	服装鞋帽整洁，着装符合要求	1	
操作前准备 （17分）	环境	产房安静、光线适宜、温度24～26℃、湿度50%～60%	2	
	用物	物品已备齐，辐射保暖台已打开，检查气囊、面罩无漏气，氧源在待用状态	10	
	人员	熟练掌握复苏术医生、助产士 助产士外科洗手，穿无菌手术衣戴无菌手套	5	
复苏步骤 （70分）	复苏前评估	问4个评价新生儿状况的问题：足月？胎粪？呼吸？肌张力	8	
		如羊水有胎粪污染，决定有无气管插管吸引指征	2	
	A. 初步复苏 （30秒）	保温	4	
		摆正体位	4	
		吸引（先吸口再吸鼻）	4	
		擦干拿开湿毛巾、刺激	4	
		重新摆正体位	4	
		评估6秒：要求描述呼吸、心率；心率<100次/分→B	2	
	B. 气囊 - 面罩 正压人工呼吸 （30秒）	指征（口述）：呼吸暂停，心率<100次/分	4	
		人工呼吸操作正确	4	
		频率：40～60次/分，压松比例1:2	4	
		再评估6秒：心率<60次/分→C	4	
	C. 胸外按压	胸外按压 部位：两乳头连线下方，深度为前后直径的1/3	4	
		频率3:1，即每分钟90次按压，30次人工呼吸	4	
		再评估6秒：心率<60次/分→D	4	
	D. 药物	肾上腺素（1：10 000）气管内注入0.3～1ml/kg	5	
	评估	新生儿Apgar评分，报告复苏结果，操作结束	5	
综合评价 （10分）	步骤正确，动作规范，操作熟练		6	
	体现人文关怀，有爱婴表现		2	
	在规定时间内完成操作（每超过30秒扣一分，如分值不够可从总分中扣除）		2	
总分			100	

（闫金凤、李淑红）

实训项目五　新生儿护理

新生儿期系指胎儿出生后断脐到满 28 天的一段时间。加强新生儿期护理是新生儿健康成长的保障。新生儿护理包括：新生儿游泳、沐浴、抚触、脐部护理等四项基本操作。

【技能训练目标】

1．熟练掌握新生儿游泳、沐浴、抚触、脐部护理操作前的准备工作。

2．熟练掌握新生儿游泳、沐浴、抚触、脐部护理的操作流程。

3．熟练掌握新生儿护理记录表的填写。

4．培养学生"关爱生命、呵护生命"的美德，能为新生儿提供周到细致的护理报务。

【技能训练内容】

1．新生儿游泳的操作及护理。

2．新生儿沐浴的操作及护理。

3．新生儿抚触的操作及护理。

4．新生儿脐部的观察及护理。

【实训设计与安排】

1．建设仿真新生儿护理室，在新生儿模型上进行演示及操作练习。

2．先让学生观看新生儿游泳、沐浴、抚触、脐部护理的录像，再由主讲教师提出训练要求。

3．教师按操作要求示教，学生分为 3～4 人一组进行操作练习。

4．安排学生到医院新生儿护理室见习。

工作任务一　新生儿游泳

新生儿游泳是在安全保护措施下，由经过专门培训的助产人员操作和认真看护所进行的一项人类水中早期保健活动。

【实训过程】

（一）主要实训设备及用物的准备

1．模型　新生儿模型。

2．设备　新生儿操作台（图 5-1），新生儿游泳池（图 5-2、图 5-3）、新生儿游泳圈（图 5-4）。

3．器械及用物。

（1）新生儿专用浴巾（干燥）。

（2）沐浴室常用物品（宝宝洗发液、沐浴露、抚触油、爽身粉、润肤油等）。

（3）脐部护理物品一套（防水护脐贴、75% 酒精、消毒棉签、无菌纱布等）。

（4）新生儿衣裤一套、小毛毯、尿布各一块。

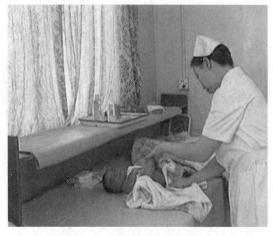

图 5-1　新生儿护理操作台

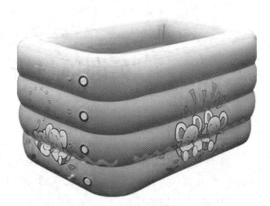

图 5-2　婴儿充气式游泳池

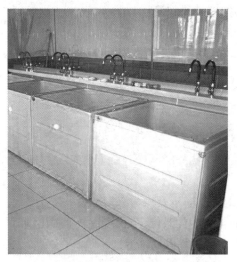

图 5-3　婴儿固定游泳池

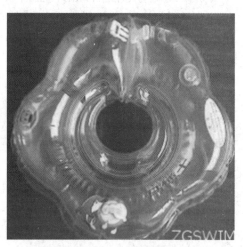

图 5-4　婴儿游泳圈

（5）水温计 1 支、可漂浮的玩具 1 个。

（6）病历夹、记录本。

（二）操作流程

操作步骤	方法及内容	注意事项
准备工作	1. 环境设置：室温设置在 26～28℃，水温 36～37℃ 2. 用物及设备准备 （1）准备游泳池：将清洁消毒的游泳池铺上一人一换的一次性塑料薄膜袋 （2）游泳池注入温水：水深约 50cm （3）检查游泳圈：包括安全栓型号是否匹配、保险是否牢固、游泳圈是否漏气 3. 助产士准备：修剪指甲、洗手、戴口罩	1. 助产士必须着装规范，仪表端庄 2. 室内清洁、安静、温暖 3. 用物齐全，设备完好

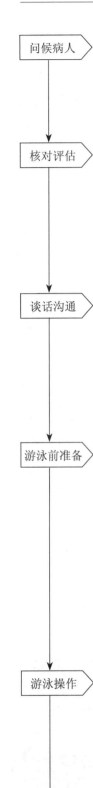

| 问候病人 | 1. 自我介绍
2. 表情：微笑、亲切 | 助产士面带微笑，不轻浮嬉笑 |

| 核对评估 | 1. 核对母亲姓名、床号及新生儿身牌、腕带
2. 查阅病历、记录单，了解新生儿的一般情况及生产过程
3. 一般情况评估：T、HR、R，喂奶、睡眠、大小便等
4. 儿科情况：查看新生儿眼耳鼻口腔情况，注意皮肤、脐带及有无红臀
5. 整理病历及护理单 | 1. 细致耐心、查对齐全
2. 特别注意有无窘迫及窒息史
3. 发现新生儿异常情况及时报告医师及家属
4. 杜绝新生儿换错及外伤 |

| 谈话沟通 | 与产妇及家属谈话：
1. 介绍游泳方法、顺序、时间及可能出现的不适
2. 告知游泳的意义，使家长愿意接受，积极配合
3. 向家属表示助产士的责任心，以消除家属的不安情绪 | 1. 和颜悦色
2. 面向产妇和家属进行有效沟通 |

| 游泳前准备 | 1. 抱起新生儿，给新生儿打招呼，将新生儿放置准备台上，再次核对母亲姓名及新生儿性别
2. 测量体温并记录
3. 随着音乐节奏，适当活动四肢
4. 松解衣服，检查全身情况，查看尿布及臀部，松解脐带卷，查看脐带情况
5. 游泳前脐部贴防水护脐贴 | 1. 准备工作有序
2. 注意观察新生儿情况
3. 新生儿出生后体温未稳定前不宜游泳
4. 游泳池塑料袋每人一换，以防交叉感染
5. 游泳时间最好选择在喂奶后一小时 |

| 游泳操作 | 1. 助产士用水温计及手腕内侧测水温
2. 放置颈部游泳圈。助产士将新生儿抱置操作台上，左手托住儿头，右手竖立抱住新生儿，由助手帮助套好游泳圈
3. 扣好安全扣
4. 检查游泳圈，注意大小型号是否合适
5. 助产士左臂托住新生儿背部，左手抓住左上臂，右手托住臀部，逐渐缓慢入水
6. 助产士可用手深入水中抚触新生儿臀部及下肢，促使其活动
7. 游泳完毕，由助手取下游泳圈
8. 将新生儿抱回准备台上，迅速用浴巾包裹并吸干全身的水渍
9. 取下防水护脐贴，给予0.5%的碘伏或75%的酒精消毒脐部2次，并用无菌纱布包扎 | 1. 动作轻柔敏捷，防止新生儿受伤、窒息及颈动脉窦受压，出现意外
2. 游泳时防止水进入耳道引起感染
3. 游泳过程中不能离开新生儿，保护新生儿
4. 要掌握好新生儿在水中的运动量，既不要漂浮着不动，也不要一刻不停地运动四肢
5. 游泳时给新生儿一定的主动性，但助产士和宝宝的安全监护距离要保持在一臂之内
6. 握住新生儿的手让其在水中移动
7. 游泳时间不宜过长，要控制新生儿在水中的游泳时间，一次游泳约3～5分钟即可，最长不超过10分钟 |

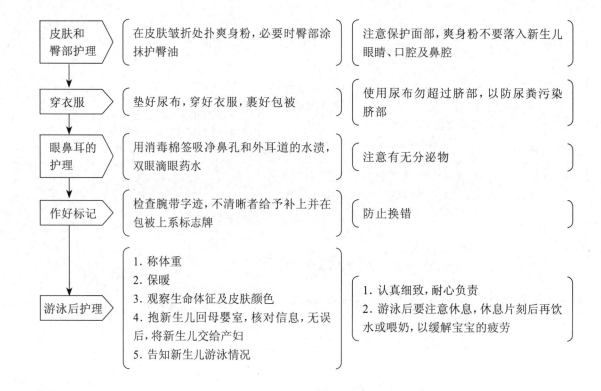

皮肤和臀部护理	在皮肤皱折处扑爽身粉，必要时臀部涂抹护臀油	注意保护面部，爽身粉不要落入新生儿眼睛、口腔及鼻腔
穿衣服	垫好尿布，穿好衣服，裹好包被	使用尿布勿超过脐部，以防尿粪污染脐部
眼鼻耳的护理	用消毒棉签吸净鼻孔和外耳道的水渍，双眼滴眼药水	注意有无分泌物
作好标记	检查腕带字迹，不清晰者给予补上并在包被上系标志牌	防止换错
游泳后护理	1. 称体重 2. 保暖 3. 观察生命体征及皮肤颜色 4. 抱新生儿回母婴室，核对信息，无误后，将新生儿交给产妇 5. 告知新生儿游泳情况	1. 认真细致，耐心负责 2. 游泳后要注意休息，休息片刻后再饮水或喂奶，以缓解宝宝的疲劳

工作任务二　新生儿沐浴

新生儿沐浴用于新生儿皮肤清洁。其目的是预防感染并增进身体舒适。

【实训过程】

（一）主要实训设备及用物的准备

1. 模型　新生儿模型。

2. 设备　新生儿操作台（参见图 5-1）、新生儿电子称、婴儿淋浴池（图 5-5）或婴儿沐浴盆（图 5-6）。

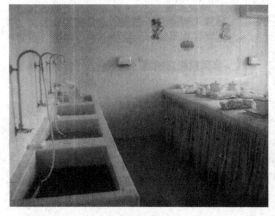

图 5-5　婴儿淋浴池

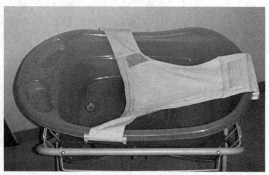

图 5-6　婴儿盆浴盆

3.器械及用物

（1）沐浴包：外包布1块、内包布1块、浴垫1块、外包被（睡袋）1件、内衣裤1套、尿布1块、防水护脐贴1个、无菌纱布3-5块,大浴巾1条、小毛巾2条。

（2）沐浴室常用物品（宝宝洗发液、沐浴露、护臀油、抚触油、爽身粉、润肤油等）。

（3）消毒方盘　体温计、指甲刀、液状液状石蜡缸、75%酒精、眼药水、消毒棉签、无菌纱布缸、持物钳、持物筒。

（4）病历夹、记录本、小推车。

（二）操作流程

操作步骤	方法及内容	注意事项
准备工作	1.环境设置：调节室温至26～28℃,水温38～42℃ 2.用物及设备准备： (1)铺沐浴台、准备沐浴包、消毒方盘 (2)新生儿称、新生儿远红外线抢救床及早产儿保温箱调试 3.助产士准备：修剪指甲、清洁洗手、戴口罩	1.室内清洁、安静 2.用物齐全,设备完好 3.助产士着装规范、仪表端庄
问候产妇	1.自我介绍 2.表情：微笑、亲切	助产士面带微笑,不轻浮嬉笑
核对评估	1.核对母亲的姓名、床位及新生儿的身牌、腕带 2.查阅病案、记录单,了解新生儿的一般情况及生产过程 3.一般情况评估：体检、T、HR、R、喂奶、睡眠、大小便等 4.儿科情况：查看新生儿眼、耳、鼻、口腔情况,注意皮肤及腕带情况,有无红臀 5.整理病案及记录单	1.细致耐心,资料齐全 2.特别注意有无窘迫及窒息史 3.及时发现新生儿异常情况。报告医师及家属 4.杜绝新生儿换错及外伤
谈话沟通	与产妇及家属谈话 1.介绍沐浴（淋浴或盆浴）方法、顺序、时间及可能出现的不适 2.告知沐浴（淋浴或盆浴）意义,使家长愿意接受,积极配合 3.向家属表示助产士的责任心,以消除家属的不安心理	和颜悦色,有效沟通

```
┌─────────────┐
│  沐浴前准备  │
└─────────────┘
```

1. 抱起新生儿, 给新生儿打招呼, 将新生儿抱置沐浴准备台上, 再次核对母亲姓名及新生儿性别
2. 测量体温并记录
3. 松解衣服, 检查全身情况, 查看尿布及臀部, 解松脐带卷, 查看脐带并贴防水护脐贴
4. 对第一次沐浴的新生儿用消毒植物油揩去胎脂

1. 准备工作有序
2. 注意观察新生儿情况
3. 新生儿出生后体温为稳定前不宜沐浴
4. 沐浴床垫每个婴儿一张, 以防交叉感染

```
┌─────────────┐
│  沐浴(淋    │
│  浴法)操    │
│  作          │
└─────────────┘
```

1. 助产士用手腕内侧测水温, 并温热淋浴床垫
2. 将新生儿抱至淋浴床上
3. 右手用浸湿小方巾为新生儿擦洗双眼, 然后洗面
4. 用水淋湿其头部, 将婴儿洗发露涂在助产士手上洗婴儿头和耳后, 再用水冲净
5. 洗身体: 将新生儿头部枕在护士左肘部, 左手握住新生儿左侧大腿, 放于沐浴垫上, 一次洗颈→腋下→上肢→手→胸→腹→下肢→腹股沟→会阴→肛门: 调转新生儿在护士右前臂, 左手洗净背部
6. 洗毕, 将新生儿抱回沐浴准备台上, 迅速用浴巾包裹, 并吸干全身的水渍

1. 洗头时用左手拇指和示指将双侧耳廓向前亚盖住耳孔, 防止水进入耳道引起感染
2. 注意保护眼、鼻、口及脐部
3. 沐浴过程中不能离开婴儿, 保护婴儿
4. 动作轻柔敏捷, 防止婴儿受伤

```
┌─────────────┐
│  沐浴(盆    │
│  浴法)操    │
│  作          │
└─────────────┘
```

1. 沐浴盆内盛温水(温度 38～42℃)
2. 助产士用手腕内侧测水温
3. 用浴巾裹住新生儿全身, 露出头、面部
4. 用左臂夹住新生儿身体, 左手托住头部, 左手大拇指和中指压住双耳廓, 防止水流入耳道
5. 右手用拧干的湿毛巾从眼的内眦向外角擦拭; 擦另一只眼、并清洁鼻孔、耳廓、外耳道等处; 再擦洗面部。每擦一个部位要取毛巾另一清洁处
6. 用水湿头部, 右手取婴儿洗发露洗新生儿头和耳后, 再用水冲净并擦干
7. 洗身体: 拿掉浴巾, 左手握住新生儿左肩及腋窝处, 将头枕在左臂上, 右手托住其双腿, 放于沐浴垫上, 一次洗颈→腋下→上肢→手→胸→腹→下肢→腹股沟→会阴→肛门: 调转新生儿在护士右前臂, 左手洗净背部
8. 洗毕, 将新生儿抱回沐浴准备台上, 迅速用浴巾包裹, 并吸干全身的水渍

1. 注意皮肤皱褶处, 如颈部、腋下、腹股沟等处的清洁
2. 注意保护眼、鼻、口及脐部
3. 沐浴过程中不能离开新生儿, 要保护新生儿
4. 动作轻柔敏捷, 防止新生儿受伤

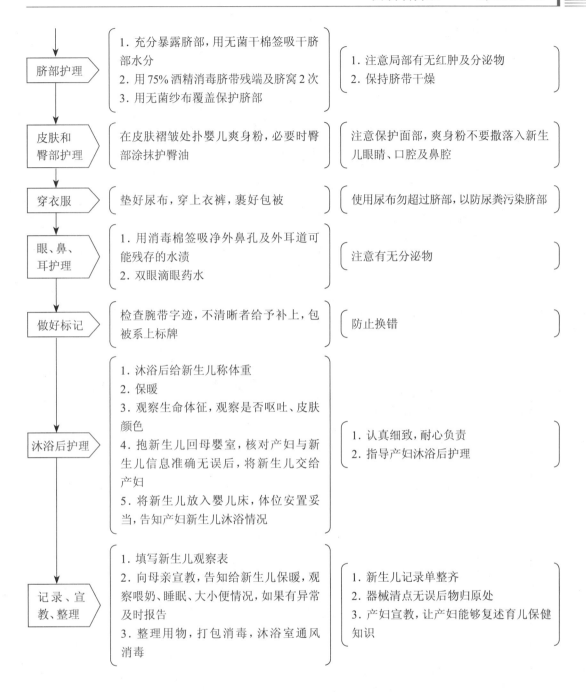

脐部护理	1. 充分暴露脐部，用无菌干棉签吸干脐部水分 2. 用75%酒精消毒脐带残端及脐窝2次 3. 用无菌纱布覆盖保护脐部	1. 注意局部有无红肿及分泌物 2. 保持脐带干燥
皮肤和臀部护理	在皮肤褶皱处扑婴儿爽身粉，必要时臀部涂抹护臀油	注意保护面部，爽身粉不要撒落入新生儿眼睛、口腔及鼻腔
穿衣服	垫好尿布，穿上衣裤，裹好包被	使用尿布勿超过脐部，以防尿粪污染脐部
眼、鼻、耳护理	1. 用消毒棉签吸净外鼻孔及外耳道可能残存的水渍 2. 双眼滴眼药水	注意有无分泌物
做好标记	检查腕带字迹，不清晰者给予补上，包被系上标牌	防止换错
沐浴后护理	1. 沐浴后给新生儿称体重 2. 保暖 3. 观察生命体征，观察是否呕吐、皮肤颜色 4. 抱新生儿回母婴室，核对产妇与新生儿信息准确无误后，将新生儿交给产妇 5. 将新生儿放入婴儿床，体位安置妥当，告知产妇新生儿沐浴情况	1. 认真细致，耐心负责 2. 指导产妇沐浴后护理
记录、宣教、整理	1. 填写新生儿观察表 2. 向母亲宣教，告知给新生儿保暖，观察喂奶、睡眠、大小便情况，如果有异常及时报告 3. 整理用物，打包消毒，沐浴室通风消毒	1. 新生儿记录单整齐 2. 器械清点无误后物归原处 3. 产妇宣教，让产妇能够复述育儿保健知识

工作任务三　新生儿抚触

新生儿抚触是由经过专门训练的操作者对新生儿非特殊部位肌肤的轻柔爱抚。是新生儿期的一种健康保健活动。

（一）主要实训设备及用物准备

1. 模型与设备　新生儿抚触台，新生儿模型。

2. 器械及用物　抚触用大浴巾、婴儿润肤油、替换的衣物、无菌尿布。

（二）操作流程

操作步骤	方法及内容	注意事项
准备工作	1. 环境设置：调节室温至28~30℃ 2. 用物及设备准备 （1）铺新生儿抚触台 （2）抚触用大浴巾、婴儿润肤油、替换的衣物、消毒尿布摆放整齐 3. 播放轻音乐 4. 助产士准备：修剪指甲、清洁洗手、戴口罩	1. 室内清洁、安静 2. 用物齐全，设备完好 3. 音乐悠扬悦耳 4. 助产士着装规范、仪表端庄
问候产妇	1. 自我介绍 2. 表情：微笑、亲切	助产士面带微笑，不轻浮嬉笑
核对评估	1. 核对母亲的姓名、床位及新生儿的身牌、腕带 2. 查阅病案、记录单，了解新生儿的一般情况及生产过程 3. 一般情况评估：体检、T、HR、R、喂奶、睡眠、大小便等 4. 儿科情况：查看新生儿眼、耳、鼻、口腔情况，注意皮肤及脐带情况，有无红臀 5. 整理病案及记录单	1. 细致耐心，资料齐全 2. 特别注意有无窘迫及窒息史 3. 及时发现新生儿异常情况，报告医师及家属 4. 杜绝新生儿换错及外伤
谈话沟通	与产妇及家属谈话 1. 介绍抚触方法、顺序、时间及可能出现的不适 2. 告知抚触意义，使家长愿意接受，积极配合 3. 向家属表示助产士的责任心，以消除家属的不安心理	和颜悦色，有效沟通
抚触前准备	1. 在新生儿抚触台上铺大浴巾 2. 抱起新生儿，给新生儿打招呼，将新生儿抱置抚触台上，再次核对母亲姓名及新生儿性别 3. 测量体温并记录 4. 松解衣服，检查全身情况，查看尿布及臀部，解松脐带卷，查看脐带情况	1. 准备工作有序 2. 注意观察新生儿情况 3. 新生儿出生后体温不稳定前不宜抚触 4. 抚触用大浴巾每个新生儿一换，以防交叉感染

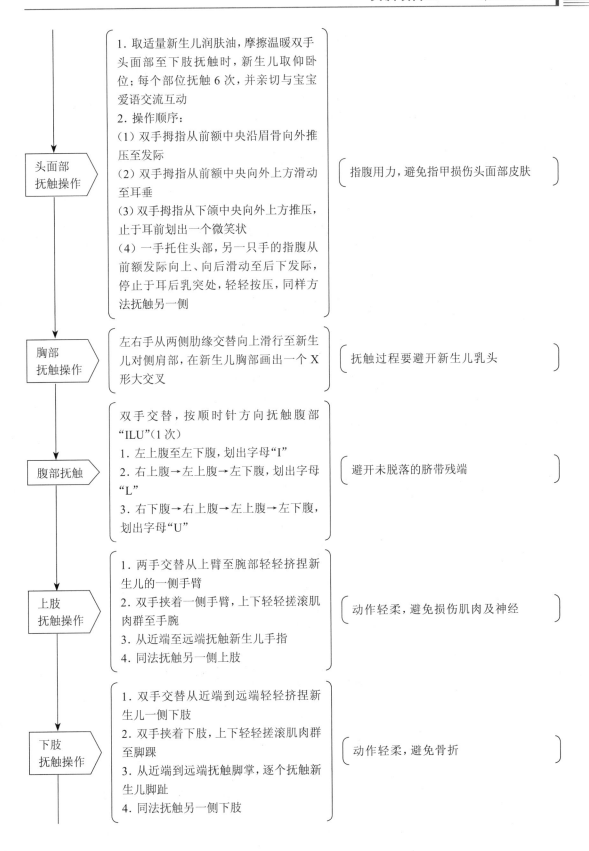

头面部
抚触操作

1. 取适量新生儿润肤油,摩擦温暖双手头面部至下肢抚触时,新生儿取仰卧位;每个部位抚触 6 次,并亲切与宝宝爱语交流互动
2. 操作顺序:
(1) 双手拇指从前额中央沿眉骨向外推压至发际
(2) 双手拇指从前额中央向外上方滑动至耳垂
(3) 双手拇指从下颌中央向外上方推压,止于耳前划出一个微笑状
(4) 一手托住头部,另一只手的指腹从前额发际向上、向后滑动至后下发际,停止于耳后乳突处,轻轻按压,同样方法抚触另一侧

指腹用力,避免指甲损伤头面部皮肤

胸部
抚触操作

左右手从两侧肋缘交替向上滑行至新生儿对侧肩部,在新生儿胸部画出一个 X 形大交叉

抚触过程要避开新生儿乳头

腹部抚触

双手交替,按顺时针方向抚触腹部 "ILU" (1 次)
1. 左上腹至左下腹,划出字母"I"
2. 右上腹→左上腹→左下腹,划出字母"L"
3. 右下腹→右上腹→左上腹→左下腹,划出字母"U"

避开未脱落的脐带残端

上肢
抚触操作

1. 两手交替从上臂至腕部轻轻挤捏新生儿的一侧手臂
2. 双手挟着一侧手臂,上下轻轻搓滚肌肉群至手腕
3. 从近端至远端抚触新生儿手指
4. 同法抚触另一侧上肢

动作轻柔,避免损伤肌肉及神经

下肢
抚触操作

1. 双手交替从近端到远端轻轻挤捏新生儿一侧下肢
2. 双手挟着下肢,上下轻轻搓滚肌肉群至脚踝
3. 从近端到远端抚触脚掌,逐个抚触新生儿脚趾
4. 同法抚触另一侧下肢

动作轻柔,避免骨折

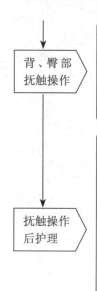

| 背、臀部抚触操作 | 1. 新生儿取俯卧位。头侧向一边
2. 以脊椎为中分线，双手分别在脊椎两侧滑动抚触，从肩部向下至骶部
3. 用手掌从头部向下抚摸至臀部
4. 双手在两侧臀部做环形抚触 | 新生儿取侧头俯卧位时。防止压住口鼻腔 |
| 抚触操作后护理 | 1. 为新生儿穿好衣服、垫好尿布，裹好包被，送回新生儿母亲处，核对母亲与新生儿信息
2. 将新生儿放入婴儿床，体位安置妥当，告知产妇新生儿抚触情况
3. 向母亲宣教：给新生儿保暖，观察新生儿喂奶、睡眠、大小便情况，如果有异常及时报告
4. 整理用物，洗手（六步洗手法）
5. 填写记录单 | 1. 新生儿记录单整齐
2. 器械清点无误后物归原处
3. 产妇宣教让产妇能够复述育儿保健知识 |

工作任务四 新生儿脐部护理

新生儿脐部护理主要是保持局部的干燥和清洁，避免排泄物污染。其目的是预防新生儿脐炎的发生。

【实训过程】

（一）主要实训设备及用物的准备

1. 模型及设备　新生儿模型、小推车。

2. 器械及用物　治疗盘，消毒棉签、75% 酒精、无菌纱布块、弯盘、无菌镊子罐、持物钳1个、持物筒1个、体温计1根、病历夹1个、记录本1个。

（二）操作流程

操作步骤	方法及内容	注意事项
准备工作	1. 环境设置：调节室温至 24～26℃。 2. 用物及设备：准备小推车、治疗盘、清洁棉签、75% 酒精、无菌纱布块、弯盘、无菌镊子罐、持物钳1个、持物筒1个、体温计1根 3. 助产士准备：修剪指甲、按六部洗手法洗手、戴口罩	1. 用物齐全，设备完好 2. 助产士着装规范、仪表端庄
问候产妇	1. 将小推车推到病床前 2. 自我介绍 3. 表情：微笑、亲切	助产士面带微笑，不轻浮嬉笑

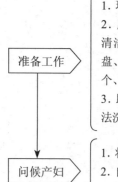

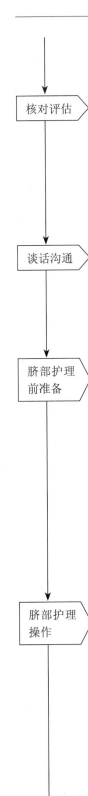

核对评估
1. 核对母亲的姓名、床位及新生儿的性别
2. 查阅病案、记录单,了解新生儿的一般情况及生产过程
3. 一般情况评估:体检、T、HR、R、喂奶、睡眠、大小便等
4. 整理病案及记录单

1. 细致耐心,资料齐全
2. 特别注意有无窘迫及窒息史
3. 及时发现新生儿异常情况。报告医师及家属
4. 杜绝新生儿换错及外伤

谈话沟通
与产妇及家属谈话
1. 介绍脐部护理方法、顺序、时间及可能出现的不适
2. 告知脐部护理的意义,使家长愿意接受,积极配合
3. 向家属表示助产士的责任心,以消除家属的不安心理

和颜悦色,有效沟通

脐部护理前准备
1. 用速干洗手液再次洗手
2. 再次核对母亲姓名、新生儿性别、腕带、标牌等
3. 测量体温并记录

1. 准备工作有序
2. 注意观察新生儿情况

脐部护理操作
1. 抱起新生儿,给新生儿打招呼,打开包被,松解衣物;检查全身情况;查看尿布及臀部;松解脐带卷
2. 查看脐带有无红肿、渗液、渗血、异常气味
3. 用一到两根75%酒精棉签 消毒脐轮及残端
4. 如果脐带脱落后仍继续用75%酒精消毒脐窝,直至渗出物消失
5. 将用过的棉签放入医疗垃圾桶内,镊子放入弯盘
6. 用无菌纱布重新包扎脐带
7. 特殊情况下的处理:
(1)脐部有脓性分泌物者,用3%的过氧化氢溶液棉签消毒脐轮及脐窝后,再用95%酒精棉签擦拭,以利于挥发,保持脐部干燥,后用75%的酒精擦拭消毒
(2)脐带脱落后如有红色肉芽组织形成用硝酸银棒灼烧,再用生理盐水冲洗局部,促进脐部愈合

1. 脐部护理时,应该严密观察脐带,有无特殊气味和脓性分泌物,发现异常及时报告医师
2. 脐带未脱落前,勿强行剥离;结扎线如有脱落应重新结扎
3. 脐带应每日护理一次,直至脐带脱落
4. 使用硝酸银棒时,勿灼伤正常组织
5. 不用龙胆紫

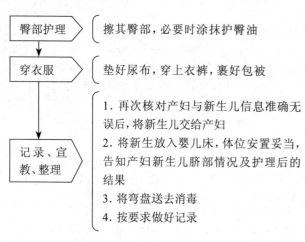

臀部护理	擦其臀部，必要时涂抹护臀油	动作轻柔，态度和蔼
穿衣服	垫好尿布，穿上衣裤，裹好包被	使用尿布勿超过脐部，以防尿粪污染脐部
记录、宣教、整理	1. 再次核对产妇与新生儿信息准确无误后，将新生儿交给产妇 2. 将新生放入婴儿床，体位安置妥当，告知产妇新生儿脐部情况及护理后的结果 3. 将弯盘送去消毒 4. 按要求做好记录	1. 新生儿记录单整齐 2. 器械清点无误后物归原处 3. 产妇宣教，让产妇能够复述育儿保健知识

【典型案例仿真实训】

（一）案例导入

小慧之子，出生3天，足月活婴，自然分娩，出生体重3300g，Apgar评分10分，无畸形，无产伤，无药物过敏史，无家族特殊疾病史。

该新生儿全身皮肤略黄染，口唇红润，哭声响亮，食奶吸吮有力，无呛咳及呕吐，大小便正常。测T 36.6℃，HR 120次/分，R 50次/分，心肺听诊无异常，腹软，肝脾无肿大。脐带残端干燥，未脱落，无红臀。

小芳作为责任助产士，应该如何给宝宝沐浴、游泳、抚触？如何进行脐部护理呢？

（二）仿真实训

流程一 准备

1. 助产士 着装规范，举止端庄，稳重亲切。

2. 环境 调节室温至28～30℃，室内清洁舒适、温馨安静，播放音乐。

流程二 问候、核对、评估及解说

1. 问候产妇（表情微笑亲切）"您好！我是您的责任助产士小芳，今天由我为您的宝宝进行游泳、沐浴、抚触及脐部护理。"

2. 核对（面带微笑）"请问您叫什么名字？住第几床？"同时核对新生儿的标志牌和手腕带信息。

3. 评估

（1）整理病历记录单，了解新生儿出生情况 小慧之子，出生3天，足月活婴，自然分娩，出生体重3300g，Apgar评分10分，无畸形，无产伤，无药物过敏史，无家族特殊疾病史。

（2）一般情况评估：全身皮肤略黄染，口唇红润，哭声响亮，吸吮有力，无呛咳及呕吐，大小便正常。测T 36.6℃，HR 120次/分，R 50次/分，心肺听诊无异常，腹软，肝脾无肿大。脐带残端干燥，未脱落，无红臀。

4. 沟通谈话（对产妇及家属）

（1）新生儿游泳、沐浴、抚触及脐部护理过程简介。

（2）解释新生儿游泳、沐浴、抚触、脐部护理的意义。新生儿游泳、沐浴、抚触有利于新生儿皮肤的血液循环，并让新生儿清洁、舒适、防止感染；脐部护理可以预防脐炎的发生。使家长愿意接受，积极配合。

（3）指导母亲喂奶 在游泳前1小时左右将新生儿喂饱，以防止游泳后抚触时因饥饿而哭闹，也防止刚喂奶过饱而溢乳。

流程三　新生儿游泳

（一）准备工作

1. 助产士准备　修剪指甲、清洁洗手、戴口罩。

2. 用物及准备

（1）准备游泳池：将清洁消毒过的新生儿游泳池铺上一人一换的一次性塑料薄膜袋。

（2）游泳池注入温水：水温 36～37℃，水深约 50cm。

（3）游泳圈安全检查：包括安全栓型号是否匹配、保险扣是否牢固、有无漏气等。

3. 新生儿准备

（1）将新生儿抱至准备台上，再次核对母亲姓名及新生儿性别。

（2）测量体温并记录。

（3）随着音乐节奏，适当活动宝宝四肢。

（4）松解衣服，检查全身情况，查看尿布及臀部，解松脐带卷查看脐带情况。

（5）游泳前脐带部贴防水护脐贴。

（二）游泳操作

1. 助产士用水温计及手腕内侧再次测试水温。

2. 放置颈部游泳圈。助产士将新生儿抱至操作台上，左手托住儿头，右手竖立抱住新生儿，由助手帮助套好新生儿游泳圈。

3. 扣好安全扣。先扣好游泳圈下方安全扣，再粘牢游泳圈上方的粘带式安全带。

4. 检查游泳圈下颌、下颏部是否垫托在预设位置，注意游泳圈的大小型号是否合适（图5-7）。

5. 助产士左手沿着婴儿背部抓住婴儿左上臂，右手托住婴儿臀部，逐渐缓慢入水。

6. 助产士可用手伸入水中抚触婴儿臀部及双下肢促使婴儿水中活动（图5-8）。

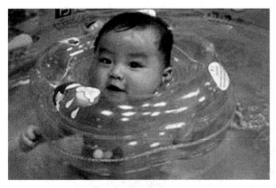

图5-7　婴儿游泳

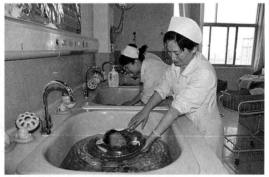

图5-8　新生儿游泳

7. 一次游泳 3～5 分钟即可，最长不超过 10 分钟。

8. 游泳完毕，将新生儿抱回准备台上，迅速用浴巾包裹并吸干全身的水渍，并由助手取下游泳圈。

9. 游泳后给新生儿称体重，保暖，观察生命体征、是否呕吐及皮肤颜色等。

10. 检查手腕及脚腕带字迹，不清晰者给予补上。需要沐浴的新生儿用干燥大浴巾包好准备沐浴。

流程四 新生儿沐浴

（一）沐浴前准备

1. 调节室温26～28℃，水温在38～42℃，一般用手腕测试较暖即可。

2. 将新生儿抱至沐浴准备台上，再次核对母亲姓名及新生儿性别。

3. 测量体温并记录。

4. 松解衣服，检查全身情况，查看尿布及臀部，松解脐带卷查看脐带情况。

5. 对第一次沐浴的新生儿用消毒植物油拭去胎脂。

（二）淋浴操作

1. 洗头面部 助产士用左臂托住新生儿背部，左手掌托住新生儿头颈部，将新生儿下肢夹在左腋下移至沐浴池，右手用浸湿小方巾为新生儿擦洗双眼（由内眦洗向外眦），然后洗面部，洗头（洗头时用左手拇指和示指将双侧耳廓向前压盖住耳孔，防止水进入耳道引起感染），用方巾擦干头面。

2. 洗身体 将新生儿头部枕在助产士左肘部，左手握住新生儿左侧大腿，放于沐浴垫上，依次洗颈—腋下—手—胸—腹—下肢—腹股沟—会阴—肛门：调转新生儿卧在助产士右前臂，左手洗净背部，抱回沐浴台，擦干全身。

（三）盆浴操作

1. 准备 沐浴盆内盛温水（温度38～42℃），助产士用手腕内侧测水温，用浴巾裹住新生儿全身，露出头、面部。

2. 洗头面部 用左臂夹住新生儿身体，左手托住头部，左手大拇指和中指压住双耳廓，防止水流入耳道。右手用拧干的湿毛巾从眼的内眦向外角擦拭；擦另一只眼、并清洁鼻孔、耳廓、外耳道等处；再擦洗面部。每擦一个部位要取毛巾另一清洁处。水湿头部，右手取婴儿洗发露洗新生儿头和耳后，再用水冲净并擦干（图5-9、图5-10）。

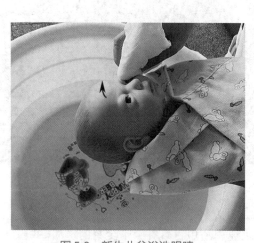 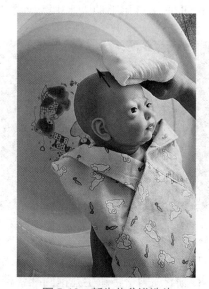

图5-9 新生儿盆浴洗眼睛 　　　　　　　图5-10 新生儿盆浴洗头

3. 洗全身 拿掉浴巾，左手握住新生儿左肩及腋窝处，将头枕在左臂上，右手托住其双腿，放于沐浴垫上，依次洗颈→腋下→上肢→手→胸→腹→下肢→腹股沟→会阴→肛门：调转新生儿在护士右前臂，左手洗净背部（图5-11、图5-12）。

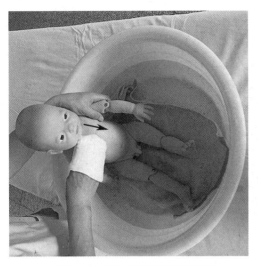
图 5-11　新生儿盆浴洗胸腹部

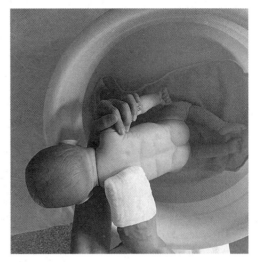
图 5-12　新生儿盆浴洗背部

4．洗毕，将新生儿抱回沐浴准备台上，迅速用浴巾包裹，并吸干全身的水渍。

（四）新生儿脐部护理

1．沐浴后取下防水护脐垫，先用干棉签吸干脐轮周围的水，再用 75% 的酒精棉签消毒脐轮及脐带残端，然后用无菌一次性护脐带包扎。

2．3～7 天脐带残端脱落后继续用 75% 的酒精棉签消毒脐轮，直至分泌物消失，局部干燥。

3．使用尿布勿超过脐部，以防尿粪污染脐部。

（五）新生儿臀部护理

握住新生儿双脚轻轻上抬臀部，涂护臀霜，将干净尿布展开平铺于新生儿臀下，女婴臀部垫厚，穿好衣服，包好外包布。

（六）新生儿沐浴后观察

新生儿每日沐浴后要称体重，保暖，观察生命体征，是否呕吐，皮肤颜色，脐带有无渗出，异味，是否有红臀以及大小便的性状。如果没有异常，将新生儿送回母婴同室，与母亲再次核对标志牌，手腕带。如果进行新生儿抚触的宝宝，沐浴后用干燥大浴巾包好保暖，送入新生儿抚触操作。

流程五　新生儿抚触

（一）准备工作

1．用物及设备准备　新生儿抚触台、消毒盘、婴儿包及药品。

2．抚触前准备　铺消毒浴巾于抚触台上（一人一换），将新生儿抱至辅助台，再次核对母亲姓名及新生儿性别。

（二）抚触操作

1．头面部抚触操作　取适量新生儿润肤油，摩擦温暖双手：头面部至下肢抚触时，新生儿取仰卧位：每个部位抚触 6 次，并亲切与宝宝爱语交流互动。依次操作如下：

（1）双手拇指从前额中央沿眉骨向外推压至发际（图 5-13）。

（2）用双手拇指从下额中央向外上方滑动至耳垂。

（3）双手拇指从下颌中央向外，向上方推压，止于耳前划出一个微笑状（图 5-14）。

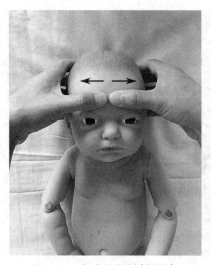

图 5-13 新生儿抚触（额部）

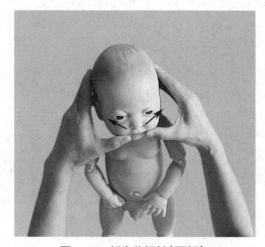

图 5-14 新生儿抚触（面部）

（4）一手托住头，另一只手的指腹从前额发际向上、后滑动至后下发际，停止于耳后乳突处，轻轻按压同样方法抚触另一侧（图 5-15）。

2. 胸部抚触操作　左右手从两侧肋缘交替向上滑行至新生儿对侧肩部，在新生儿胸部画出 X 形大交叉，注意避开新生儿乳头。

3. 腹部抚触操作　双手交替，按顺时针方向抚触腹部"I-L-U"（1 次）

（1）左上腹至左下腹，画出字母"I"形。

（2）右上腹→左上腹→左下腹，画出倒置字母"L"形。

（3）右下腹→右上腹→左上腹→左下腹抚触，划出倒置字母"U"形。

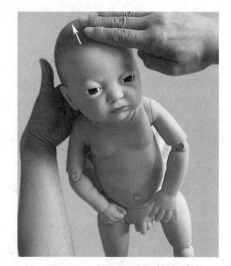

图 5-15 新生儿抚触（头部）

4. 上肢抚触操作（图 5-16、图 5-17）

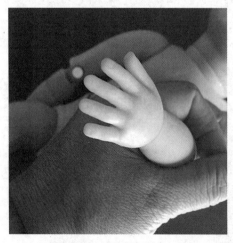

图 5-16 新生儿抚触（上肢）

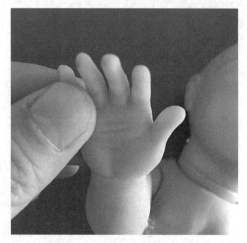

图 5-17 新生儿抚触（手指）

（1）两手交替从上臂至腕部轻轻地捏住新生儿的一侧手臂。

（2）双手扶着一侧手臂，上下轻轻搓滚肌肉群至手腕。

（3）从近端至远端抚触手掌，逐指抚触新生儿手指。

（4）同法抚触另一侧上肢。

5. 下肢抚触操作（图 5-18、图 5-19）

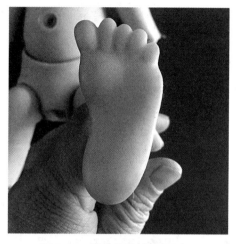

图 5-18　新生儿抚触（下肢）

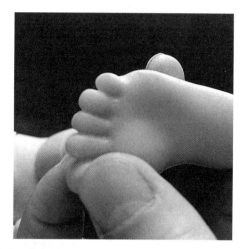

图 5-19　新生儿抚触（脚趾）

（1）双手交替握住新生儿一侧下肢，从近端到远端轻轻挤压。

（2）双手扶着下肢，上下轻轻搓滚肌肉群至脚踝。

（3）从近端到远端抚触脚掌，逐趾抚触新生儿脚趾。

（4）双手抚触另一侧下肢。

6. 背、臀部抚触操作

（1）新生儿取俯卧位，头侧向另一边。

（2）以脊椎部为中分线，双手分别在脊椎两侧滑动，从肩部向下至骶部（图 5-20）。

（3）用手掌从头部向下抚摸至臀部（图 5-21）。

（4）双手在两侧臀部做环形抚摸。

7. 抚触操作后护理

（1）为新生儿穿好衣服、垫上尿布、裹好包被。

（2）送回新生儿母亲处，核对母亲和新生儿信息。

（3）将新生儿放置婴儿床，体位安置妥当，告知产妇亲生儿抚触情况。

（4）给新生儿保暖：观察宝宝食奶、睡眠、大小便情况，如有异常及时报告。

（5）整理用物，洗手（六部洗手法），填写记录单。

流程六　新生儿脐部护理

（一）准备工作

1. 环境准备　调节室温至 24～26℃。

2. 助产士准备　修剪指甲、按六部洗手法洗手、戴口罩。

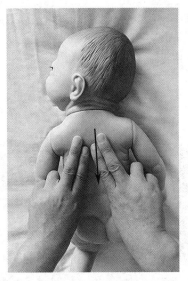

图 5-20　抚触背部

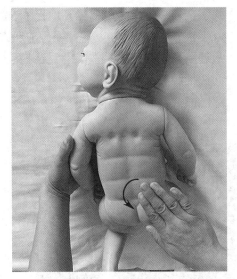

图 5-21　抚触臀部

3．用物准备　治疗盘，消毒棉签、75% 酒精、无菌纱布块（图 5-22）、弯盘、无菌镊子罐、持物钳 1 个、持物筒 1 个、体温计 1 根、病历夹 1 个、记录本 1 个。

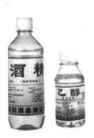

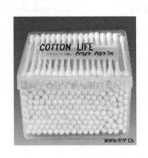

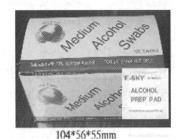

图 5-22　脐部护理用物

（二）脐部护理操作

1．将小推车推到病床前。

2．用速干洗手液再次洗手。

3．再次核对母亲姓名、新生儿性别、手腕带、标志牌等。

4．测量体温并记录。

5．打开包被，松解衣物；检查全身情况；查看尿布及臀部；松解脐带卷。

6．查看脐带有无红肿、渗液、渗血、异常气味。

7．用一到两根 75% 酒精棉签消毒脐轮及残端（图 5-23）。

8．如果脐带脱落后仍继续用 75% 酒精消

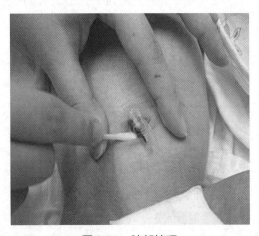

图 5-23　脐部护理

毒脐窝，直至渗出物消失。

9. 将用过的棉签放入医疗垃圾桶内，镊子放入弯盘。

10. 用无菌纱布重新包扎脐带。

11. 特殊情况下的处理

（1）脐部有脓性分泌物者，用3%的过氧化氢溶液棉签消毒脐轮及脐窝后，再用95%酒精棉签擦拭，以利于挥发，保持脐部干燥，后用75%的酒精擦拭消毒。

（2）脐带脱落后如有红色肉芽组织形成用硝酸银棒灼烧，再用生理盐水冲洗局部，促进脐部愈合。

流程七 记录、宣教及整理

1. 填写新生儿观察表。

2. 向母亲宣教，注意给新生儿保暖，观察宝宝食奶、睡眠、大小便情况，如有异常及时报告。

3. 整理用物，打包消毒，沐浴室通风消毒。

【实训作业及思考题】

（一）实训作业

1. 填写护理记录单。

2. 根据本实训模拟案例，完成实训报告。

（二）思考

1. 新生儿沐浴前及操作时的注意事项。

2. 沐浴中防止新生儿相互错换的措施。

3. 新生儿游泳操作时的注意事项。

4. 新生儿抚触的操作步骤及注意事项。

5. 新生儿脐部出现特殊情况时的处理措施有哪些？

【技能考核】

新生儿游泳操作评分标准

主考教师_____ _____专业_____级_____班 考试日期_____

项目总分	项目内容	考评内容及技术要求	分值	得分
素质要求（3分）	报告内容	报告考核者学号及考试项目	1	
	仪表举止	端庄大方，面带微笑	1	
	服装服饰	衣帽整洁着装符合要求	1	
操作前准备（20分）	环境	安静、整洁，门窗关闭、室温26～28℃，光线充足，室内保暖措施安全（口述）	1	
	用物	准备游泳池，将清洁消毒过的新生儿游泳池铺上一人一换的一次性塑料薄膜袋	1	
		游泳池注入温水，水温36～37℃，水深约50cm	2	
		仔细检查游泳圈，包括安全栓型号是否匹配、保险扣是否牢固、有无漏气等	2	
		播放轻音乐	2	
	助产士	评估新生儿健康状况，产妇、家属的认知态度	2	
		解释新生儿游泳的目的、适合的时间（口述）	2	
		修剪指甲，洗手（六步洗手法），系上围裙	2	

续表

项目总分	项目内容	考评内容及技术要求	分值	得分
操作前准备 （20分）	新生儿	将新生儿抱至游泳准备台上，核对新生儿信息	2	
		松解衣服，检查全身情况，产看尿布，解松脐带卷，脐部贴防水护脐贴	2	
		测量体温（肛温），记录体温（口述）	2	
操作步骤 （67分）	放置颈部游泳圈	助产士将新生儿抱至操作台上，左手托住儿头，右手竖立抱住新生儿由助手帮助套好新生儿游泳圈	7	
		扣好安全扣：先扣好游泳圈下方的安全扣，再粘牢游泳圈上方的粘带式安全带	7	
		检查游泳圈下颌、下颏部是否垫托在预设位置，注意泳圈的大小型号是否合适	6	
	游泳操作	助产士用手腕内侧再次测水温	3	
		助产士左手沿着婴儿背部抓住婴儿左上臂，右手托住婴儿臀部，逐渐缓慢入水	7	
		助产士可适时用手伸入水中抚触婴儿臀部及双下肢促使婴儿水中活动	4	
		一次游泳3～5分钟，最长不超过10分钟（口述）	2	
	游泳后护理	游泳完毕，将新生儿抱回准备台上，迅速用浴巾包裹并吸干全身的水渍，并由助手取下游泳圈	7	
		取下防水护脐贴，充分暴露脐部，用无菌干棉签蘸干脐部，然后用75%酒精消毒脐带残端及脐窝2次，用一次性护脐带包扎	3	
		皮肤和臀部护理：在皮肤褶皱处扑婴儿爽身粉，必要时臀部涂抹护臀油（口述）	3	
		兜好尿布，穿上衣裤，裹好包被	3	
		眼、鼻、耳护理：用消毒棉签吸净外鼻孔及外耳道可能残存的水渍，双眼滴眼药水	2	
		游泳后给新生儿称体重，保暖，观察生命体征，观察是否呕吐、皮肤颜色	2	
		手指甲及腕带检查：视情况修剪指甲，检查手腕带字迹，不清晰者给予补上（口述）	2	
		抱新生儿回母婴室，核对产妇与新生儿信息准确无误后，将新生儿交给产妇	2	
		新生儿体位安置妥当，行健康指导（口述）	2	
	操作后整理	撤去一次性垫单，按院感要求分类处理用物	2	
		洗手（六步洗手法），记录新生儿全身情况	2	
		报告操作结束	1	
综合评价 （10分）		程序正确、操作规范熟练，动作轻柔敏捷，贴近临床	6	
		新生儿安全保护措施得当，对新生儿充满爱心，有良好的交流	2	
		在规定时间内完成（每超过30秒扣1分，如分值不够可从总分中扣除） 注：计时部分为操作前的准备及操作步骤	2	
总分			100	

新生儿沐浴(淋浴)操作评分标准

主考教师＿＿＿＿＿＿＿＿ ＿＿＿＿＿专业＿＿＿＿＿级＿＿＿＿＿班 考试日期＿＿＿＿＿＿＿＿

项目总分	项目内容	考评内容及技术要求	分值	得分
素质要求 (3分)	报告内容	报告考核者学号及考试项目	1	
	仪表举止	端庄大方,面带微笑	1	
	服装服饰	衣帽整洁着装符合要求	1	
操作前准备 (20分)	环境	安静、整洁,门窗关闭,室温26～28℃,光线充足,室内保暖措施安全(口述)	1	
		播放轻音乐	1	
	用物	调整淋浴装置为工作态度,排放淋浴垫及铺一次性垫单	2	
		调节水温:38～42℃(口述);助产士用手腕内侧测水温	2	
		用物准备齐全,摆放有序,检查物品消毒时间	2	
	助产士	评估新生儿健康状况,产妇、家属的认知态度	2	
		解释新生儿淋浴的目的、适合的时间(口述)	2	
		修剪指甲,洗手(六步洗手法),系上围裙	2	
	新生儿	将新生儿抱至准备台上,核对新生儿信息	2	
		松解衣服,检查全身情况,产看尿布,解松脐带卷,脐部贴防水护脐贴	2	
		测量体温(肛温),记录体温(口述)	2	
操作步骤 (67分)	面部擦洗	测试水温,温热淋浴垫,抱放新生儿在淋浴床上	3	
		用小毛巾不同部位按顺序:眼(双眼内眦→外眦)→鼻→嘴→面颊→下颏→外耳	8	
	头部洗浴	水湿头部,右手取婴儿洗发露洗新生儿头和耳后,再用水冲净并擦干;防止洗浴水进入外耳道的方法得当	7	
	身体洗浴	顺序:颈部→对侧上肢→近侧上肢→胸腹部→对侧下肢→近侧下肢→背部→臀部	10	
		注意清洗皮肤褶皱处、会阴部及臀部	4	
		观察新生儿的精神反应及身体状况	3	
	淋浴后护理	洗毕,将新生儿抱回沐浴准备台上,迅速用浴巾包裹,并吸干全身的水渍	5	
		取下防水护脐贴,充分暴露脐部,用无菌干棉签蘸干脐部,然后用75%酒精消毒脐带残端及脐窝2次,用一次性护脐带包扎	5	
		皮肤和臀部护理:在皮肤褶皱处扑婴儿爽身粉,必要时臀部涂抹护臀油(口述)	4	
		兜好尿布,穿上衣裤,裹好包被	3	
		眼、鼻、耳护理:用消毒棉签吸净外鼻孔及外耳道可能残存的水渍,双眼滴眼药水	2	
		淋浴后给新生儿称体重,保暖,观察生命体征,观察是否呕吐、皮肤颜色	2	
		手指甲及腕带检查:视情况修剪指甲,检查手腕带字迹,不清晰者给予补上(口述)	2	
		抱新生儿回母婴室,核对产妇与新生儿信息准确无误后,将新生儿交给产妇	2	
		新生儿体位安置妥当,行健康指导(口述)	2	

续表

项目总分	项目内容	考评内容及技术要求	分值	得分
操作步骤 (67分)	操作后整理	撤去一次性垫单，按院感要求分类处理用物	2	
		洗手（六步洗手法），记录新生儿全身情况	2	
		报告操作结束	1	
综合评价 (10分)		程序正确、操作规范熟练，动作轻柔敏捷，贴近临床	6	
		新生儿安全保护措施得当，对新生儿充满爱心，有良好的交流	2	
		在规定时间内完成（每超过30秒扣1分，如分值不够可从总分中扣除） 注：计时部分为操作前的准备及操作步骤	2	
总分			100	

新生儿沐浴（盆浴）操作评分标准

主考教师＿＿＿＿＿＿＿＿＿ ＿＿＿＿＿专业＿＿＿＿级＿＿＿＿班 考试日期＿＿＿＿＿＿＿＿＿

项目总分	项目内容	考评内容及技术要求	分值	得分
素质要求 (3分)	报告内容	报告考核者学号及考试项目	1	
	仪表举止	端庄大方，面带微笑	1	
	服装服饰	衣帽整洁着装符合要求	1	
操作前准备 (20分)	环境	安静、整洁，门窗关闭、室温26～28℃，光线充足，室内保暖措施安全（口述）	2	
		播放轻音乐	1	
	用物	准备沐浴盆，将清洁消毒过的新生儿沐浴盆铺上一人一换的一次性塑料薄膜袋	1	
		沐浴盆内盛温水（温度38～42℃）	2	
		助产士用手腕内侧测水温	2	
	助产士	评估新生儿健康状况，产妇、家属的认知态度	2	
		解释新生儿游泳的目的、适合的时间（口述）	2	
		修剪指甲，洗手（六步洗手法），系上围裙	2	
	新生儿	将新生儿抱至准备台上，核对新生儿信息	2	
		松解衣服，检查全身情况，产看尿布，解松脐带卷，脐部贴防水护脐贴	2	
		测量体温（肛温），记录体温（口述）	2	
操作步骤 (67分)	头面部清洗	助产士用浴巾裹住新生儿全身，露出头、面部	2	
		用左臂夹住新生儿身体，左手托住头部，左手大拇指和中指压住双耳廓，防止水流入耳道	5	
		右手用拧干的湿毛巾从眼的内眦向外角擦拭；擦另一只眼、并清洁鼻孔、耳廓、外耳道等处；再擦洗面部。每擦一个部位要取毛巾另一清洁处	8	
		用水湿头部，右手取婴儿洗发露洗新生儿头和耳后，再用水冲净并擦干	5	
	洗全身	助产士用手腕内侧再次测水温	2	
		拿掉浴巾，左手握住新生儿左肩及腋窝处，将头枕在左臂上，右手托住其双腿，缓慢如水，放于沐浴盆垫上	7	
		依次洗颈→腋下→上肢→手→胸→腹→下肢→腹股沟→会阴→肛门；调转新生儿在护士右前臂，左手洗净背部	7	

续表

项目总分	项目内容	考评内容及技术要求	分值	得分
操作步骤 （67分）	盆浴后护理	洗毕，将新生儿抱回沐浴准备台上，迅速用浴巾包裹，并吸干全身的水渍	5	
		取下防水护脐贴，充分暴露脐部，用无菌干棉签蘸干脐部，然后用75%酒精消毒脐带残端及脐部窝2次，用一次性护脐带包扎	5	
		皮肤和臀部护理：在皮肤褶皱处扑婴儿爽身粉，必要时臀部涂抹护臀油（口述）	3	
		兜好尿布，穿上衣裤，裹好包被	3	
		眼、鼻、耳护理：用消毒棉签吸净外鼻孔及外耳道可能残存的水渍，双眼滴眼药水	2	
		沐浴后给新生儿称体重，保暖，观察生命体征，观察是否呕吐、皮肤颜色	2	
		手指甲及腕带检查：视情况修剪指甲，检查手腕带字迹，不清晰者给予补上（口述）	2	
		抱新生儿回母婴室，核对产妇与新生儿信息准确无误后，将新生儿交给产妇	2	
		新生儿体位安置妥当，行健康指导（口述）	2	
	操作后整理	撤去一次性垫单，按院感要求分类处理用物	2	
		洗手（六步洗手法），记录新生儿全身情况	2	
		报告操作结束	1	
综合评价 （10分）		程序正确、操作规范熟练，动作轻柔敏捷，贴近临床	6	
		新生儿安全保护措施得当，对新生儿充满爱心，有良好的交流	2	
		在规定时间内完成（每超过30秒扣1分，如分值不够可从总分中扣除） 注：计时部分为操作前准备及操作步骤	2	
总分			100	

新生儿抚触操作评分标准

主考教师＿＿＿＿＿＿＿＿＿　　＿＿＿＿＿专业＿＿＿＿级＿＿＿＿班 考试日期＿＿＿＿＿＿＿＿

项目总分	项目内容	考核内容及结束要求	分值	得分
素质要求 （3分）	报告内容	报告考核者学员考核号码及项目	1	
	仪表举止	端庄大方，面带微笑	1	
	服装服饰	服装鞋帽整洁，头发、着装符合要求	1	
操作前准备 （16分）	环境	环境安静、舒适，关好门窗，调节室温至28～30℃，湿度50%～60%（口述）	2	
		播放轻柔音乐（口述）	1	
	用物	备齐用物，铺消毒浴巾于抚触台上	2	
	助产士	评估新生儿健康状况，产妇、家属的认知态度	1	
		解释新生儿抚触的目的，选择适合抚触时间（口述）	2	
		修剪指甲，洗手（六步洗手法）	2	
	新生儿	核对新生儿信息	1	
		脱去衣裤和尿布，并检查身体	3	
		测量体温（肛温），记录体温（口述）	2	

续表

项目总分	项目内容	考核内容及结束要求	分值	得分
操作步骤（71分）	体位	头面部至下肢抚触时，新生儿取仰卧位	2	
		每个部位抚触6次（口述）	1	
	头面部	取适量新生儿润肤油，摩擦温暖双手	1	
		双手拇指从前额中央沿眉骨向外推压至发际	3	
		双手拇指从下颌中央向外，向上方推压，止于耳前划出一个微笑状	3	
		一手托住头，另一只手的指腹从前额发际向上，后滑动至后下发际，停止于耳后乳突处，轻轻按压	3	
		同样方法抚触另一侧	3	
		避开囟门	1	
	胸部	左右手从两侧肋缘交替向上滑行至新生儿对侧肩部，在新生儿胸部画出一个X形大交叉	3	
		避开新生儿乳头	1	
	腹部	双手交替，按顺时针方向抚触腹部	1	
		"I—L—U"（1次） 左上腹至左下腹，划出字母"I" 右上腹→左上腹→左下腹，划出字母"L" 右下腹→右上腹→左上腹→左下腹，划出字母"U"	6	
		注意避开未脱落的脐带残端	1	
	上肢	两手交替，从上臂至腕部轻轻地捏新生儿的手臂	2	
		双手挟着手臂，上下轻轻搓滚肌肉群至手腕	2	
		从近端至远端抚触手掌，逐指抚触新生儿手指	3	
		同法抚触另一侧上肢	7	
	下肢	双手交替握住新生儿一侧下肢，从近端到远端轻轻挤捏	2	
		双手挟着下肢，上下轻轻搓滚肌肉群至脚踝	2	
		从近端至远端抚触脚掌，逐指抚触新生儿脚趾	3	
		同法抚触另一侧下肢	7	
	背、臀部	背、臀部抚触，新生儿取俯卧位，头侧向一边	1	
		以脊椎为中分线，双手分别在脊椎两侧滑动抚触，从肩部向下至骶部	2	
		用手掌从头部向下抚摸至臀部	2	
		双手在两侧臀部做环形抚触	2	
	抚触后处理	为新生儿穿好衣服、垫上尿布，裹好包被，送回新生儿母亲处，核对母亲与新生儿信息	3	
		整理用物，洗手（六步洗手法），记录	3	
		报告操作结束	1	
综合评价（8分）		操作流程完整、规范、熟练、动作轻柔，贴近临床	6	
		新生儿安全保护措施得当，操作过程与新生儿进行情感交流	2	
		在规定时间内完成（每超过30秒扣1分，如分值不够可从总分中扣除） 注：计时部分为操作前的准备及操作步骤	2	
总分			100	

新生儿脐部护理的操作评分标准

主考教师_____ _____专业_____级_____班 考试日期_____

项目总分	项目内容	考核内容及要求	分值	得分
素质要求 （3分）	报告内容	报告考核者学号及考核项目	1	
	仪表举止	仪表端庄大方，态度认真和蔼	1	
	服装服饰	服装鞋帽整洁，着装符合要求	1	
操作前准备 （25分）	环境	安静、光线适宜、温度24～26℃（口述）	2	
	用物	备物齐全，完好无损	3	
	助产士	修剪指甲，洗手（六步洗手法）戴口罩	6	
	新生儿	核对母亲的姓名、床位及新生儿的性别	6	
		与产妇及家属谈话沟通 介绍脐部护理方法、顺序、时间及可能出现的不适；告知脐部护理的意义，使家长愿意接受，积极配合	8	
操作步骤 （62分）	脐部护理前准备	将小推车推到病床前	2	
		用速干洗手液再次洗手	2	
		再次核对母亲姓名、新生儿性别、腕带、标牌等	2	
		测量体温并记录	2	
	脐部护理的过程	打开包被，松解衣物；检查全身情况；查看尿布及臀部；松解脐带卷	10	
		查看脐带有无红肿、渗液、渗血、异常气味	4	
		用一到两根75%酒精棉签消毒脐轮及残端	10	
		如果脐带脱落后仍继续用75%酒精消毒脐窝，直至渗出物消失（口述）	2	
		将用过的棉签放入医疗垃圾桶内，镊子放入弯盘	3	
		用无菌纱布重新包扎脐带	10	
		特殊情况下的处理：（口述） （1）脐部有脓性分泌物者，用3%的过氧化氢溶液棉签消毒脐轮及脐窝后，再用95%酒精棉签擦拭，以利于挥发，保持脐部干燥 （2）脐带脱落后如有红色肉芽组织形成用硝酸银棒灼烧，再用生理盐水冲洗局部，促进脐部愈合	6	
	操作后的护理	擦其臀部，必要时涂抹护臀油	2	
		垫上尿布，穿好衣裤，裹好包被	4	
		记录、宣教、整理	2	
		宣布操作结束	1	
综合评价 （10分）		程序正确，动作规范，操作熟练	6	
		态度和蔼，语言恰当，沟通有效、体现人文关怀	2	
		在规定时间内完成（每超过30秒扣1分，如分值不够可从总分中扣除） 注：计时部分为操作前的准备及操作步骤	2	
总分			100	

（牛会巧）

实训项目六　异常分娩助娩术

异常分娩四大原因之一是胎位异常,在胎位异常中头位难产占分娩总数的 23.98%,占难产总数的 81.63%,臀位占 3%～4%,横位占 0.25%,另外肩难产占 0.15%(国内报道)。本项目实训内容是异常分娩中持续性枕后位、枕横位,臀先露,肩难产的助娩方法,在接生中通过助娩术协助胎儿经阴道分娩,减少难产对母儿的损伤。

【技能训练目标】

1. 学会在产程观察中识别持续性枕后、枕横位,配合医生完成持续性枕后位、枕横位旋转胎头的助娩方法。

2. 学会臀位助产的方法。

3. 学会出现肩难产时助娩方法。

4. 关爱产妇,培养学生协助处理异常分娩的能力,为产妇提供安全的自然分娩,减少母儿的损伤。

【技能训练内容】

1. 持续性枕后位、枕横位助娩术。

2. 肩难产助娩术。

3. 臀位助娩术。

【实训设计与安排】

1. 复习枕前位分娩机制,在模型上演示持续性枕横位、枕后位、臀位的分娩机制。

2. 在病案分析中,学会识别头位难产,在分娩模型上进行持续性枕后位、枕横位旋转胎头操作练习。

3. 演示发生肩难产时协助产妇娩出胎肩的步骤,并在模拟接生中运用。

4. 演示臀位助产方法,在模拟产房练习臀位助产的接生。

工作任务一　持续性枕后位、枕横位助娩术

在分娩过程中,当胎头以枕后位或枕横位衔接时,90% 能在下降过程中胎头向前旋转为枕前位,仅 10% 的产妇不能转正成为持续性枕后位或持续性枕横位而发生难产。作为助产士要掌握持续性枕后位、枕横位临床特征,学会旋转胎头方法,协助胎儿经阴道娩出。

【实训过程】

(一)主要实训设备及用物的准备

1. 模型及设备　分娩机转模型、胎儿模型、骨盆模型、产妇模型、产床、治疗车。

2. 器械及用物　产包、无菌包 1 个(内装弯盘 2 个、卵圆钳 4 把)、无菌干纱布缸 1 个、

20% 肥皂液纱布缸 1 个、0.5% 碘伏纱布缸 1 个、无菌持物筒 1 个、无菌持物钳 1 把、冲洗壶 1 个、温开水 1000ml、垫单 1 块、无菌治疗巾 1 块、导尿包、消毒手套。

（二）操作流程

操作步骤	方法及内容	注意事项
准备工作	1. 妇产科实训室:骨盆、胎儿模型 2. 模拟产房:室温设置在 24~26℃,湿度保持在 50%~60%	1. 助产士着装规范,仪表端庄 2. 室内清洁、安静、温暖 3. 用物齐全,设备完好
枕后位枕横位示教	1. 演示:持续性枕后位、枕横位 2. 胎位判断: 四步触诊:胎背偏母体后方或侧方 阴道检查:枕后位:后囟在骨盆后侧,耳廓朝向骨盆后方;枕横位:后囟门在骨盆横径、耳廓朝向骨盆侧方 (1) 矢状缝及囟门位置 (2) 胎儿耳廓方向	阴道检查: 1. 注意前、后囟门及矢状缝位置 2. 辨别不清时摸耳廓
问候病人	1. 表情亲切 2. 自我介绍	助产士面带微笑
核对评估	核对姓名、床号及一般资料 产程进展评估:产程进展缓慢 阴道检查:胎方位为枕左后位	枕后位产程特点:活跃期宫口扩张缓慢,继发宫缩乏力,产妇有排便感或肛门坠胀,过早屏气用力,易出现宫颈前唇水肿
谈话沟通	与产妇及家属谈话 告知 90% 的枕后位经内旋转 135° 可转为枕前位,10% 为持续性枕后或枕横位	1. 侧卧位:向胎儿肢体方向侧卧,利胎头旋转 2. 嘱产妇在宫口开全前不要屏气用力
持续性枕后、枕横位助娩术	1. 宫口开全,有阴道分娩指征 2. 外阴消毒铺产包、导尿、会阴侧切 3. 旋转胎头:使胎头转为枕左前位或正枕前 方法:①手指旋转:右手示指、中指尖放在前顶骨边缘(人字缝与小囟相交点),宫缩时向下用力逆时针旋转 135°;②徒手旋转:右手心向上完全伸入阴道内,手掌伸开并紧握一侧胎头,拇指握住另一侧,轻轻上推胎头,逆时针旋转 135°,另一只手在孕妇腹部使胎肩向腹中线方向靠拢 4. 固定胎头:加强宫缩,使胎头下降固定至自然分娩	1. 阴道分娩指征:胎头双顶径已达坐骨棘水平以下或更低时,可徒手旋转胎头,阴道分娩或胎吸、产钳阴道助产 2. 旋转方向:左枕后逆时针,右枕后顺时针 3. 旋转度数:枕后位旋转 135°,枕横位旋转 90°

产后处理 {
1. 检查新生儿
2. 检查软产道
3. 防宫缩乏力致产后出血
}

{
1. 提前做好新生儿窒息复苏准备
2. 注意新生儿有无产伤,宫颈有无撕裂
}

【典型案例仿真实训】

（一）案例导入

小菁,27 岁,孕 2 产 0,妊娠 39^{+3} 周,规律性阵痛 3 小时于今晨 6：00 入院。平素月经 30 天,末次月经 2013 年 9 月 22 日,预产期为 2014 年 6 月 29 日。停经后 40$^+$ 天出现晨起恶心、呕吐,持续 1 个月自行缓解,停经 4 个半月自觉胎动至今,定期产前检查,无明显常发现。3 小时前出现阵发性腹痛,持续 40 秒,间歇 5～6 分钟。

查体：T 36.2℃,P 70 次 / 分,R 18 次 / 分,BP 110/75mmHg,心肺听诊无异常,腹膨隆,肝脾未触及。既往身体健康,无高血压、糖尿病史,无药物过敏史。第 2 次怀孕,人工流产 1 次。

产科检查：宫高 33cm,腹围 98cm,已入盆,枕左前,胎心率 146 次 / 分。子宫有规则宫缩,持续 40 秒,间歇 5～6 分钟。肛查：宫口开大 1 指,S=-1,胎膜未破,骨盆外测量：髂棘间径 24cm,髂嵴间径 27cm,骶耻外径 19cm,坐骨结节间径 9cm。

入院 7 小时,下午 1 点产妇诉阵痛难忍,查：宫缩 50 秒 /2～3 分钟,宫口 3cm,S=0,胎心 140 次 / 分,胎膜未破。

请 5 人一组,分别扮演产妇、家属、助产士、产科医生、护士,完成该产妇产程的观察、护理和接生。

（二）仿真实训

流程一　准备

1. 助产士、医护人员　着装规范,举止端庄,戴帽子、口罩。

2. 环境设置　待产室安静整洁、产房室温设置在 24～26℃。

3. 用物准备　产科病历、外阴擦洗及消毒用物、消毒手套、产床、产包。

流程二　问候、核对、评估、解说

1. 问候产妇（表情亲切）"您好！我是小李,是您的责任助产士,今天由我为您服务。"

2. 核对　"请问您叫什么名字？住几床？"

3. 评估

（1）整理病历：了解产妇的一般情况及病史过程。

（2）一般情况评估：病史、体检无异常。

（3）产科情况：初产妇临产 10 小时,目前进入第一产程活跃期,胎心好,枕左前位,骨盆外测量径线在正常范围,未破膜,无头盆不称情况。产妇现宫缩 50 秒 /2～3 分钟,较强,故产妇感疼痛明显,做好心理安抚,缓解阵痛,增强自然分娩信心。

4. 沟通技巧要点

（1）心理护理：解释子宫收缩阵痛是正常,良好宫缩是分娩必需的,可以调整呼吸或按摩或变换体位缓解；不要紧张、害怕,我们会一直陪着您、帮助您。

（2）与产妇及家属简介分娩：现在等待宫口扩张,目前是第一产程,正常 4～8 小时宫口开大到 10cm,可以进产房分娩。

（3）指导产妇配合产程：第一产程要注意休息,定时排尿,正常进食,保持良好体力,待进入第二产程才可以自主用力,帮助胎儿娩出。

(4)告知产妇异常情况:目前未发现异常,我们会严密观察。

流程三 观察产程

2 小时后,下午 3 点产妇自诉要排便,不自主的用力。阴道检查宫口开大 5cm,S = 1,胎心 132 次 / 分,宫缩 40 秒 /3～4 分钟,胎膜未破。阴道检查:后囟在 4 点位置,前囟在 10 点位置(图 6-1～图 6-3),坐骨棘间径 10cm,坐骨切迹容纳 3 横指,骶尾关节活动度好,出口横径 9cm。

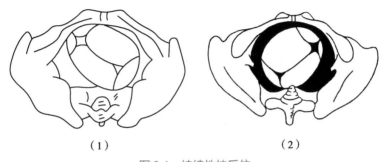

（1）　　　　　　　　　　　　（2）

图 6-1　持续性枕后位
(1)枕左后位;(2)枕右后位

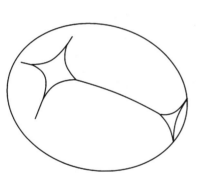

图 6-2　触摸前、后囟

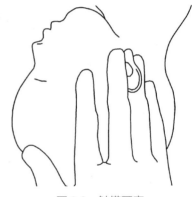

图 6-3　触摸耳廓

1. 医生医嘱　给予人工破膜,催产素 2.5u+10% 葡萄糖 500ml 静脉点滴。

2. 评估　患者活跃期 2 小时宫口才扩张 2cm,扩展缓慢,宫缩较前稍减弱,阴道检查骨盆内诊未发现骨盆狭窄,宫口开大 5cm,先露已衔接,枕左后位,(在骨盆模型上用胎儿模型演示该胎方位)考虑产妇骨盆检查正常,S=+1,可以在加强宫缩后观察宫口扩展及胎头下降,如产程无进展或胎心变化,可改剖宫产结束分娩。

3. 沟通要点

(1)心理护理:告知胎位异常,但仍有阴道分娩的指征,可以继续观察试产,取得家属同意,产妇配合。

(2)与产妇及家属简介分娩:90% 的枕后位能够在骨盆腔内旋转为枕前位,但需要时间较长,需要加强宫缩。

(3)指导产妇配合产程:嘱产妇休息,左侧卧位(向胎儿肢体方向侧卧),利于胎头枕部转向前方,避免屏气用力,以防宫颈水肿。

流程四　旋转胎头助娩术

经过 6 小时后宫口开全，S=+3，上产床，指导产妇屏气用力 1.5 小时，胎头下降缓慢，检查：胎位枕左横，胎心 150 次/分。

1. 评估　阴道分娩指征：宫口开全，胎头双顶径已达坐骨棘水平以下或更低时可阴道分娩。

该产妇符合阴道分娩指征，可阴道内旋转胎头，使胎头转为枕左前或正枕前分娩。

2. 经阴道旋转胎头方法

（1）手指旋转：右手示指、中指尖放在前顶骨边缘（人字缝与小囟相交点），宫缩时向下用力逆时针旋转 90°，矢状缝转至骨盆出口前后径一致。

（2）徒手旋转：右手心向上完全伸入阴道内，手掌伸开并紧握一侧胎头，拇指握住另一侧，轻轻上推胎头，逆时针旋转 90°，矢状缝转至骨盆出口前后径一致，另一只手在孕妇腹部使胎肩向腹中线方向靠拢（图 6-4～图 6-6）。

（3）固定胎头：加强宫缩，使胎头下降固定至自然分娩。

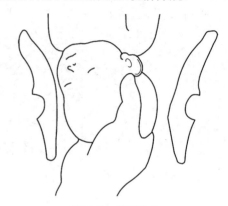

图 6-4　旋转胎头

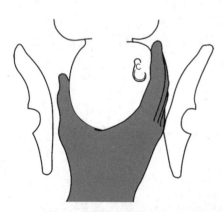

图 6-5　旋转胎头至正枕前

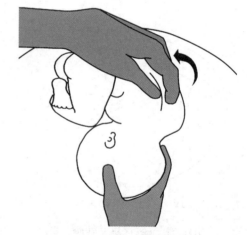

图 6-6　左手在腹部配合转动

流程五　新生儿娩出、检查

消毒外阴会阴侧切下，徒手旋转胎头为正枕前位，15 分钟后娩出胎儿，体重 3400g，新生儿 Apgar 评分 9 分，5 分钟后胎盘娩出完整。

1. 胎儿娩出后立即静注缩宫素，预防产后出血。

2. 检查软产道，有裂伤予以缝合。

3. 检查新生儿，注意有无产伤。

流程六　填写分娩记录

【实训作业及思考】

（一）实训作业

1. 在骨盆模型上演示枕左后位、枕右横位。

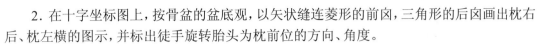

2. 在十字坐标图上，按骨盆的盆底观，以矢状缝连菱形的前囟，三角形的后囟画出枕右后、枕左横的图示，并标出徒手旋转胎头为枕前位的方向、角度。

（二）思考

1. 若孕妇产前检查中发现枕后位、枕横位时，就一定会导致难产吗？请解释持续性枕后位、枕横位定义。

2. 在产程观察中，哪些异常临床表现提醒有持续性枕后位、枕横位可能？可以通过哪些检查可确诊枕后位或枕横位？

工作任务二　肩难产助娩术

凡胎头娩出后，胎儿前肩嵌顿于耻骨联合上方，用常规方法不能娩出胎儿双肩，或胎头娩出至胎肩娩出时间≥1分钟称肩难产。

肩难产处理不当会导致母体产道损伤、产后出血；新生儿臂丛神经损伤（发生率7%～20%），骨折（锁骨、肱骨）、新生儿窒息（颅内出血、缺氧性脑病、脑瘫）甚至新生儿死亡。因此在接生过程中助产士要认识肩难产的体征，学会肩难产紧急处理方法，以减少分娩中母儿损伤，降低新生儿损伤，提高产科质量。

【实训过程】

（一）主要实训设备及用物的准备

1. 模型及设备　分娩机转模型、胎儿模型、骨盆模型、产妇模型、产床、治疗车。

2. 器械及用物　产包、无菌包1个（内装弯盘2个、卵圆钳4把）、无菌干纱布缸1个、20%肥皂液纱布缸1个、0.5%碘伏纱布缸1个、无菌持物筒1个、无菌持物钳1把、冲洗壶1个、温开水1000ml、垫单1块、无菌治疗巾1块、导尿包、会阴侧切剪、消毒手套。

（二）操作流程

操作步骤	方法及内容	注意事项
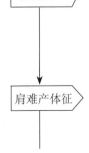准备工作	1. 妇产科实训室：骨盆、胎儿模型 2. 模拟产房：室温设置在24～26℃，湿度保持在50%～60%	1. 助产士必须着装规范，仪表端庄 2. 室内清洁、安静、温暖 3. 用物齐全，设备完好
枕前位分娩机转	1. 演示肩娩出机转　胎头仰伸后的复位、外旋转、前后肩娩出 2. 外旋转：使双肩径转至骨盆出口平面的前后径	助娩方法：轻压前肩，前肩从耻骨联合下娩出，再抬后肩
肩难产体征	1. 胎头在会阴部回缩（乌龟征） 2. 胎肩娩出受阻或常规娩肩手法不能顺利娩出前肩（超过1分钟） 原因：胎儿娩出后因胎肩嵌于耻骨联合上方，使胎头回缩阴道于阴道口	肩难产高危因素 1. 胎儿过大：新生儿体重≥4000g，宫高＋腹围＞140cm，双顶径＞95mm 2. 骨盆：扁平、倾斜度过大或耻骨弓过低；身材矮小 3. 胎头娩出过快，过早牵拉胎肩

紧急处理方法	方法一: 曲大腿:→压前肩→内旋转后肩→牵后肩先娩后肩 步骤:通知援助、判断是否需要会阴切开、曲大腿、耻骨上加压、阴道内旋转、牵出后臂、转为四肢着地 中文口诀:会压腿、旋转肩、趴 方法二:变趴位→抬腿助跑式→转动肩至斜径→娩出后肩 步骤:变换体位为趴位(四肢着床),抬腿:将膝盖对着产妇腋窝,脚平放在床垫上(助跑式),内旋转胎儿的肩带到骨盆的斜径,将肩内收、娩出后臂	方法一无效时可试用方法二
问候病人	表情亲切,自我介绍	助产士面带微笑,关爱产妇,给产妇以分娩信心
核对评估	1. 核对姓名、床号及一般资料 2. 目前进入第二产程进展,胎头拨露,胎儿即将娩出	1. 估计胎儿大小,产妇耻骨弓角度 2. 宫缩强,要产妇配合屏气用力 3. 勤听胎心
谈话沟通	1. 产妇一定要听从助产士口令,配合好 2. 向家属解释胎儿娩出时可能出现异常及应对方法	1. 镇静,沉着 2. 面向产妇和家属进行沟通
肩难产处理	1. 请求帮助:通知产科、麻醉科、新生儿科医生到产房 2. 曲大腿法:双腿抱膝,让产妇双腿极度屈曲,贴近腹部 3. 耻骨上压前肩:(助手完成) 手掌放在耻骨联合上方(枕左前按左侧枕右前按右侧)在胎儿前肩位置向后下加压,助产者牵拉胎头,用时30~60秒 4. 阴道内旋转:使前肩转到斜径上有3种手法 5. 牵出后肩:助产士手沿骶骨伸入阴道,找到后臂使后臂弯曲位于胸前,以洗脸方式方式牵出后肩,再将胎肩旋转至斜径上,牵引胎头使前肩入盆娩出 6. 转为四肢趴位:是处理肩难产安全快速有效的操作方法,可使解脱胎肩嵌顿,先娩后肩再娩前肩	1. 曲大腿好处:增加骨盆的前后径,可以减小骨盆倾斜度,腰骶部前凸变直,骶骨位置相对后移,骶尾关节增宽;可能使嵌顿的前肩松动 2. 压前肩作用:使前肩内收通过耻骨联合,以"胸外心脏按压"方法连续用力,无效可改冲击式加压 3. 阴道内旋转 手法一:Rubin操作Ⅱ(压前肩法) 枕左前时用右手(反之另一手)作用于前肩后部(肩胛骨)使前肩内收并旋转到入口斜径上 手法二:Woods旋肩法 LOA用左手作用于后肩的前方(肩关节)使后肩外展或伸直;也可同时结合Rubin操作法,两手共同作用使肩膀协同旋转 手法三:反向Woods 以上手法失败时,以反向Rubin+反向Woods使胎儿旋转 注:操作顺序不一定严格按照口诀次序,合理运用

产后处理 →
1. 胎儿娩出后立即静注缩宫素
2. 检查新生儿,注意锁骨无骨折,手臂肌力无异常
3. 检查宫颈无撕裂

1. 新生儿窒息立即实施复苏术
2. 新生儿查体有无产伤
3. 防产后出血

【典型案例仿真实训】

（一）案例导入

小芹,30岁,孕1产0,妊娠41周枕左前。规律性宫缩14小时,现宫口开全,上产床准备接生。

产妇末次月经2013年4月2日,预产期为2014年1月9日。停经后40⁺天出现晨起恶心、呕吐,持续1个月自行缓解,停经4个半月自觉胎动至今,定期产前检查,孕期体重增加20kg,现体重75kg。

查体:T 36.5℃、P 82次/分、R 20次/分、BP 120/80mmHg,心肺听诊无异常,腹膨隆,肝脾未触及。既往身体健康,无高血压、糖尿病史,无药物过敏史,第1次怀孕。

产科检查:宫高34cm,腹围105cm,已入盆,枕左前。胎心率140次/分。骨盆外测量:髂棘间径25cm,髂嵴间径27cm,骶耻外径20cm,坐骨结节间径9cm,出口横径9.5cm。

因超过预产期1周,胎儿已成熟,Bishop评分10分,宫颈成熟,行催产素引产。现规律性宫缩14小时,宫口开全1小时,外阴消毒后铺无菌中,准备接生。

（二）仿真实训

流程一　准备

1. 助产士、医护人员　着装规范,举止端庄,戴帽子、口罩。

2. 环境设置　产房安静整洁、室温设置在24～26℃。

3. 用物准备　产科病历、外阴擦洗及消毒用物、消毒手套、产床、产包、产妇模型、胎儿模型、骨盆模型、难产模型。

流程二　问候、核对、评估、解说

1. 问候产妇（表情亲切）"您好!我是小王,也是您的责任助产士,今天由我为您接生。"

2. 核对　"请问您叫什么名字?住几床?"

3. 评估

（1）整理病历:了解产妇的一般情况及病史,产妇孕期体重增加较多。

（2）一般情况评估:病史、体检无异常。

（3）产科情况:初产妇临产14小时,目前进入第二产程1小时,胎心好,枕左前,骨盆外测量径线在正常范围,无头盆不称情况,但产妇肥胖,宫高34cm,出口横径9.5cm,估计胎儿体重在3600g以上,准备做会阴侧切。产妇现宫缩60秒/1～2分钟,自主屏气用力,阴道口见胎发,接生前准备完毕,助产士准备接生助娩胎儿。

4. 沟通技巧要点

（1）心理护理:"产妇产程进展顺利,胎儿就要出来了,坚持!继续用力,您是一个非常棒的母亲。"

（2）与产妇及家属简介分娩:"现在宫口开全1小时,胎儿下降正常,但估计胎儿较大,为防止会阴撕裂,要做会阴切开,以利娩出胎儿。"

（3）指导产妇配合产程："宫缩时深吸一口屏住呼吸向下用力，像解大便样向下用力，在宫缩过去后休息，要同我配合，胎头出来时听我指示，要缓缓用力，让您不用力时要哈气，放松。"

（4）告知产妇异常情况："目前未发现异常，我们会严密观察。"

流程三　助娩胎儿

在会阴侧切下，5分钟后胎头仰伸娩出，挤出口鼻分泌物，胎头回缩，胎肩无法娩出，胎儿面色由红润转青紫。

1．评估　胎肩娩出受阻，出现龟头征，立即启动肩难产紧急处理方案。

2．肩难产紧急处理

（1）通知援助：请经过肩难产培训的产科、麻醉科、新生儿科医生立即到产房抢救。

（2）屈大腿：让产妇髋部屈曲，双手抱膝，将膝关节尽量贴近腹部使大腿压向腹部。

（3）耻骨上加压：助手将手掌放在产妇下腹左侧，在耻骨联合上持续按压，无效改用脉冲式加压，助产士持续、轻轻向外牵拉胎儿，胎儿前肩仍不能娩出，胎肩嵌入耻骨联合上，立即下一步。

（4）变换体位改趴位：立即协助产妇转为四肢着床趴位，使前肩退出耻骨联合。

（5）阴道内旋转胎肩至骨盆斜径上：用右手伸入阴道摸到胎儿前肩的背部即肩胛骨处加压，使前肩内收并旋转到入口斜径上。

（6）牵出后肩：助产士手沿骶骨伸入阴道，找到后臂使后臂弯曲位于胸前，以洗脸方式牵出后肩，再将胎肩旋转至斜径上，牵引胎头使后肩娩出，胎儿双肩娩出后胎体娩出。

流程四　产后处理

新生儿娩出后有轻度窒息，立即行复苏术，初步复苏后好转，2分钟新生儿Apgar评分10分，新生儿体重3700g，10分钟胎盘娩出完整，产后子宫收缩好，产房观察2小时无异常，送母婴病房。

1．新生儿查体　仔细检查新生儿锁骨及手臂肌力等无异常。

2．检查软产道　宫颈无裂伤，缝合会阴侧切口。

流程五　填写分娩及肩难产处理记录

【实训作业及思考】

（一）实训作业

1．熟记肩难产处理步骤。

2．试将上述典型病案中产妇的处理肩难产的方法换作肩难产第二种处理方法，写出每一步骤及方法。

（二）思考

说出发生肩难产的高危因素，如何做好预防？

工作任务三　臀位助娩术

臀位分娩多选择剖宫产，经阴道分娩的条件为：①孕龄≥36周；②单臀先露；③胎儿体重为2500～3500g；④无胎头仰伸；⑤骨盆大小正常；⑥无其他剖宫产指征。臀位助娩术是指接生者协助胎儿脐部以上躯体经阴道娩出的方法。作为助产士应熟练掌握臀位分娩机制，使胎儿能顺利经阴道娩出，减少围产儿的死亡率。

【实训过程】

（一）主要实训设备及用物的准备

1. 模型及设备　胎儿模型、难产模型、产妇模型、产床、治疗车。

2. 器械及用物　产包、无菌包 1 个（内装弯盘 2 个、卵圆钳 4 把）、无菌干纱布缸 1 个、20% 肥皂液纱布缸 1 个、0.5% 碘伏纱布缸 1 个、无菌持物筒 1 个、无菌持物钳 1 把、冲洗壶 1 个、温开水 1000ml、垫单 1 块、无菌治疗巾 1 块、导尿包、会阴侧切剪、消毒手套。

（二）操作流程

操作步骤	方法及内容	注意事项
准备工作	1. 妇产科实训室：骨盆、胎儿模型 2 模拟产房：室温设置在 24～26℃，湿度保持在 50%～60%	1. 助产士必须着装规范，仪表端庄 2. 室内清洁、安静、温暖 3. 用物齐全，设备完好
臀先露分娩机制	演示：臀先露分娩机制（右骶前） 胎臀娩出、胎肩娩出、胎头娩出	胎头最后娩出，易出现软产道扩张不充分，胎头娩出困难，新生儿窒息
问候病人	表情亲切，主动介绍自己是助产士，会全程陪伴产妇，帮助产妇接生介绍	助产士面带微笑，有自信，同产妇建立良好的互信关系
核对评估	1. 核对姓名、床号及一般资料 2. 产程进展评估：产妇臀位现进入第一产程，产程进展正常	产妇符合臀位阴道分娩的条件，胎儿<3500g，骨盆正常，单臀先露
谈话沟通	1. 第一产程要卧床休息，防胎膜早破、脐带脱垂。第二产程实施臀位助产 2. 向家属交代臀位分娩与头位不同，助产士会采取的相应措施使母儿安全	1. 臀位分娩胎儿后出头困难，采取臀助产，协助胎儿娩出 2. 有防止新生儿产伤、窒息的措施
堵臀	1. 堵臀：宫口开大 4～5cm 消毒外阴，当宫缩时用无菌巾以手掌堵住阴道口 2. 勤听胎心：每 10～15 分钟听胎心一次	1. 堵臀：阻止胎足娩出，使宫颈、阴道充分扩张 2. 停止堵臀：宫口开全，会阴隆起
宫口开全	接生前准备：消毒、铺产包、导尿，会阴侧切术	做好新生儿窒息复苏术准备
助娩胎臀	1. 胎臀娩出 2. 松解脐带 3. 牵引躯干：治疗巾裹住胎儿下肢及臀部，紧握胎儿臀部向下向外牵引 4. 转动胎体：使双肩径达骨盆入口前后径	1. 停止堵臀后让胎臀自然娩出 2. 脐带露出阴道口时，轻轻向外牵引数厘米 3. 牵引躯干时注意转动胎体

133

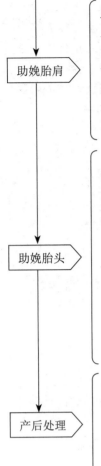

助娩胎肩

助胎肩娩出（方法一）
上肢助产滑脱法：右手握住胎儿双足，向前上方提，使后肩显露于会阴；左手食、中指伸入阴道，由胎后肩沿上臂至肘关节处，协助后肩及一侧上肢滑出阴道，将胎体放低，前肩及另一侧肢体由耻骨弓下娩出

方法二
旋转胎体法：以消毒巾包裹胎儿臀部，双手紧握胎儿臀部，两手拇指在背侧，另4指在腹侧（不可挤压腹部），将胎体按逆时针方向旋转，同时稍向下牵拉，右肩及右臂娩出，再将胎体顺时针方向旋转，左肩及左臂娩出

助娩胎头

1. 将胎背转至前方，使胎头矢状缝与骨盆出口前后径一致
2. 将胎体骑跨在术者左前臂上，术者左手中指伸入胎儿口中，食指及无名指扶于两侧上颌骨
3. 术者右手中指压低胎头枕部使其俯屈，食指及无名指置于胎儿两侧锁骨上，先向下牵拉，同时助手在产妇下腹正中施适当压力，使胎头保持俯屈
4. 胎头枕部抵于耻骨弓时，逐渐将胎体上举，以枕部为支点，娩出胎头，记时

脐部娩出后2～3分钟娩出胎头，最长不超过8分钟

产后处理

1. 胎儿娩出后立即静注缩宫素
2. 缝合会阴侧切口
3. 检查新生儿
4. 检查软产道
5. 填写分娩记录

1. 新生儿有窒息，立即实施复苏术
2. 产后观察子宫收缩，防产后出血
3. 注意：有无新生儿产伤、骨折，宫颈撕裂

【典型案例仿真实训】

（一）案例导入

小雪，26岁，孕1产0，妊娠38周，右骶前，因臀位提前入院待产。

产妇末次月经2013年10月12日，预产期为2014年7月19日。停经后40⁺天出现晨起恶心、呕吐。持续1个月自行缓解，停经4个半月自觉胎动至今，定期产前检查，孕28周发现臀先露，30周行膝胸卧位加艾灸至阴穴，检查仍为臀位。

查体：T 36.0℃、P 72次/分、R 18次/分、BP 110/70mmHg，心肺听诊无异常，腹膨隆，肝脾未触，第1次怀孕。产科检查：宫高30cm，腹围98cm，臀先露入盆，骶右前，胎心率130次/分。骨盆外测量：髂棘间径25cm，髂嵴间径27cm，骶耻外径20cm，坐骨结节间径9cm，出口横径9.0cm。

4小时前产妇出现规律性宫缩，查宫口开大1cm，宫缩40秒/3～4分钟，胎心好，臀先露，S=0，产妇希望能自然分娩，评估产妇骨盆正常，胎儿体重在3500g以下，可行臀位助娩阴道分娩。

（二）仿真实训

流程一　准备

1. 助产士、医护人员　着装规范，举止端庄，戴帽子、口罩。

2. 环境设置　产房安静整洁、室温设置在24～26℃。

3．用物准备　产科病历、外阴擦洗及消毒用物、消毒手套、产床、产包、产妇模型、胎儿模型、骨盆模型、难产模型。

流程二　问候、核对、评估、解说

1．问候产妇（表情亲切）"您好！我是小张，也是您的责任助产士，今天由我全程陪伴、帮助您顺利生产宝宝。"

2．核对　"请问您叫什么名字？住几床？"

3．评估

（1）整理病历：了解产妇的一般情况及病史无异常。

（2）一般情况评估：病史、体检无内科疾病，无妊娠并发症。

（3）产科情况：初产妇临产4小时，宫口开大1cm，目前进入第一产程潜伏期，胎心好，骶右前位，骨盆外测量径线在正常范围，无头盆不称情况，估计胎儿体重在3200g左右，符合臀位阴道分娩的条件，按臀位阴道分娩处理，严密观察产程进展。

4．沟通技巧要点

（1）心理护理：产妇有臀位阴道分娩的意愿，告诉产妇骨盆正常，胎儿不大，可以经阴道分娩，产妇要有信心，我们有会全程陪伴产妇，帮助产妇娩出胎儿。

（2）与产妇及家属简介分娩："臀位分娩较头位分娩有一些不利因素，可能会出现胎膜早破、脐带脱垂、胎头后娩出困难、新生儿窒息等，但针对这些可能发生的问题，我们都有相应对策去预防并积极处理，臀位阴道分娩是安全可行的。"

（3）指导产妇配合产程：第一产程要卧床休息，防胎膜早破，第二产程要配合助产士屏气用力。

（4）告知产妇异常情况：目前未发现异常，我们会严密观察。

流程三　胎膜破裂处理

产妇卧床休息，5小时后自诉阴道流水。产妇保持平卧位平移到产床，外阴消毒后阴检：胎膜破裂，羊水清亮，胎心140次/分，宫口5cm，混合臀先露，S=1。

1．破膜后处理　立即听胎心，胎心140次/分，抬高臀部，阴道检查无脐带脱垂。

2．堵臀　宫口开大4～5cm，为防止胎足脱出，使宫口和阴道充分扩张，消毒外阴"堵臀"即宫缩时用无菌巾以手掌堵住阴道口（图6-7）。

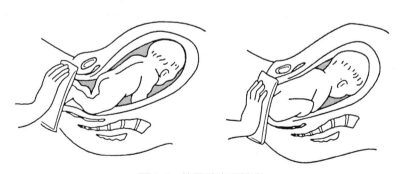

图6-7　堵臀助宫颈扩张

3．勤听胎心　每10～15分钟听胎心一次。

流程四　宫口开全、助娩胎臀

4小时后宫口开全，让产妇屏气用力准备接生。

1. 做好新生儿窒息复苏的准备 请新生儿科、产科医生、护士到产房，检查复苏设备，打开备用。

2. 接生前准备 铺产包、导尿，会阴侧切术。

3. 胎臀自然娩出 宫口开全，会阴隆起，手掌感到冲力大，阴道及宫颈充分扩张停止堵臀，让胎儿臀部及下肢自然娩出。

4. 牵引躯干 治疗巾裹住胎儿下肢及臀部，紧握胎儿臀部向下向外牵引，见脐带娩出

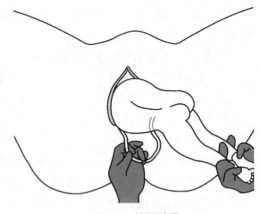

图6-8 松解脐带

阴道时向外轻拉脐带放松，胎肩达骨盆入口平面时向右侧转动使双肩径在骨盆入口平面的前后径上，前肩达耻骨弓下（图6-8）。

5. 助娩胎肩

（1）上肢助产滑脱法：右手握住胎儿双足，向前上方提，使后肩显露于会阴；左手食、中指伸入阴道，由后肩沿上臂至肘关节处，协助后肩及肘关节沿胸前滑出阴道；将胎体放低，前肩由耻骨弓自然娩出（图6-9、图6-10）。

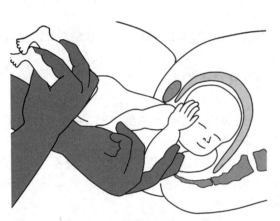

图6-9 臀位娩上肢法（后肩）

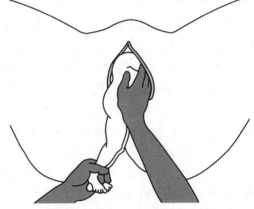

图6-10 臀位娩上肢法（前肩）

（2）旋转胎体法：以消毒巾包裹胎儿臀部，双手紧握胎儿臀部，两手拇指在背侧，另4指在腹侧（不可挤压腹部）；将胎体按逆时针方向旋转，同时稍向下牵拉，右肩及右臂娩出；再将胎体顺时针方向旋转，左肩及左臂娩出（图6-11）。

6. 助娩胎头

（1）将胎背转至前方，使胎头矢状缝与骨盆出口前后径一。

（2）将胎体骑跨在术者左前臂上，同时术者左手中指伸入胎儿口中，示指及无名指扶于两侧上颌骨。

（3）术者右手中指压低胎头枕部使其俯屈，示指及无名指置于胎儿两侧锁骨上，先向下牵拉，同时助手在产妇下腹正中施适当压力，使胎头保持俯屈。

（4）胎头枕部抵于耻骨弓时，逐渐将胎体上举，以枕部为支点娩出胎头，立即清理口鼻腔分泌物（图6-12、图6-13）。

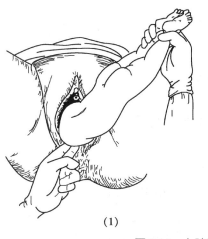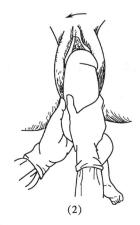

（1） （2）

图 6-11 上肢助产法
（1）滑脱法；（2）旋转体位法

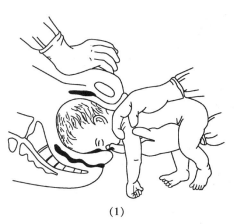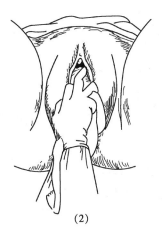

（1） （2）

图 6-12 头牵出法
（1）侧面图；（2）正面图

（5）脐部娩出后 2～3 分钟娩出胎头，最长不超过 8 分钟。

流程五　产后处理

胎儿娩出，立即断脐，新生儿面色青紫，立即实施复苏术，5 分钟新生儿 Apgar 评分 9 分，新生儿体重 3100g，查体未见异常，送新生儿科观察。10 分钟后胎盘胎膜娩出完整，查软组织无裂伤，缝合侧切口，产后子宫收缩好，产房观察 2 小时无异常，送母婴病房。

1．防产后出血　胎儿娩出后立即静注缩宫素，防产后出血。

2．检查新生儿　无产伤、骨折。

3．检查软产道　宫颈、阴道无撕裂。

流程六　填写臀位助娩分娩记录

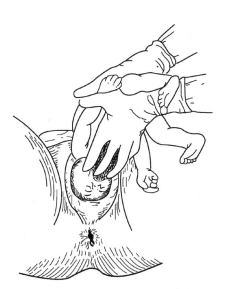

图 6-13 胎头即将娩出

【实训作业及思考】

（一）实训作业

1. 简述臀位分娩的条件。

2. 演示臀位助娩的步骤，学会堵臀及助娩胎头的方法。

（二）思考

1. 臀位分娩时母儿的并发症有哪些？如何防范？

2. 脐带娩出至胎头娩出的时间是多少？

【技能考核】

头位性难产助娩术操作评分标准

主考教师_____ _____专业_____级_____班 考试日期_____

项目总分	项目内容	考核内容及要求	分值	得分
素质要求（3分）	报告内容	报告考核者学号及考核项目	1	
	仪表举止	仪表端庄大方，态度认真和蔼	1	
	服装服饰	服装鞋帽整洁，着装符合要求	1	
操作前准备（17分）	环境	妇产科实训室：安静、整洁	2	
	模型、器械	分娩机转、胎儿、骨盆、产妇模型、难产模型	10	
	助产士	修剪指甲，穿工作服，戴帽子	5	
操作步骤（70分）	演示头位难产的胎位	演示：枕后位、枕横位	8	
		说出：骨盆腔内摆放胎儿的胎方位（2种不同的）	8	
	产程观察：头位难产的特征	产程观察中异常表现：胎先露不下降或下降缓慢；继发宫缩乏力；宫口扩张缓慢；活跃期感肛门坠胀及排便感；过早使用腹压；宫颈前唇水肿；第二产程胎头不下降，第二产程延长	14	
	阴道检查：确定胎方位	在骨盆、胎儿模型操作 说出骨盆腔内胎儿的方位 说出判断的依据：大小囟门位置、耳廓朝向	5 5	
	旋转胎头：转为枕前位或正枕前位	指征：排除头盆不称，先露在坐骨棘水平以下，S=+3	4	
		手指旋转：右手示指、中指尖放在前顶骨边缘（人字缝与小囟相交点），宫缩时向下用力（顺时针或逆时针）旋转90°或135°	10	
		徒手旋转：右手心向上完全伸入阴道内，手掌伸开并紧握一侧胎头，拇指握住另一侧，轻轻上推胎头（顺时针或逆时针）旋转90°或135°；另一只手在孕妇腹部使胎肩向腹中线方向靠拢胎头为使矢状缝与出口前后径一致	10	
	阴道分娩方式	（1）转为枕前位或正枕前位按枕前位分娩机转娩出 （2）阴道助产	6	
综合评价（10分）	程序正确，动作规范，操作熟练		6	
	态度和蔼，语言恰当，表述清楚		2	
	在规定时间完成操作（每超过30秒扣1分，如分值不够可从总分中扣除）		2	
总分			100	

肩难产助娩术操作评分标准

主考教师＿＿＿＿＿＿　＿＿＿＿专业＿＿＿＿级＿＿＿＿班　考试日期＿＿＿＿＿＿

项目总分	项目内容	考核内容及要求	分值	得分
素质要求 （3分）	报告内容	报告考核者学号及考核项目	1	
	仪表举止	仪表端庄大方，态度认真和蔼	1	
	服装服饰	服装鞋帽整洁，着装符合要求	1	
操作前准备 （17分）	环境	模拟产房：安静、整洁，室温设置在24～26℃，湿度保持在50%～60%	5	
	模型、器械	分娩机转、胎儿、骨盆、产妇模型、难产模型	6	
	助产士	修剪指甲，穿工作服，戴帽子、口罩	6	
操作步骤 （70分）	肩难产处理 步骤 （HELPERR）	H 呼叫产科、新生儿、麻醉医师等人员到场	5	
		E 导尿、会阴切开（已切开不用）	5	
		L 曲大腿：双腿抱膝，让产妇双腿极度屈曲，贴近腹部	10	
		P 耻骨上加压：手掌放在耻骨联合上方（LOA 按左侧 ROA 按右侧）在胎儿前肩位置向后下加压，助产者同时牵拉胎头，用时30～60秒	10	
		E 阴道内旋转：手伸入阴道，LOA 时用右手（反之另一手）作用于前肩后部（肩胛骨）使前肩内收并旋转到入口斜径上	5	
		R 牵出后臂：沿骶骨伸入阴道，找到后臂使后臂弯曲位于胸前，以洗脸方式牵出后肩	5	
		助手保护会阴	5	
		R 转为四肢着地：如上述操作无效，翻转产妇再次尝试，可解脱胎肩嵌顿，先娩后肩再娩前肩	5	
		有新生儿窒息者，实施新生儿复苏抢救	5	
		检查婴儿锁骨及手臂肌力等反应	5	
		检查软产道，特别是宫颈	5	
		缝合会阴	5	
综合评价 （10分）	程序正确，动作规范，操作熟练		6	
	态度和蔼，语言恰当，表述清楚		2	
	在规定时间完成（每超过30秒扣1分，如分值不够可从总分中扣除）		2	
总分			100	

臀位助娩术操作评分标准

主考教师＿＿＿＿＿＿　＿＿＿＿专业＿＿＿＿级＿＿＿＿班　考试日期＿＿＿＿＿＿

项目总分	项目内容	考核内容及要求	分值	得分
素质要求 （3分）	报告内容	报告考核者学号及考核项目	1	
	仪表举止	仪表端庄大方，态度认真和蔼	1	
	服装服饰	服装鞋帽整洁，着装符合要求	1	
操作前准备 （17分）	环境	模拟产房：安静、整洁，室温24～26℃，湿度50%～60%	5	
	模型、器械	胎儿模型、骨盆模型、产妇模型	6	
	助产士	修剪指甲，穿工作服，戴帽子、口罩	6	

续表

项目总分	项目内容	考核内容及要求	分值	得分
操作步骤 (70分)	助产前准备	产科洗手：同正常分娩助产	2	
		消毒会阴：同正常分娩助产	2	
		戴无菌手套，穿手术衣，使用无菌技术	2	
	堵臀	时间：宫口开大4~5cm，直至宫口开全，会阴隆起手掌感到压力相当大，阴道及宫颈充分扩张停止	10	
		每5~10分钟听胎心一次	2	
	臀位助娩术步骤	1.产科铺巾：用正常分娩助产	2	
		2.导尿，会阴侧切术；做好新生儿窒息复苏的准备	5	
		3.胎臀自然娩出：胎臀自然娩出至脐部，松解脐带	5	
		4.牵引躯干：治疗巾裹住胎儿下肢及臀部，向下向外牵引，并转动使双肩间径在入口前后径	7	
		5.上肢助产滑脱法：先娩后肩：①右手握住胎儿双足，向前上方提，使后肩显露于会阴②左手食、中指伸入阴道，由胎后肩沿上臂至肘关节处，协助后肩及肘关节沿胸前滑出阴道。娩前肩：将胎体放低，前肩由耻骨弓自然娩出	10 5	
		胎头助娩：①将胎背转至前方②胎体骑跨在术者左前臂上，左手中指伸入胎儿口中，示指及无名指扶于两侧上颌骨③右手中指压低胎头枕部使其俯屈，示指及无名指置于胎儿两侧锁骨上，先向下牵拉，同时助手在产妇下腹正中施适当压力，使胎头保持俯屈；④胎头枕部抵于耻骨弓时，逐渐将胎体上举，以枕部为支点娩出胎头⑤记时	15	
		脐部娩出后2~3分钟娩出胎头，最长不超过8分钟	3	
综合评价 (10分)		程序正确，动作规范，操作熟练	4	
		态度和蔼，语言恰当，体现人文关怀	4	
		在规定时间完成操作(每超过30秒扣1分，如分值不够可从总分中扣除)	2	
总分			100	

（李淑红）

实训项目七　产科常用助产术

助产术是帮助阴道分娩有一定困难的产妇完成阴道分娩的临床常用手术。其目的是缩短产程、减少产妇和胎儿的损伤,促进母婴安全。产科常用助产手术包括会阴切开缝合术、胎头吸引术、产钳术等。助产专业学生应熟练掌握各项助产手术操作规程,便于与医生协作,完成手术配合,提高助产质量。

【技能训练目标】

1. 熟练掌握各项产科常用助产术的适应证。

2. 熟练掌握会阴切开缝合术的操作及注意事项。

3. 学会胎头吸引术的操作配合及注意事项。

4. 学会产钳术的操作配合及注意事项。

5. 培养学生树立以"产妇和胎儿为主体"的观念,提供快乐安全分娩、科学育儿等全方位服务。

【技能训练内容】

1. 会阴切开缝合术的方法。

2. 胎头吸引术的手术配合。

3. 产钳术的手术配合。

【实训设计与安排】

1. 建设仿真产房,在分娩训练模型上进行演示及操作练习。

2. 先让学生观看助产术录像,再由主讲教师提出训练要求。

3. 先由主讲教师在模型上示教,然后学生分为3~4人一组进行操作练习。

4. 课间让学生到医院见习。

工作任务一　会阴切开缝合术

会阴切开缝合术是在阴道分娩时,为了扩大软产道出口,减少胎儿娩出阻力,缩短第二产程而采用的助产手术。会阴切开方式有侧切开和正中切开两种,临床上以会阴侧切开为多用。本任务以会阴侧切为例。

手术适应证:初产妇会阴过紧、会阴体较长、胎儿过大等可能引起会阴严重裂伤时;初产妇需行胎头吸引术、产钳术等助产术时;需要缩短第二产程;预防早产儿颅内出血。

【实训过程】

(一)主要实训设备及用物的准备

1. 设备与模型　分娩实训室、产床、产妇模型人、会阴切开缝合局部模型。

2. 器械及用物

（1）会阴切开缝合包：外包布 1 块、内包布 1 块、弯盘 1 只、孔巾 1 块、会阴侧切剪 1 把、持针器 1 把、线剪 1 把、组织镊有齿、无齿各 1 把。

（2）用物：12～14 圆针和三角针各 1 枚、00 号和 000 号可吸收肠线各 1 支、I 号丝线棒 1 支、无菌手套、20ml 注射器 1 支、长穿刺针头 1 个、消毒棉球及纱布，消毒带尾线纱布卷。

（3）药品：0.5% 利多卡因 20ml。

（二）操作流程

操作步骤	方法及内容	注意事项
准备工作	1. 环境设置：分娩室清洁、安静，室温 24～26℃，湿度保持在 50%～60%，必要时放置屏风 2. 用物准备：会阴切开缝合包、产包等 3. 助产士准备：戴口罩、帽子、修剪指甲、按外科要求洗手	1. 助产士必须着装规范，仪表端庄 2. 室内清洁、安静、温暖 3. 用物齐全，设备完好
问候产妇	1. 自我介绍 2. 表情亲切	助产士面带微笑，不轻浮嬉笑
核对评估	1. 核对产妇姓名、床号及产妇诊断、孕产史等一般资料 2. 产妇情况评估：产程已至第二产程，重点观察宫缩，评估会阴条件 3. 胎儿状况评估：听胎心音、观察胎头拨露、羊水颜色及状况	1. 态度和蔼、语言亲切、细致耐心 2. 资料收集齐全 3. 注意产妇生命体征
谈话沟通	与产妇及家属谈话 1. 介绍产程进展情况、解释操作目的，说明手术必要性以取得配合 2. 心理护理：让产妇及家属有安全、信任感 3. 理解手术风险、同意并签字	1. 细声细语、和颜悦色 2. 语言亲切、与产妇和家属进行沟通 3. 产妇及家属能理解，沟通有效
产妇体位及助产士位置	1. 取膀胱截石位，充分暴露会阴 2. 助产士站在产妇右侧	1. 注意保暖、遮挡，避免过度暴露 2. 动作轻柔，避免引起不适
外阴消毒	1. 先按自然分娩外阴消毒及铺巾 2. 再用 0.5% 碘伏棉球常规消毒外阴 2 遍 3. 侧切口局部再次消毒	1. 外阴消毒以切口部位为中心从内到外，从上至下，最后消毒肛门 2. 第 2 遍消毒范围不超出第 1 遍

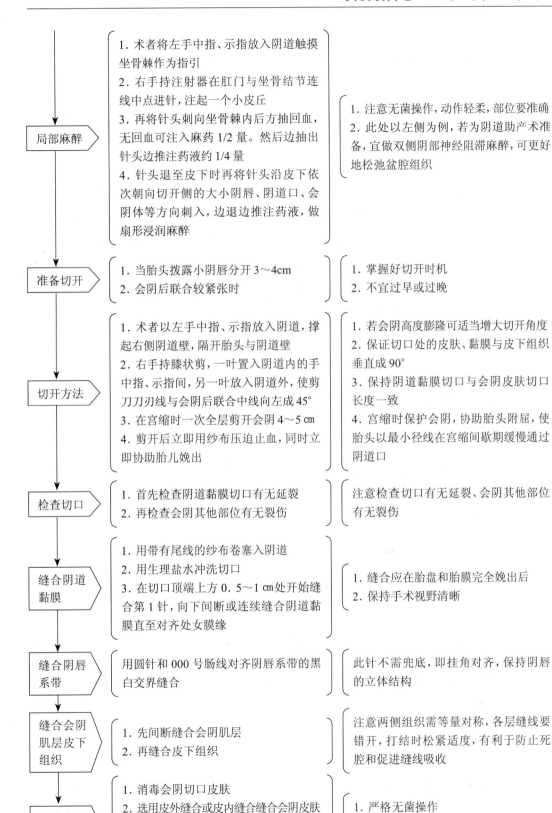

局部麻醉	1. 术者将左手中指、示指放入阴道触摸坐骨棘作为指引 2. 右手持注射器在肛门与坐骨结节连线中点处进针，注起一个小皮丘 3. 再将针头刺向坐骨棘内后方抽回血，无回血可注入麻药 1/2 量。然后边抽出针头边推注药液约 1/4 量 4. 针头退至皮下时再将针头沿皮下依次朝向切开侧的大小阴唇、阴道口、会阴体等方向刺入，边退边推注药液，做扇形浸润麻醉	1. 注意无菌操作，动作轻柔，部位要准确 2. 此处以左侧为例，若为阴道助产术准备，宜做双侧阴部神经阻滞麻醉，可更好地松弛盆腔组织
准备切开	1. 当胎头拨露小阴唇分开 3～4cm 2. 会阴后联合较紧张时	1. 掌握好切开时机 2. 不宜过早或过晚
切开方法	1. 术者以左手中指、示指放入阴道，撑起右侧阴道壁，隔开胎头与阴道壁 2. 右手持膝状剪，一叶置入阴道内的手中指、示指间，另一叶放入阴道外，使剪刀刀刃线与会阴后联合中线向左成 45° 3. 在宫缩时一次全层剪开会阴 4～5cm 4. 剪开后立即用纱布压迫止血，同时立即协助胎儿娩出	1. 若会阴高度膨隆可适当增大切开角度 2. 保证切口处的皮肤、黏膜与皮下组织垂直成 90° 3. 保持阴道黏膜切口与会阴皮肤切口长度一致 4. 宫缩时保护会阴，协助胎头附屈，使胎头以最小径线在宫缩间歇期缓慢通过阴道口
检查切口	1. 首先检查阴道黏膜切口有无延裂 2. 再检查会阴其他部位有无裂伤	注意检查切口有无延裂、会阴其他部位有无裂伤
缝合阴道黏膜	1. 用带有尾线的纱布卷塞入阴道 2. 用生理盐水冲洗切口 3. 在切口顶端上方 0.5～1cm 处开始缝合第 1 针，向下间断或连续缝合阴道黏膜直至对齐处女膜缘	1. 缝合应在胎盘和胎膜完全娩出后 2. 保持手术视野清晰
缝合阴唇系带	用圆针和 000 号肠线对齐阴唇系带的黑白交界缝合	此针不需兜底，即挂角对齐，保持阴唇的立体结构
缝合会阴肌层皮下组织	1. 先间断缝合会阴肌层 2. 再缝合皮下组织	注意两侧组织需等量对称，各层缝线要错开，打结时松紧适度，有利于防止死腔和促进缝线吸收
缝合会阴皮肤	1. 消毒会阴切口皮肤 2. 选用皮外缝合或皮内缝合缝合会阴皮肤 外缝合法：由外向内间断缝合 内缝合法：从外向内连续缝合	1. 严格无菌操作 2. 会阴皮肤外缝合者在产后 5～7 天拆线 3. 会阴皮肤内缝合者无需拆线

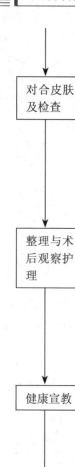

| 对合皮肤及检查 | 1. 缝合结束后用有齿镊对合切口皮肤
2. 消毒切口皮肤，取出阴道内带尾线纱布卷
3. 进行阴道检查：了解阴道壁是否光滑、有无活动性出血、有无血肿形成等
4. 进行肛门检查：了解有无血肿征象、有无缝线穿透直肠黏膜等 | 1. 切记取出阴道内带尾线纱布卷，不可遗留
2. 阴道、肛门检查常规进行不可遗漏，谨防止血不严而形成血肿或对合不齐而遗留孔洞 |

| 整理与术后观察护理 | 1. 肛门检查后，用碘伏棉球消毒外阴皮肤
2. 产妇臀下更换消毒垫单，放平双腿平卧于产床上，盖上棉被，嘱咐产妇闭目休息或协助适量进食进饮
3. 清理器械及用物
4. 留产房内观察 2 小时，注意产妇生命体征及产科情况等 | 1. 注意观察生命体征
2. 密切观察产科各项情况，尤其注意是否有阴道血肿形成征象 |

| 健康宣教 | 1. 观察 2 小时后产妇无异常，帮助产妇穿衣裤，用平车送产妇及新生儿一同到母婴同室休养室
2. 嘱产妇健侧卧位（即切口对侧卧位），保持外阴清洁干燥，勤换会阴垫 | 1. 助产士面带微笑、语言亲切
2. 强调产妇向切口对侧卧位休息 |

| 产后记录、清理 | 1. 清洗器械，清理用物并打包，将会阴缝合包送消毒
2. 详细填写手术经过，并标明缝线及针数，术者签名 | 1. 器械清点无误
2. 记录完整、正确 |

【典型案例仿真实训】

（一）案例导入

小芳，26 岁，G_1P_0，孕 38 周，阵发性腹痛 2 小时入院。经过 12 个小时的观察及护理，产妇小芳宫缩不断增强，持续 50～60 秒 /1～2 分钟，宫口开全（扩张 10cm），S=+3，胎膜已破，胎心 140 次 / 分，枕左前位。责任助产士小林正密切注意宫缩、胎心、胎头拨露、会阴变化及产妇生命征象等情况，此时发现在胎头拨露的过程中，会阴膨隆较紧张，同时阴道有少量鲜血流出，小林应该如何处理？

（二）仿真实训

流程一　准备

1. 助产士　着装规范、举止端庄，戴口罩。

2. 环境　调节室温至 26～28℃，保持湿度在 50%～60%。

3. 用物准备　铺产床、外阴消毒、铺无菌巾及消毒用物准备；会阴切开缝合包在有效期内、无破损、无潮湿。

流程二　问候、核对、评估及解说

1. 问候产妇（表情微笑亲切）"您好！我是产房当班责任助产士小林，今天由我为您服务。"

2．核对（面带微笑）"请问您叫什么名字？让我核对一下您的手腕带好吗？"

3．评估

（1）整理病历、产程护理记录单，了解产妇一般情况及产程。

（2）产妇小芳一般情况良好，有点紧张，但对自己分娩有信心。

（3）产科检查未发现异常。

（4）小林初步判断：产妇小芳目前处于第二产程，阴道有少量鲜血流出，为防止会阴发生严重裂伤，决定行会阴侧切术。

4．沟通谈话（对产妇及家属）

（1）心理护理：告诉小芳会阴侧切是为了防止严重的会阴裂伤，加快分娩进展，消除了产妇紧张心理，增强了产妇分娩信心。

（2）小林向产妇及家属介绍分娩进展情况，侧切目的和方法。家属及产妇均表示同意并签手术同意书。

流程三 实施麻醉及会阴切开

1．巡回护士协助工作 帮助手术助产士穿手术衣。

2．外阴消毒铺巾

（1）按自然分娩外阴消毒及铺巾。

（2）再次用 0.5% 碘伏棉球常规消毒外阴 2 遍。外阴消毒以切口部位为中心从内到外，从上至下，最后消毒肛门。注意第 2 遍消毒范围不超出第 1 遍。

（3）侧切口局部再次消毒。

3．麻醉方式及步骤 助产士小林协助产妇小芳取仰卧膀胱截石位，行阴部神经阻滞麻醉和局部浸润麻醉。小林将左手中指、示指放入阴道触摸坐骨棘作为指引，右手持带长针头的注射器装有 0.5% 利多卡因 20ml，在肛门与坐骨结节连线中点进针（图 7-1），注起一个小皮丘，再将针头刺向坐骨棘内后方抽回血，无回血则注入麻药 1/2 量。然后边抽出针头边推注药液约 1/4 量，针头退至皮下时再将针头沿皮下依次朝向切开侧的大小阴唇、阴道口、会阴体等方向刺入，边退边推注药液，做扇形浸润麻醉，往返 3～4 次，将剩余的 1/4 量药液依次注完，使会阴局部各层组织松弛、麻醉。

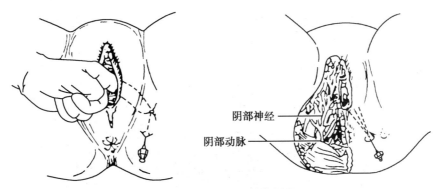

阴部神经

阴部动脉

图 7-1 阴部神经麻醉穿刺术

4．切开时机与方法选择 小林根据产妇小芳会阴情况，决定对其行左侧会阴切开。当胎头拨露小阴唇分开 3～4cm 会阴后联合较紧张时，小林以左手中指、示指放入阴道，撑起右侧阴道壁，隔开胎头与阴道壁，保护好胎头。接着右手持会阴侧切剪，一叶置入阴道内手的中指、示指间，另一叶放入阴道外，使剪刀刀刃线与会阴后联合中线向左成45°（图7-2），以保证切口处的皮肤、黏膜与皮下组织垂直成90°，在宫缩时一次全层剪开会阴4～5cm，小林此时特别注意保持阴道黏膜切口与会阴皮肤切口长度一致。剪开后立即用纱布压迫止血，如有小动脉出血应用血管钳夹住出血点压迫止血，立即协助胎儿娩出。

5. 宫缩时保护会阴，协助胎头俯屈，使胎头以最小径线在宫缩间歇期缓慢通过阴道口。正确把握会阴切开时机和领会接产要领，是减少会阴切开创伤、防止软产道撕裂和手术并发症的关键。

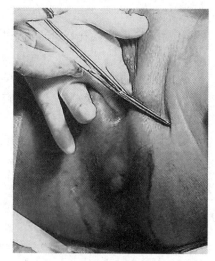

图7-2 会阴切开方法

流程四 缝合顺序与技巧

1. 检查阴道黏膜切口 胎盘胎膜顺利娩出后，小林检查切口有无延裂、会阴其他部位有无裂伤。用带有尾线的纱布卷塞入阴道，阻挡宫腔血液流出，避免影响手术视野。

2. 生理盐水冲洗切口 缝合前先用生理盐水冲洗会阴切口。

3. 阴道黏膜缝合 产妇切口无延裂，行一次性间断全层缝合阴道黏膜及黏膜下组织。用左手中、示二指撑开阴道壁，暴露阴道黏膜切口顶端及整个切口，右手示指再次探查切口深度后拿持针器夹持00号可吸收肠线的圆针上1/3处，在切口顶端上方0.5～1cm处开始缝合第1针（图7-3），打正反3个结，剪断线头留尾0.3～0.5cm缝合，目的是缝扎回缩的血管，防止切口顶端血肿形成，第二针距第一针0.5～1cm缝合，依次缝合阴道黏膜，最后一针将两侧处女膜缘吻合好解剖位置。注意阴道壁的解剖特点，保证切口两侧对合整齐。

4. 阴唇系带黑白交界对齐缝合 用圆针和000号肠线对齐阴唇系带的黑白交界缝合。注意此针不需兜底，即挂角对齐（图7-4），保持阴唇的立体结构，否则阴唇系带可能凹下去。这是还原阴唇系带解剖结构的关键。

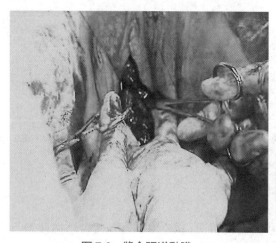

图7-3 缝合阴道黏膜

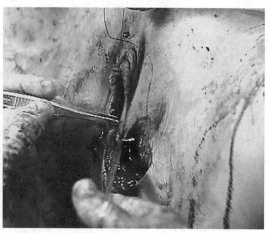

图7-4 缝合黑白交界

5. 还原舟状窝　如在阴唇内侧处处女膜缘缝线与阴唇系带黑白交界线之间的切口缝合隙较大,可以在此处加缝一针,还原舟状窝。

6. 会阴肌层、皮下组织缝合　用圆针和 00 号可吸收肠线先在肌层最深处缝合 1～2 针,不留死腔(图 7-5);再间断缝合皮下组织。注意两侧组织需等量对称,各层缝线要错开(图 7-6),打结时松紧适度,有利于防止死腔和促进缝线吸收。

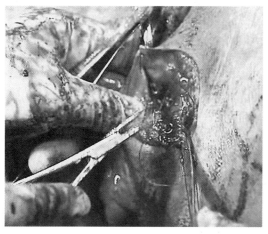

图 7-5　缝合会阴肌层

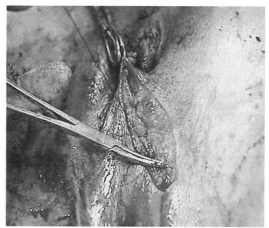

图 7-6　缝合会阴皮下组织

7. 会阴皮肤缝合　缝合皮肤前再次消毒会阴切口皮肤,准备开始缝合。会阴皮肤缝合方法有以下两种:

(1)皮外缝合法:换三角针穿引 1 号丝线间断缝合,从外向内。先在切口尖端 0.3cm 处缝合第一针,在距切口缘 0.5cm 处与皮肤垂直进针,兜底不留死腔,至对侧切口缘 0.5cm 处垂直出针,打正反 2 个结,留尾线 1cm(图 7-7),同法缝合。

(2)皮内缝合法:继续用圆针和 000 号可吸收肠线做连续缝合,从外向内。先在切口尖端紧挨真皮下,与切口平等进针,至切口对侧紧挨真皮下平等出针,打正反两结后,剪断短线头留尾 0.2～0.3cm,再紧挨真皮下做第二针、第三针、第四针连续缝合,直至阴道口。

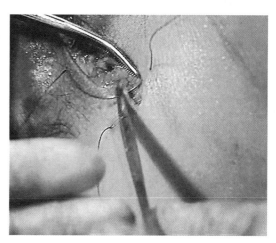

图 7-7　会阴皮肤外缝法

流程五　对合皮肤及检查

1. 对合外阴皮肤　缝合结束后用有齿镊对合切口皮肤,再用 1～2 个碘伏棉球消毒切口皮肤 1～2 次,取出阴道内带尾线纱布卷。

2. 阴道检查　右手中、示两指放入阴道检查,了解阴道壁是否光滑,了解有无遗留的孔洞,活动性出血或有无血肿形成。

3. 肛门检查　右手示指放入肛门检查,了解有无血肿征象;了解肛门括约肌及肛提肌功能（嘱产妇做缩肛动作）；了解有无缝线穿透直肠黏膜（图7-8），如有缝线穿透则应立即拆除缝线，重新消毒缝合。

流程六 整理、术后观察及护理

1. 整理 缝合结束肛门检查后，再次用碘伏棉球消毒外阴皮肤。清理器械及用物，协助产妇臀下更换消毒垫单，放平双腿平卧于产床上，盖上棉被，嘱咐产妇闭目休息或协助适量进食进饮。

2. 观察及护理 留产房内观察2小时，注意产妇血压、脉搏、子宫收缩情况、宫底高度、阴道出血量、膀胱充盈与否、阴道壁是否有血肿等情况。若产妇诉说有肛门坠胀或排便感时，应立即做肛门检查，以便尽早发现阴道壁血肿形成征象。

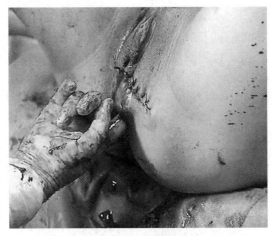

图7-8 缝合后肛门检查

流程七 健康教育

1. 观察2小时后产妇小芳身体各方面无异常，小林帮助其穿好衣裤，用平车送产妇及新生儿回到休养室。

2. 小林嘱产妇小芳向健侧卧位（即切口对侧卧位），取右侧卧位，保持外阴清洁干燥，勤换会阴垫。

3. 嘱咐小芳注意休息、加强营养，并进行母乳喂养知识宣教。

流程八 产后记录、清理

1. 详细填写手术经过，并标明缝线及针数，术者签名。

2. 清洗器械，清理用物并打包，将会阴缝合包送消毒。

【实训作业及思考】

（一）实训作业

1. 填写会阴切开缝合术手术记录（包括外缝针数）。

2. 根据本实训模拟案例，完成实训报告。

（二）思考

1. 会阴切开缝合术的适应证。

2. 如何把握会阴切开时机及正确接生方法来减少手术损伤及并发症？

3. 会阴切开缝合术的麻醉方法及注意事项。

4. 会阴缝合的顺序与技巧。

工作任务二 胎头吸引术

胎头吸引术是采用胎头吸引器牵拉胎头娩出胎儿的一种阴道助产方法。胎头吸引术通过形成一定负压吸住胎头牵引，有发生胎儿头皮撕裂及颅脑损伤的风险，故助产学生应熟练掌握手术条件及操作流程。

手术条件：活胎，顶先露；头盆相称；胎头双顶径达坐骨棘水平以下；宫口开全，胎膜已破;有一定强度的子宫收缩。

【实训过程】

（一）主要实训设备及用物的准备

1. 模型及设备　分娩操作模型及产床、胎头吸引器（图7-9）、产床、婴儿电子秤、婴儿吸痰器、新生儿远红外线抢救床、早产儿保温箱。

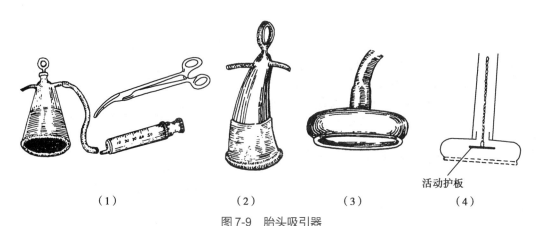

图 7-9　胎头吸引器

（1）直形；（2）牛角形；（3）扁圆形；（4）扁圆形吸引器活动护板的结构

2. 器械及用物

（1）产包及婴儿包：产包：外包布 1 块、内包布 1 块、手术衣 1 件、中单 1 块、脚套 1 双、消毒巾 3 块、洞巾 1 块；弯盘、聚血器各 1 个；纱布若干、棉签 2 支、脐带卷 1 只，脐带结扎线或气门芯 1 只。婴儿包：外包被 1 件、内衣裤 1 套、尿布 1 块。手圈、足圈各 1 只，胸牌 1 块。

（2）器械：500ml 注射器 1 支、止血钳 1 把、手术剪刀 1 把、会阴侧切剪 1 把、持针钳 1 把、直止血钳 2 把、有齿镊 2 把，圆针、三角针各 1 枚。

（3）其他：导尿包，供氧设备 1 套，新生儿羊水吸引器 1 台，一次性吸引管若干，吸气面罩，抢救药品等。

（二）操作流程

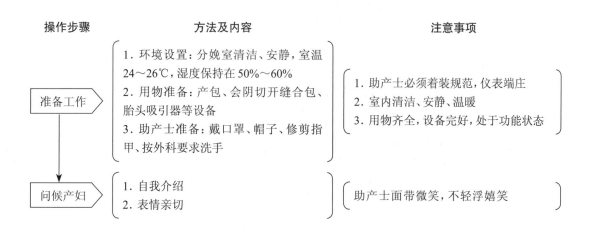

操作步骤	方法及内容	注意事项
准备工作	1. 环境设置：分娩室清洁、安静，室温24～26℃，湿度保持在50%～60% 2. 用物准备：产包、会阴切开缝合包、胎头吸引器等设备 3. 助产士准备：戴口罩、帽子、修剪指甲、按外科要求洗手	1. 助产士必须着装规范，仪表端庄 2. 室内清洁、安静、温暖 3. 用物齐全，设备完好，处于功能状态
问候产妇	1. 自我介绍 2. 表情亲切	助产士面带微笑，不轻浮嬉笑

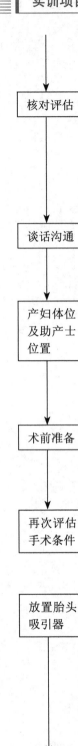

核对评估

1. 核对产妇姓名、床号及产妇诊断、孕产史等一般资料
2. 产科情况评估：产程持续时间、宫口是否开全、胎儿大小、胎先露高低、胎心音、宫缩及会阴软组织情况
3. 评估产妇心理及合作程度：有无恐惧、焦虑等

1. 态度和蔼、语言亲切、细致耐心
2. 资料收集齐全
3. 注意产妇生命体征和产科情况动态变化

谈话沟通

与产妇及家属谈话
1. 介绍产程进展情况、解释操作目的、方法、以取得积极配合
2. 心理护理：让产妇及家属有安全、信任感，减轻产妇恐惧及焦虑感

1. 态度和蔼、和颜悦色
2. 语言亲切、坚定，面向产妇和家属进行沟通
3. 产妇及家属能理解，沟通有效

产妇体位及助产士位置

1. 协助产妇取膀胱截石位，充分暴露会阴
2. 助产士站在产妇两腿之间

1. 注意保暖、遮挡，避免过度暴露
2. 动作轻柔，避免引起不适

术前准备

1. 观察产程进展，注意宫缩、产妇配合用力情况，听胎心，观察羊水情况
2. 常规外阴消毒、铺巾、导尿
3. 按外科手术要求洗手、穿无菌衣、戴无菌手套
4. 初产妇或会阴过紧应做好侧切准备

1. 注意胎心变化
2. 严格无菌操作
3. 做好会阴侧切各项物品准备

再次评估手术条件

阴道检查明确宫口是否开全、胎方位、先露高低，评估是否有手术条件

1. 严格无菌
2. 严格把握手术条件

放置胎头吸引器

1. 初产妇行会阴侧切术
2. 检查胎头吸引器有无漏气
3. 润滑吸引器后按正确方法放置
4. 检查吸引器放置位置无误
5. 调整吸引器横柄与胎头矢状缝一致

1. 吸引器放置要避开囟门
2. 吸引器罩杯周边完成与胎头紧贴
3. 确认无阴道壁或宫颈组织夹于吸引器与胎头之间

形成负压

1. 术者将胎头吸引器顶住胎头，可连接注射器或电动负压吸引器
2. 注射器抽吸法：将50ml注射器连接于吸引器横柄的橡皮管上，分数次从橡皮管抽出空气，等吸引器内形成所需负压后，用血管钳夹住连接管
3. 电动吸引器抽吸法：预先开动电动吸引器调节负压达200～300mmHg，连接于吸引器横柄的橡皮管上，用血管钳夹住连接管

1. 确保血管钳夹闭连接管，无漏气
2. 电动吸引器需预先调好负压后再连接

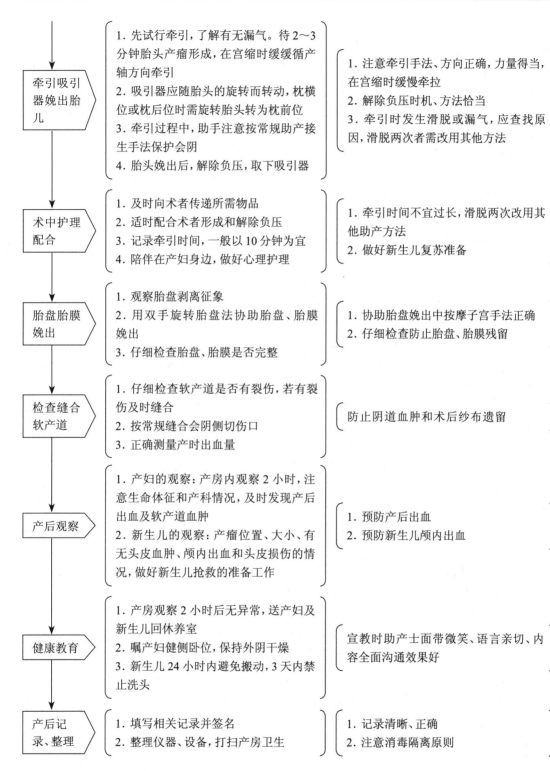

牵引吸引器娩出胎儿
1. 先试行牵引，了解有无漏气。待2～3分钟胎头产瘤形成，在宫缩时缓缓循产轴方向牵引
2. 吸引器应随胎头的旋转而转动，枕横位或枕后位时需旋转胎头转为枕前位
3. 牵引过程中，助手注意按常规助产接生手法保护会阴
4. 胎头娩出后，解除负压，取下吸引器

1. 注意牵引手法、方向正确，力量得当，在宫缩时缓慢牵拉
2. 解除负压时机、方法恰当
3. 牵引时发生滑脱或漏气，应查找原因，滑脱两次者需改用其他方法

术中护理配合
1. 及时向术者传递所需物品
2. 适时配合术者形成和解除负压
3. 记录牵引时间，一般以10分钟为宜
4. 陪伴在产妇身边，做好心理护理

1. 牵引时间不宜过长，滑脱两次改用其他助产方法
2. 做好新生儿复苏准备

胎盘胎膜娩出
1. 观察胎盘剥离征象
2. 用双手旋转胎盘法协助胎盘、胎膜娩出
3. 仔细检查胎盘、胎膜是否完整

1. 协助胎盘娩出中按摩子宫手法正确
2. 仔细检查防止胎盘、胎膜残留

检查缝合软产道
1. 仔细检查软产道是否有裂伤，若有裂伤及时缝合
2. 按常规缝合会阴侧切伤口
3. 正确测量产时出血量

防止阴道血肿和术后纱布遗留

产后观察
1. 产妇的观察：产房内观察2小时，注意生命体征和产科情况，及时发现产后出血及软产道血肿
2. 新生儿的观察：产瘤位置、大小、有无头皮血肿、颅内出血和头皮损伤的情况，做好新生儿抢救的准备工作

1. 预防产后出血
2. 预防新生儿颅内出血

健康教育
1. 产房观察2小时后无异常，送产妇及新生儿回休养室
2. 嘱产妇健侧卧位，保持外阴干燥
3. 新生儿24小时内避免搬动，3天内禁止洗头

宣教时助产士面带微笑、语言亲切、内容全面沟通效果好

产后记录、整理
1. 填写相关记录并签名
2. 整理仪器、设备，打扫产房卫生

1. 记录清晰、正确
2. 注意消毒隔离原则

【典型案例仿真实训】

（一）案例导入

小美，33岁，经产妇，妊娠41^{-1}周。因"阵发性腹痛4小时"于2014年5月5日入院待产。平素月经规律，末次月经2013年7月22日，预产期为2014年4月29日。无恶心、呕

吐等早孕反应；停经 4 个半月自觉胎动至今；定期产前检查未见异常。4 小时前出现阵发性腹痛，持续 45 秒，间歇 3～4 分钟。

查体：T 36℃，P 85 次 / 分，R 18 次 / 分，BP 120/90mmHg，心肺听诊无异常。产科检查：宫高 33cm，腹围 98cm，枕左横，已入盆，胎心率 146 次 / 分，有规律宫缩，持续 40～50 秒，间歇 3～4 分钟；阴道检查：宫口开大 3cm，胎头棘上 1cm，胎膜已破；骨盆外测量：髂棘间径 25cm，髂脊间径 28cm，骶耻外径 19.5cm，坐骨结节间径 9cm。

入院后产程进展顺利，5 小时后宫口开全，S=+2，枕左横，宫缩规律，指导产妇正确用力 2 小时胎头无明显下降，再次阴道检查，宫口开全，S=+3，枕左横，胎心 126 次 / 分。

小美得知胎位不正，需要手术助产，她非常紧张，小刘作为责任助产士，此时该如何处理？

（二）仿真实训

流程一　准备

1. 助产士　着装规范、举止端庄，六步法洗手、戴口罩。

2. 环境　调节室温 24～26℃，保持湿度在 50%～60%，环境干净整洁。

3. 用物准备　胎头吸引器、产包、会阴切开缝合包等正常分娩所需物品。

流程二　问候、核对、评估及解说

1. 问候产妇（表情微笑亲切）"您好！我是助产士小刘，是您的责任助产士，今天由我照顾您，很高兴为您服务。"

2. 核对（面带微笑）"请问您叫什么名字？住在几床？"

3. 评估

（1）整理病历、了解产妇一般情况、孕期及产程情况。

（2）产妇小美一般情况良好，对分娩有信心，担心阴道助产对胎儿有损伤。

（3）初步判断：产妇第二产程延长，无头盆不称，给予行胎头吸引术协助胎儿娩出，立即做好准备。

4. 沟通技巧及要点（对产妇及家属）　心理护理：鼓励产妇说出自己的想法，解释胎头吸术的目的和方法，增强产妇分娩信心。

流程三　术前准备

1. 观察产程　宫缩弱，胎心正常，产程延长。

2. 接生人员戴口罩，常规外科洗手穿手术衣，戴无菌手套。

3. 小刘协助产妇取膀胱截石位，按分娩操作常规行外阴消毒、铺巾、导尿。

4. 再次评估，检查胎位，宫口开全，枕先露，头盆相称，S=+3，活胎、胎膜已破。

5. 麻醉及会阴侧切　小美初产妇，会阴较紧张，行会阴左侧切开。

流程四　手术及术中的配合操作

1. 放置胎头吸引器　检查胎头吸引器有无损坏、漏气，随后将吸引器罩杯边缘涂以无菌润滑油。术者左手示指、中指伸入产妇阴道内，撑开阴道后壁，右手持涂好润滑油的吸引器，沿阴道后壁送入到胎头顶骨，注意避开囟门（图 7-10）；使吸引器罩杯周边完全与胎头贴紧。再用右手示指沿吸引器罩杯周边检查一周以了解吸引器是否紧贴头皮、有无阴道壁或宫颈组织夹于吸引器及胎头之间、避开囟门（图 7-11）。确认无误后调整吸引器横柄，使之与胎头矢状缝方向一致，作为旋转胎头的标记。

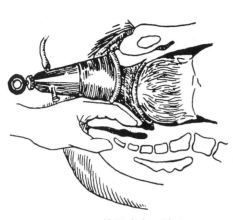

图 7-10 放置胎头吸引器

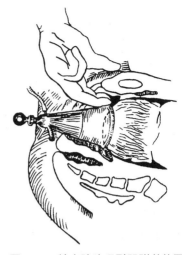

图 7-11 检查胎头吸引器附着位置

2．助产士小刘负责密切观察宫缩、听胎心并安慰指导产妇配合用力。

3．形成负压 可连接注射器或电动负压吸引器。

（1）选择注射器抽吸法：将 50ml 注射器连接于吸引器横柄的橡皮管上，术者将胎头吸引器顶住胎头，小刘用 50ml 注射器，分数次从橡皮管抽出空气，金属吸引器一般抽气 150～200ml，硅胶喇叭型吸引器抽气 60～80ml。等吸引器内形成所需负压后，用血管钳夹住连接管（图 7-12）。

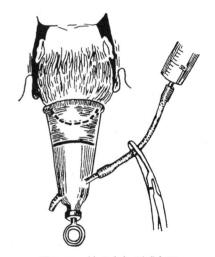

图 7-12 抽吸空气形成负压

（2）选择电动吸引器抽吸法：预先开动电动吸引器，调节负压达 200～300mmHg，连接于吸引器横柄的橡皮管上，用血管钳夹住连接管。

4．先试行牵引，了解有无漏气，避免滑脱。等待 2～3 分钟，使胎头产瘤形成，吸引器已牢固地吸附于胎头上，听胎心，如无异常，在宫缩时缓缓循产轴方向牵引。开始稍向下牵引，保持胎头俯屈，随胎头的下降、会阴部逐渐膨隆时转为平牵，当胎头枕部露于耻骨弓下，会阴部明显膨隆时，渐渐向上提牵，使胎头仰伸娩出（图 7-13）。牵引手法有拉式和握式两种（图 7-14），特别注意应缓慢牵拉，用力不可太大，方向不得突然变化。吸引器应随胎头的旋转而转动，枕横位或枕后位时需旋转胎头转为枕前位。助手此时注意按常规助产接生手法保护会阴。

5．助产士小刘认真观察宫缩、听胎心，记录牵引时间，协助术者将牵引分娩时间控制在 10 分钟内。

6．取下胎头吸引器。助产士小刘一直仔细观察，胎头娩出后，迅速松开止血钳，消除负压，取下吸引器，按分娩机转协助胎肩及胎体娩出。

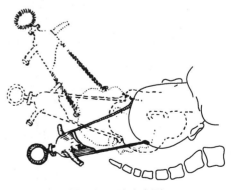

图 7-13 胎头牵引

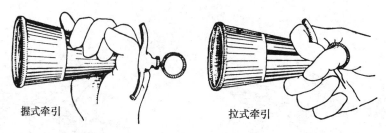

握式牵引　　　　　　　　　　拉式牵引

图7-14　牵引吸引器手法

流程五　术后护理

1. 仔细检查软产道有无裂伤,胎盘胎膜娩出后,按要求缝合会阴伤口。

2. 助产士仔细观察新生儿产瘤位置、大小及有无头皮血肿、头皮损伤的发生,如有报告医生,以便及时处理;观察新生儿有无异常,做好新生儿抢救的准备工作;注意新生儿24小时内减少搬动,并遵医嘱给予维生素 K_1 2mg肌内注射,预防颅内出血;3天以内禁止洗头。

3. 产房观察2小时,注意生命体征、子宫收缩、出血量、膀胱充盈、会阴伤口情况。

流程六　健康教育

1. 产房观察2小时后,产妇小美各项生命体征和产科情况均无异常,助产士小刘送产妇和新生儿回休养室。

2. 小刘告知产妇保持外阴部清洁、干燥,及时更换会阴垫,便后及时清洗会阴,以免污染伤口,影响愈合。

3. 产妇要加强营养、注意休息,以恢复体力,取右侧卧位有利于左侧伤口的愈合。

4. 告诉产妇及家属新生儿24小时内护理动作轻柔,减少搬动,3天以内禁止洗头。产妇小美及家属表示明白并向小刘致谢。

流程七　记录、整理

1. 认真填写手术护理经过记录,术者签名。

2. 整理产包、会阴切开包、胎头吸引器及其他用物等。

3. 污物处理,搞好产房卫生,通风消毒。

【实训作业及思考】

（一）实训作业

1. 填写产时记录、产程图、产后记录。

2. 根据本实训模拟案例,完成实训报告。

（二）思考

1. 胎头吸引术适应证及手术条件。

2. 胎头吸引器放置的注意事项。

3. 胎头吸引术中的医护配合操作要注意哪些方面?

工作任务三　产　钳　术

产钳术是用产钳牵拉胎头娩出胎儿的一种阴道助产的方法。可分为低位产钳术、中位产钳术、高位产钳术。目前临床较多使用低位产钳。常用的有短弯型和臀位后出头型两种

（图7-15）。本任务介绍低位产钳术的操作方法。低位产钳术是指胎头双顶径已超过坐骨棘平面、胎头颅骨骨质部分已达盆底时使用的产钳术。

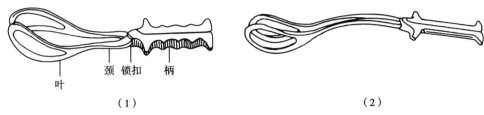

叶　颈 锁扣 柄
（1）　　　　　　　　　　（2）

图7-15　产钳构造
（1）常用产钳及其结构；（2）臀位后出头产钳

手术条件　头先露时胎头骨质最低点达 S=+3 以下，胎膜已破，宫口全开，无头盆不称，活胎。

【实训过程】

（一）主要实训设备及用物的准备

1. 模型及设备　分娩模型、新生儿模型，产床、治疗车、婴儿电子秤、新生儿远红外线抢救床等。

2. 器械及用物　灭菌产钳1副、产包、婴儿包及复苏用物按自然分娩物品要求准备；会阴麻醉、会阴切开缝合用物按会阴切开缝合术物品要求准备。

（二）操作流程

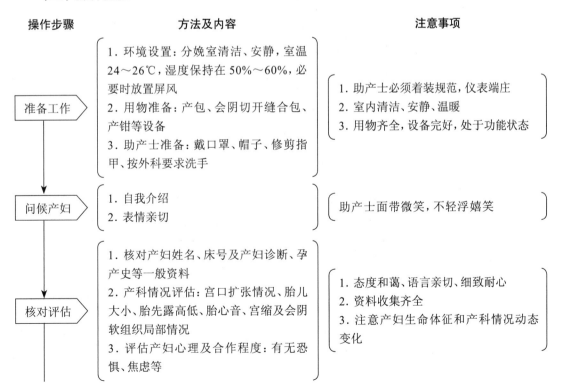

操作步骤	方法及内容	注意事项
准备工作	1. 环境设置：分娩室清洁、安静，室温24～26℃，湿度保持在50%～60%，必要时放置屏风 2. 用物准备：产包、会阴切开缝合包、产钳等设备 3. 助产士准备：戴口罩、帽子、修剪指甲、按外科要求洗手	1. 助产士必须着装规范，仪表端庄 2. 室内清洁、安静、温暖 3. 用物齐全，设备完好，处于功能状态
问候产妇	1. 自我介绍 2. 表情亲切	助产士面带微笑，不轻浮嬉笑
核对评估	1. 核对产妇姓名、床号及产妇诊断、孕产史等一般资料 2. 产科情况评估：宫口扩张情况、胎儿大小、胎先露高低、胎心音、宫缩及会阴软组织局部情况 3. 评估产妇心理及合作程度：有无恐惧、焦虑等	1. 态度和蔼、语言亲切、细致耐心 2. 资料收集齐全 3. 注意产妇生命体征和产科情况动态变化

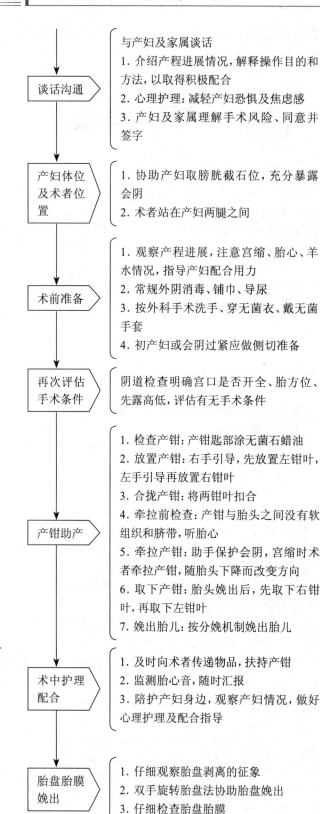

谈话沟通

与产妇及家属谈话
1. 介绍产程进展情况,解释操作目的和方法,以取得积极配合
2. 心理护理:减轻产妇恐惧及焦虑感
3. 产妇及家属理解手术风险、同意并签字

1. 态度和蔼、和颜悦色
2. 语言亲切、坚定,面向产妇和家属进行沟通
3. 产妇及家属能理解,沟通有效

产妇体位及术者位置

1. 协助产妇取膀胱截石位,充分暴露会阴
2. 术者站在产妇两腿之间

1. 注意保暖、遮挡,避免过度暴露
2. 动作轻柔,避免引起不适

术前准备

1. 观察产程进展,注意宫缩、胎心、羊水情况,指导产妇配合用力
2. 常规外阴消毒、铺巾、导尿
3. 按外科手术洗手、穿无菌衣、戴无菌手套
4. 初产妇或会阴过紧应做侧切准备

1. 注意胎心变化
2. 严格无菌操作
3. 做好会阴侧切物品准备

再次评估手术条件

阴道检查明确宫口是否开全、胎方位、先露高低,评估有无手术条件

1. 严格无菌,预防产道感染
2. 严格把握手术条件

产钳助产

1. 检查产钳:产钳匙部涂无菌石蜡油
2. 放置产钳:右手引导,先放置左钳叶,左手引导再放置右钳叶
3. 合拢产钳:将两钳叶扣合
4. 牵拉前检查:产钳与胎头之间没有软组织和脐带,听胎心
5. 牵拉产钳:助手保护会阴,宫缩时术者牵拉产钳,随胎头下降而改变方向
6. 取下产钳:胎头娩出后,先取下右钳叶,再取下左钳叶
7. 娩出胎儿:按分娩机制娩出胎儿

1. 分清产钳左右叶,正确握持
2. 放置产钳,先左后右;取下产钳,先右后左
3. 随时注意胎心变化,牵引用力均匀,配合宫缩缓慢牵拉,保护会阴防止软产道裂伤

术中护理配合

1. 及时向术者传递物品,扶持产钳
2. 监测胎心音,随时汇报
3. 陪护产妇身边,观察产妇情况,做好心理护理及配合指导

1. 牵引时间不宜过长,适时提醒术者
2. 做好新生儿复苏准备

胎盘胎膜娩出

1. 仔细观察胎盘剥离的征象
2. 双手旋转胎盘法协助胎盘娩出
3. 仔细检查胎盘胎膜

1. 协助胎盘娩出手法正确,防止发生子宫内翻
2. 仔细检查胎盘、胎膜防止残留
3. 牵引时发生滑脱或漏气,应查找原因,滑脱两次者需改用其他方法

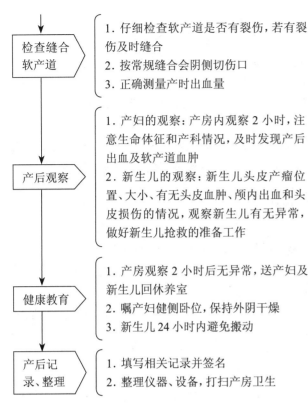

检查缝合软产道
1. 仔细检查软产道是否有裂伤，若有裂伤及时缝合
2. 按常规缝合会阴侧切伤口
3. 正确测量产时出血量

1. 预防阴道血肿
2. 防止术后纱布遗留

产后观察
1. 产妇的观察：产房内观察2小时，注意生命体征和产科情况，及时发现产后出血及软产道血肿
2. 新生儿的观察：新生儿头皮产瘤位置、大小、有无头皮血肿、颅内出血和头皮损伤的情况，观察新生儿有无异常，做好新生儿抢救的准备工作

1. 预防产后出血
2. 预防新生儿颅内出血

健康教育
1. 产房观察2小时后无异常，送产妇及新生儿回休养室
2. 嘱产妇健侧卧位，保持外阴干燥
3. 新生儿24小时内避免搬动

宣教时助产士面带微笑、语言亲切、内容全面沟通效果好

产后记录、整理
1. 填写相关记录并签名
2. 整理仪器、设备，打扫产房卫生

1. 记录清晰、正确
2. 注意消毒隔离原则

【典型案例仿真实训】

（一）案例导入

小婷，33岁，经产妇，妊娠41^{-1}周。因"阵发性腹痛4小时"于2014年5月5日入院待产。平素月经规律，末次月经2013年7月22日，预产期为2014年4月29日。无恶心、呕吐等早孕反应；停经4个半月自觉胎动至今；定期产前检查未见异常。4小时前出现阵发性腹痛，持续45秒，间歇3～4分钟。

查体：T 36℃，P 85次/分，R 18次/分，BP 120/90mmHg，心肺听诊无异常。产科检查：宫高33cm，腹围98cm，枕左前位，已入盆，胎心率146次/分，有规律宫缩，持续40～50秒，间歇3～4分钟；阴道检查：宫口开大3cm，S=-1，胎膜已破；骨盆外测量：髂棘间径25cm，髂脊间径28cm，骶耻外径19.5cm，坐骨结节间径9cm。

入院后产程进展缓慢，8小时后宫口开全，S=+2，枕左前位，宫缩弱，经加强宫缩，指导产妇正确用力1小时后，胎儿电子监护仪显示胎心100次/分，经处理胎心未见好转，羊水黄绿色，再次阴道检查，宫口开全，S=+3，枕左前，胎心90次/分。

小婷得知胎儿缺氧，需要手术助产，她非常紧张，小刘作为责任助产士，此时该如何处理？

（二）仿真实训

流程一 准备

1. 助产士 着装规范、举止端庄，戴口罩。

2. 环境 调节室温至24～26℃，环境安静整洁。

3. 用物准备 铺产床、准备外阴擦洗及消毒用物；产包、灭菌导尿管、婴儿包、婴儿秤、产妇和新生儿急救器械及药品准备；新生儿远红外线抢救床调试及准备。

流程二　问候、核对、评估及沟通

1. 问候产妇　"您好！我是助产士小刘，今天由我为您服务。"
2. 核对　"请问您叫什么名字？住第几床？请让我核对腕带信息。"
3. 评估　了解产妇病史，宫缩、胎儿情况，评估产妇的心理状态。

初步判断：小婷情绪焦虑，第二产程延长，宫口开全，S=+3，胎心音90次/分，无头盆不称，目前情况符合产钳助产条件要求。

4. 沟通谈话（对产妇及家属）　小刘告诉产妇小婷，胎儿宫内缺氧，需要尽快将胎儿娩出，向产妇及家属讲解产钳术目的和方法，产妇及家属表示理解，接受手术并签字同意。

流程三　术前准备工作

1. 外阴皮肤清洁消毒　按自然分娩常规外阴冲洗消毒。
2. 常规铺巾　按自然分娩常规铺巾。
3. 助产人员的准备　按外科手术要求戴口罩、洗手、穿手术衣、戴手套。
4. 导尿　按护理操作常规进行导尿，排空膀胱。如果胎头过低压迫尿道不易插入尿管，可于宫缩间隙用手轻压胎头，将尿管插入。
5. 会阴阻滞麻醉和会阴左侧切开　按会阴切开缝合术要求进行麻醉和切开，防止软组织撕裂，行双侧会阴阻滞麻醉，其盆底肌肉松弛效果更佳。

流程四　产钳助产

1. 置入产钳

（1）放置左叶产钳：术者右手四指并拢伸入胎头与阴道之间，左手握持左叶钳柄，钳叶垂直向下，凹面朝向会阴部，将左叶产钳沿右手掌滑入阴道与胎头之间，钳叶置于胎儿左侧面耳前（左颞部），使钳叶与钳柄处于同一水平，交由助手持钳柄握住。

（2）放置右叶产钳：左手四指伸入胎头与阴道之间，右手握右叶钳柄，同法引导右钳叶沿左手掌滑入阴道与胎头右侧方，达左钳叶对应的位置。

（3）扣合两叶：右钳叶在上，左钳叶在下，两钳叶柄自然对合。如不能扣合应寻找原因，进行调整（固定左叶，调整右叶），直至扣合为止。

（4）助手听胎心，助产士小刘配合医生上产钳。术前先检查产钳完好，能良好扣合，用灭菌液状石蜡擦拭钳叶部分。手术开始，医生上好左叶产钳后交由小刘扶持钳柄，防止左叶产钳位置移动，然后放置右叶产钳。左右两叶产钳上好后扣合顺利。台下助手听胎心没有改变。

2. 牵拉产钳（图7-16）

（1）检查产钳位置：牵拉前检查产钳是否夹住软组织及脐带，听胎心有无变化。

（2）正确牵拉：术者坐位或站立在产妇两腿之间，双臂屈曲，合拢钳柄，双手握持钳柄缓慢试牵拉，观察有无滑脱。宫缩时缓慢沿产轴向下向外牵拉，牵拉方向随胎头下降而改变。胎头位置较高者，应稍向下牵引，然后水平牵引，当胎头枕部出现于耻骨弓下方，会阴部明显膨隆时，可缓缓向上提拉，帮助胎头仰伸娩出。牵拉用力应均匀，禁止左右摇摆产钳。嘱产妇宫缩时向下用力，宫缩间歇时，稍放松锁扣，观察胎心，待下次宫缩时再行牵拉。

（3）助手保护会阴：助手站于产妇右侧，保护会阴。

3. 取下产钳　当胎头仰伸，额部娩出时，松开锁扣，先取下位于上方的右叶产钳，后取下左叶产钳。

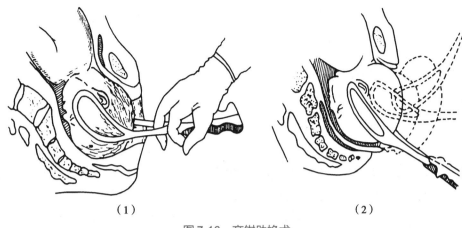

（1）　　　　　　　　　　　　　　　（2）

图 7-16　产钳助娩术

（1）开始牵拉；（2）牵引方向

4. 娩出胎儿

（1）取下产钳后，立即清理口鼻内的黏液和羊水。协助胎儿复位、外旋转，向下轻压助娩前肩，上托胎颈后肩娩出。双肩娩出后，助手即可松开保护会阴之手，术者继续扶持胎身及下肢娩出。

（2）记录胎儿娩出时间。

（3）用集血器在会阴部收集阴道出血，以估计产后出血量。

流程五　术后护理

1. 新生儿的处理　按手术儿护理常规进行护理，若出现新生儿窒息立即开展新生儿窒息抢救及护理。

2. 娩出胎盘胎膜及检查　按自然分娩第三产程要求助娩胎盘胎膜，仔细检查其完整性。

3. 会阴切口缝合　胎盘胎膜顺利娩出后，助产士小刘仔细检查会阴、小阴唇内侧、尿道口周围等有无裂伤，阴道切口有无延伸。按会阴切开缝合术要求缝合会阴切口。

流程六　术后观察及健康教育

1. 分娩后产妇在产房内观察 2 小时，以便及时发现有无产后出血。重点观察产妇血压、脉搏、子宫收缩情况、宫底高度、阴道流血量、膀胱是否充盈，会阴及阴道壁有无血肿。

2. 产妇小婷产后 2 小时观察阴道出血小，宫缩好，无不适主诉。小刘将产妇送回休养室。

3. 告知产妇回病房休息后要注意阴道流血量情况，有肛门坠胀的情况及其他不适及时通知医生。2～4 小时排尿一次，新生儿 24 小时内避免搬动。

流程七　记录及整理

1. 填写产时记录　产程时间计算，产钳助产分娩经过记录，接生者签名。

2. 物品整理　打产包，污物处理，搞好产房卫生，通风消毒。

【实训作业及思考】

（一）实训作业

1. 填写产时记录、手术经过、产后记录。

2. 根据本实训模拟案例，完成实训报告。

（二）思考

1．低位产钳术的必备手术条件有哪些？

2．放置、取下产钳的顺序。

3．牵拉产钳时医护如何配合操作？

【技能考核】

会阴切开缝合术操作评分标准

主考教师＿＿＿＿＿＿＿＿＿　专业＿＿＿＿＿级＿＿＿＿＿班　考试日期＿＿＿＿＿＿＿＿＿

项目总分	项目内容	考核内容及要求	分值	得分
素质要求 （3分）	报告内容	报告考核者学号及考核项目	1	
	仪表举止	仪表端庄大方，态度认真和蔼	1	
	服装服饰	服装鞋帽整洁，着装符合要求	1	
操作前准备 （17分）	环境	安静舒适、光线适宜、关闭门窗、温度24～26℃、湿度50%～60%（口述）	1	
		必要时设置屏风或隔帘遮挡产妇（口述）	1	
		相关人员在场（口述）	1	
	用物	备物齐全：产包、会阴切开缝合包（在效期内、无破损、无潮湿）	2	
	助产士	修剪指甲，洗手（六步洗手法）、戴口罩	2	
	产妇	核对产妇，评估产妇身体状况、宫缩情况、羊水情况及应用腹压的方法	2	
		解释操作的目的，以取得积极配合	3	
		协助产妇取膀胱截石位，充分暴露外阴，注意保暖	3	
		按自然分娩铺好无菌巾（口述）	2	
操作步骤 （70分）	助产士位置	站在产妇右侧	1	
	消毒与麻醉	碘伏棉球重新消毒外阴2遍，以切口部位为中心从上至下，从内到外；第2遍不超过第1遍范围	6	
		阴部神经阻滞麻醉和局部浸润麻醉操作正确	10	
	会阴切开	切开指征、时机及方法正确（口述）	5	
		操作动作正确	5	
	会阴缝合	阴道黏膜缝合	8	
		阴唇系带缝合	8	
		会阴肌层、皮下组织缝合	8	
		会阴皮肤缝合	8	
	缝合后处理	对合切口皮肤	2	
		阴道检查	2	
		肛门检查	2	
		再次消毒外阴，清理器械及用物	1	
		产妇臀下更换消毒垫单，放平双腿平卧产床上，盖上被子，嘱产妇闭目休息或协助适量进食进饮（口述）	1	
		产房观察2小时（内容口述）	1	
		详细填写手术经过，并标明缝线及针数	1	
		报告操作结束	1	

续表

项目总分	项目内容	考核内容及要求	分值	得分
综合评价 （10分）	程序正确，动作规范，操作熟练		6	
	态度和蔼，语言恰当，体现人文关怀		2	
	在规定时间内完成（每超过 30 秒扣 1 分，如分值不够可从总分中扣除） 注：计时部分为操作前准备及操作步骤		2	
总分			100	

胎头吸引术操作评分标准

主考教师＿＿＿＿＿＿＿＿＿＿＿ ＿＿＿＿＿专业＿＿＿＿＿级＿＿＿＿＿班 考试日期＿＿＿＿＿＿＿＿＿＿＿

项目总分	项目内容	考核内容及要求	分值	得分
素质要求 （3分）	报告内容	报告考核者学号及考核项目	1	
	仪表举止	仪表端庄大方，态度认真和蔼	1	
	服装服饰	服装鞋帽整洁，着装符合要求	1	
操作前准备 （17分）	环境	安静舒适、光线适宜、关闭门窗、温度 24～26℃、湿度 50%～60%（口述）	1	
		必要时设置屏风或隔帘遮挡产妇（口述）	1	
		相关人员在场（口述）	1	
	用物	备物齐全：胎头吸引器 1 个、橡皮连接管 1 根、血管钳 2 把、500ml 注射器 1 个（或电动吸引器 1 台）、产包、会阴切开缝合包、新生儿复苏相关用物	3	
	助产士	修剪指甲，洗手（六步洗手法）、戴口罩	2	
	产妇	核对产妇，评估产妇身体状况、宫缩情况、羊水情况及应用腹压的方法，评估胎心率、宫口扩张程度及胎先露下降情况（口述适宜条件）	3	
		解释操作的目的，做好心理护理，以取得积极配合并同意签字	2	
		协助产妇取膀胱截石位，充分暴露外阴，注意保暖	2	
		按自然分娩铺好无菌巾（口述）	2	
操作步骤 （70分）	助产士位置	站在产妇两腿之间	1	
	再次评估手术条件	做阴道检查明确宫口是否开全、胎方位情况、先露高低，是否需要会阴侧切，评估有无手术条件（口述）	4	
	放置胎头吸引器	检查胎头吸引器并在罩杯边缘涂无菌液状石蜡	4	
		撑开阴道后壁，将罩杯下缘向下压，沿阴道后壁送入到胎头顶骨，注意避开囟门	5	
		检查罩杯周围确认无宫颈、阴道组织夹在其中	5	
		调整吸引器横柄，使之与矢状缝方向一致	4	
	形成负压	连接注射器缓慢抽气，抽出 150～200ml 空气或预先开动电动吸引器，调节负压达 200～300mmHg，再连接	8	
		血管钳夹紧橡胶管，等待 2～3 分钟	2	

续表

项目总分	项目内容	考核内容及要求	分值	得分
操作步骤 （70分）	牵引吸引器娩出胎儿	试牵引，了解有无漏气	2	
		配合宫缩牵引，牵引手法、方向正确，力量得当	10	
		牵引过程中保护会阴，观察胎心变化	2	
		解除负压时机把握准确、方法正确（口述）	3	
		按分娩机制娩出胎儿并常规处理	3	
	胎盘胎膜娩出	准确判断胎盘娩出的征象	2	
		协助胎盘娩出方法正确	2	
		检查胎盘胎膜方法正确	2	
	缝合会阴	按顺序检查软产道情况，并按要求及时缝合会阴裂伤及侧切伤口	4	
	产后护理	协助产妇取舒适体位休息，在产房观察2小时，进行健康教育（口述）	4	
		记录、整理清晰、有序	2	
		报告操作结束	1	
综合评价 （10分）		程序正确，动作规范，操作熟练	6	
		态度和蔼，语言恰当，体现人文关怀	2	
		在规定时间内完成（每超过30秒扣1分，如分值不够可从总分中扣除） 注：计时部分为操作前准备及操作步骤	2	
总分			100	

低位产钳术操作评分标准

主考教师＿＿＿＿＿＿＿ ＿＿＿＿专业＿＿＿＿级＿＿＿＿班 考试日期＿＿＿＿＿＿＿

项目总分	项目内容	考核内容及要求	分值	得分
素质要求 （3分）	报告内容	报告考核者学号及考核项目	1	
	仪表举止	仪表端庄大方，态度认真和蔼	1	
	服装服饰	服装鞋帽整洁，着装符合要求	1	
操作前准备 （17分）	环境	安静舒适、光线适宜、关闭门窗、温度24～26℃、湿度50%～60%（口述）	1	
		必要时设置屏风或隔帘遮挡产妇（口述）	1	
		相关人员在场（口述）	1	
	用物	备物齐全：产钳、产包、会阴切开缝合包、新生儿复苏抢救相关用物	3	
	助产士	修剪指甲，洗手（六步洗手法）、戴口罩	3	
	产妇	核对产妇，评估产妇身体状况、宫缩情况、羊水情况及应用腹压的方法，评估胎心率、宫口扩张程度及胎先露下降情况（口述适宜条件）	3	
		解释操作的目的，做好心理护理，以取得积极配合并同意签字	3	
		协助产妇取膀胱截石位，充分暴露外阴，注意保暖	2	

续表

项目总分	项目内容	考核内容及要求	分值	得分
操作步骤 （70分）	助产士位置	站在产妇两腿之间	1	
	再次评估手术条件	做阴道检查明确宫口是否开全、胎方位情况、先露高低，是否需要会阴侧切，评估有无手术条件（口述）	4	
	术前准备工作	按自然分娩外阴消毒、铺好无菌巾（口述）	3	
		正确导尿	3	
		完成会阴阻滞麻醉与会阴切开	5	
	产钳牵拉胎儿	检查产钳并涂润滑剂	3	
		正确放置产钳：先放左叶，后放右叶，两叶顺利扣合	6	
		检查产钳与胎头之间确认无软组织、脐带	3	
		牵拉产钳前听胎心音一次	2	
		宫缩时牵拉产钳，牵拉方向、力度正确	10	
		保护会阴手法正确，勤听胎心音	3	
		取下产钳时机正确：先取右叶，再取左叶	4	
		按正常分娩机制娩出胎儿并处理	3	
	胎盘、胎膜娩出	准确判断胎盘娩出的征象	2	
		协助胎盘娩出方法正确	2	
		检查胎盘胎膜方法正确	2	
	缝合会阴	按顺序仔细检查软产道情况	3	
		按要求及时缝合会阴裂伤及侧切伤口	5	
	产后护理	协助产妇取舒适体位休息，在产房观察2小时，进行健康教育（口述）	3	
		记录、整理清晰、有序	2	
		报告操作结束	1	
综合评价 （10分）		程序正确，动作规范，操作熟练	6	
		态度和蔼，语言恰当，体现人文关怀	2	
		在规定时间内完成（每超过30秒扣1分，如分值不够可从总分中扣除） 注：计时部分为操作前准备及操作步骤	2	
总分			100	

（赖素艺）

实训项目八　产后出血的处理

产后出血指胎儿娩出后 24 小时内出血超过 500ml，是第三产程的急症，是产妇死亡的主要原因之一。子宫收缩乏力、胎盘因素、软产道损伤是产后出血的常见原因。按摩子宫、宫腔纱条填塞术、人工剥离胎盘术和软产道损伤修补术是产后出血的常用处理措施。助产人员应掌握，以提高产科质量，降低产妇死亡率。

【技能训练目标】

1. 熟练掌握按摩子宫手法。

2. 熟练掌握胎盘粘连的处理措施人工剥离胎盘术。

3. 熟练掌握宫颈、阴道、会阴Ⅰ度及Ⅱ度裂伤后的修补术。

4. 学会宫腔纱条填塞术。

5. 培养学生关爱生命、尊重生命的职业素养，具有临床应急处理能力，从而降低产妇死亡率，预防严重并发症的发生，提高产妇的生活质量。

【技能训练内容】

1. 按摩子宫。

2. 宫腔纱条填塞术。

3. 人工剥离胎盘术。

4. 软产道损伤修补术。

【实训设计与安排】

1. 建立仿真产房，在模型上进行演示及操作练习。

2. 先让学生观看产后出血的处理录像，再由主讲教师提出训练要求。

3. 教师按操作要求示教，学生分为 3~4 人一组进行操作练习。

4. 课间让学生去医院分娩室见习。

工作任务一　按 摩 子 宫

按摩子宫是子宫收缩乏力引起产后出血的首选处理措施。按摩能促使子宫收缩减少出血量，同时挤出宫腔内积血。按摩子宫包括腹部子宫按摩法和腹部 - 阴道子宫按摩法两种。

【实训过程】

（一）主要实训设备及用物的准备

1. 模型及设备　高级分娩母子急救系统或子宫模型、产床、治疗车。

2. 器械及用物　无菌手套、心电监护仪、导尿管 1 根等。

（二）操作流程

操作步骤	方法及内容	注意事项
准备工作	1. 环境设置：室温设置在 24～26℃，湿度保持在 50%～60%，必要时放置屏风 2. 用物准备：无菌手套、心电监护仪、导尿管 1 根 3. 助产士准备：修剪指甲，六步洗手法洗手 4. 产妇准备：导尿排空膀胱	1. 助产士必须着装规范，仪表端庄 2. 室内清洁、安静、温暖 3. 用物齐全，设备完好
问候产妇	1. 表情亲切 2. 自我介绍	助产士面带微笑，不轻浮嬉笑
核对评估	1. 核对姓名、床号及一般资料 2. 一般情况评估	注意产妇生命体征
谈话沟通	1. 与产妇及家属谈话 2. 解释操作目的，以取得配合	1. 轻声细语 2. 面向产妇和家属进行沟通
按摩子宫	1. 腹部子宫按摩法：单手法和双手法两种 2. 腹部 - 阴道子宫按摩法	1. 按摩子宫应均匀而有节律 2. 按压时间以子宫恢复正常收缩并能保持收缩状态为止
效果评估	1. 子宫轮廓清楚、质硬，阴道流血减少 2. 子宫恢复正常收缩并能保持收缩状态	注意产妇生命体征
记录、宣教及整理	1. 填写相关记录并签名 2. 注意观察宫缩及阴道流血情况、监测血压并记录、配合使用宫缩剂 3. 做好产后宣教 4. 整理仪器、用物等，垃圾分类处理	1. 注意产妇有无不适 2. 记录条理清晰、使用医学语言 3. 宣教语言通俗易懂、态度和蔼

【典型案例仿真实训】

（一）案例导入

小艳，33 岁，经产妇，妊娠 41 周。因"阵发性腹痛 3 小时"于 2014 年 6 月 5 日入院待产。平素月经规律，末次月经 2013 年 8 月 22 日，预产期为 2014 年 5 月 29 日。无恶心、呕吐等早孕反应；停经 4 个半月自觉胎动至今；定期产前检查未见异常。3 小时前出现阵发性腹痛，持续 40 秒，间歇期 3～4 分钟。

查体：T 36℃，P 80 次 / 分，R 22 次 / 分，BP 120/70mmHg，心肺听诊无异常。产科检查：宫高 35cm，腹围 98cm，枕左前位，已入盆，胎心率 146 次 / 分，有规律宫缩，持续 40～50 秒，间歇 3～4 分钟；阴道检查：宫口开大 3cm，S=-1，胎膜未破；骨盆外测量：髂棘间径 25cm，髂脊间径 28cm，骶耻外径 19.5cm，坐骨结节间径 9cm。

入院后，密切观察，产程进展顺利，胎心好。于10分钟前分娩一足月活女婴，重4200g，羊水清，无脐带绕颈，1分钟Apgar评分9分。2分钟前，胎盘胎膜完整娩出。检查宫颈、阴道无裂伤，会阴完整。小艳产后阴道流血多，约500ml，色暗红，伴血块，宫底脐上二横指，质软。小刘作为当班责任助产士，应该如何处理？

（二）仿真实训

流程一 准备

1. 环境设置 室温设置在24～26℃，湿度保持在50%～60%，必要时放置屏风。

2. 用物准备 无菌手套、心电监护仪、导尿管1根等。

3. 助产士准备 着装规范，举止端庄，戴口罩、帽子，修剪指甲、六步洗手法洗手。

4. 产妇准备 导尿排空膀胱，取膀胱截石位。

流程二 问候、核对、评估、解说

1. 问候产妇（表情亲切）"您好！我是您的责任助产士小刘。"

2. 核对 "请问您叫什么名字？住几床？"

3. 评估

（1）整理病历及产程记录单：了解产妇的一般情况、产程；新生儿出生体重为4200g。

（2）一般情况评估：产妇小艳，无心悸、胸闷等不适，生命体征平稳。

（3）产科情况：胎盘胎膜完整娩出，软产道无裂伤；产后阴道流血较多，约500ml，色暗红，伴血块；宫底脐上二横指、质软。

根据以上情况，初步判断：经产妇，产程进展顺利，胎盘胎膜完整娩出，无产道裂伤；分娩一巨大儿，发生产后出血；宫底位于脐上、质软，考虑宫缩乏力引起产后出血，需立即对产妇进行子宫按摩。

4. 沟通技巧要点

（1）告知产妇及家人目前产妇的情况：因分娩巨大儿，出现宫缩乏力至产后出血，需立即进行子宫按摩，促进子宫收缩，减少阴道流血。

（2）心理护理：关心、安慰产妇，减轻恐惧及焦虑感，积极配合操作。

流程三 按摩子宫

1. 腹部子宫按摩法 单手法（图8-1）：助产士站在产妇右侧，一手的拇指在前、其余四指在后握住宫底并压迫，均匀而有节律的按摩子宫，最常用；双手法（图8-2）：一手在产妇耻骨联合上缘按压下腹中部，将子宫向上托起，另一手同单手法进行按摩子宫，间断用力挤出宫腔内积血。注意按摩子宫应均匀而有节律，如果效果不佳，可选用腹部-阴道子宫按摩法。

2. 腹部-阴道子宫按摩法 术者站在产妇两腿之间，常规消毒外阴及阴道；一手戴无菌手套伸入阴道，握拳置于阴道前穹隆，顶住子宫前壁；另一手在腹部按压子宫后壁，使宫体前屈，两手相对紧压并均匀而有节律的按摩子宫。（图8-2）

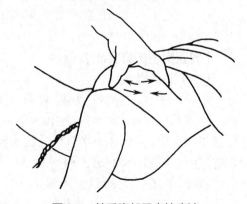

图8-1 单手腹部子宫按摩法

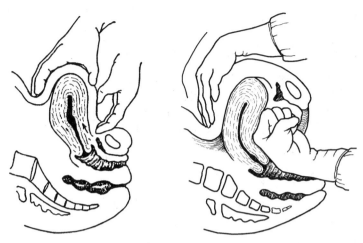

图 8-2　双手腹部子宫按摩法与腹部 - 阴道子宫按摩法

流程四　效果评估

1．子宫轮廓清楚、质硬，阴道流血减少。

2．子宫恢复正常收缩并能保持收缩状态。

流程五　记录、宣教及整理

1．填写相关记录并签名。

2．注意观察宫缩及阴道流血情况、监测血压并记录、配合使用宫缩剂。

3．做好产后宣教。

4．整理仪器、用物等，垃圾分类处理。

【实训作业及思考】

（一）实训作业

1．填写操作记录。

2．根据本案例，完成实训报告。

（二）思考

按摩子宫的方法有哪几种？如何进行子宫按摩？

工作任务二　宫腔纱条填塞术

宫腔纱条填塞术是用特制的纱布条填塞宫腔，以刺激子宫收缩并达到压迫止血的一种处理子宫收缩乏力引起产后出血的方法。因易引起感染和隐性出血，临床已少用；但在病情紧急，条件困难，急需止血时，正确及时地宫腔纱条填塞还是一种有效的方法，可作为应急措施。

【实训过程】

（一）主要实训设备及用物的准备

1．模型及设备　高级分娩母子急救系统或子宫模型、产床、治疗车。

2．器械及用物　无菌手套、手术衣、无菌巾包 1 个、阴道拉钩 2 个、卵圆钳 2 把、特制无菌不脱脂棉纱条（宽 6～8cm，长 1.5～2m，厚 4～6 层）1 卷、心电监护仪、导尿管 1 根、5ml 注射器 1 个、地西泮 10mg 等。

（二）操作流程

操作步骤	方法及内容	注意事项
准备工作	1. 环境设置：室温设置在 24～26℃，湿度保持在 50%～60%，必要时放置屏风 2. 用物准备：无菌手套、手术衣、无菌巾包 1 个、阴道拉钩 2 个、卵圆钳 2 把、特制无菌不脱脂棉纱条 1 卷等 3. 助产士准备：修剪指甲，六步洗手法洗手 4. 产妇准备：导尿排空膀胱	1. 助产士必须着装规范，仪表端庄 2. 室内清洁、安静、温暖 3. 用物齐全，设备完好
问候产妇	1. 表情亲切 2. 自我介绍	助产士面带微笑，不轻浮嬉笑
核对评估	1. 核对姓名、床号及一般资料 2. 一般情况评估	注意产妇生命体征
谈话沟通	1. 与产妇及家属谈话 2. 解释操作目的，以取得配合	1. 轻声细语 2. 面向产妇和家属进行沟通
宫腔填塞纱条	1. 准备：产妇取膀胱截石位，必要时镇静；术者进行手术洗手，常规消毒外阴及阴道，铺无菌巾；穿无菌手术衣，戴无菌手套 2. 手填塞法：术者一手放于产妇腹壁上固定宫底并向下压，另一手示、中指夹纱条的一端送达宫腔内，从宫底一侧填向另一侧，其他手指将纱条填紧，逐步向外均匀填满整个宫腔、宫颈、阴道 3. 器械填塞法：助手在腹部固定子宫，并向下压；术者左手伸入宫腔作引导，右手持卵圆钳夹住纱条的一端送入宫腔，填塞同手填塞法	1. 自宫底由内向外的填塞宫腔 2. 填紧宫腔，不留空隙 3. 填塞时勿用力过猛
术后护理	1. 术后放置导尿管、使用抗生素 2. 术后 24 小时取出纱条及导尿管，取出前使用宫缩剂	1. 注意产妇生命体征 2. 注意观察阴道流血情况 3. 可用腹带加压包扎腹部
记录、宣教及整理	1. 填写相关记录并签名 2. 注意观察阴道流血情况、监测血压并记录 3. 做好产后宣教 4. 整理仪器、用物等，垃圾分类处理	1. 注意产妇有无不适 2. 记录条理清晰、使用医学语言 3. 宣教语言通俗易懂、态度和蔼

【典型案例仿真实训】

（一）案例导入

小梅，32 岁，经产妇，妊娠 40 周。因"阵发性腹痛 7 小时"于 2014 年 6 月 1 日入院待产。月经规律，末次月经 2013 年 8 月 25 日，预产期为 2014 年 6 月 1 日。停经 40 多天出现早孕反应；停经 4 个半月自觉胎动至今；定期产前检查未见异常。7 小时前出现阵发性腹痛，持续 40 秒，间歇期 3～4 分钟。

查体：T 36.5℃，P 88 次/分，R 20 次/分，BP 118/75mmHg，心肺听诊无异常。产科检查：宫高 35cm，腹围 105cm，枕左前位，已入盆，胎心率 140 次/分，子宫有规律收缩，持续 40～50 秒，间歇 3～4 分钟；阴道检查：宫口开大 4cm，S=-1，胎膜未破；骨盆外测量正常。

入院后密切观察，产程进展顺利，胎心好。于 50 分钟前分娩一足月活女婴，重 4000g，羊水清，无脐带绕颈，1 分钟 Apgar 评分 10 分。胎儿娩出后 5 分钟，胎盘胎膜完整娩出。检查宫颈、阴道无裂伤，会阴完整。小梅产后阴道流血较多，量约 500ml，色暗红，伴血块，宫底位于脐上二横指、质软，子宫轮廓不清。考虑宫缩乏力引起产后出血，立即给予按摩子宫并配合使用宫缩剂。按摩子宫 30 分钟后，宫底仍在脐上一横指、质软，子宫轮廓不清，仍有较多阴道流血，量约 200ml。目前产妇血压 110/70mmHg，心率 96 次/分。小李作为当班责任助产士，应该进一步如何处理？

（二）仿真实训

流程一 准备

1. 环境设置 室温设置在 24～26℃，湿度保持在 50%～60%，必要时放置屏风。

2. 用物准备 无菌手套、手术衣、无菌巾包 1 个、阴道拉钩 2 个、卵圆钳 2 把、特制无菌不脱脂棉纱条（宽 6～8cm，长 1.5～2m，厚 4～6 层）1 卷、心电监护仪、导尿管 1 根、5ml 注射器 1 个、地西泮 10mg 等。

3. 助产士准备 着装规范，举止端庄，戴口罩、帽子，修剪指甲、六步洗手法洗手。

4. 产妇准备 导尿排空膀胱，取膀胱截石位。

流程二 问候、核对、评估、解说

1. 问候产妇（表情亲切）"您好！我是您的责任助产士小李。"

2. 核对 "请问您叫什么名字？住几床？"

3. 评估

（1）整理病历及产程记录单：了解产妇的一般情况、产程；新生儿出生体重为 4000g。

（2）一般情况评估：产妇小梅，无心悸、胸闷等不适，生命体征平稳。

（3）产科情况：胎盘胎膜完整娩出，软产道无裂伤；产后宫缩乏力、产后出血，给予按摩子宫 30 分钟并配合使用宫缩剂后，宫底仍在脐上、质软，子宫轮廓不清，仍有较多阴道流血。

根据以上情况，初步判断：经产妇，产程进展顺利，胎盘胎膜完整娩出，无软产道裂伤；分娩一巨大儿，出现宫缩乏力、产后出血，给予按摩子宫，并配合使用宫缩剂治疗。按摩子宫 30 分钟后，宫底仍在脐上、质软，子宫轮廓不清，仍有较多阴道流血。提示按摩子宫和使用宫缩剂效果不佳，仍宫缩乏力，需进一步采取紧急处理措施：宫腔纱条填塞术。

4. 沟通技巧要点

（1）告知产妇及家人目前产妇的情况：因分娩巨大儿，出现宫缩乏力至产后出血，立即给予按摩子宫，并配合使用宫缩剂；按摩子宫 30 分钟，效果不佳，仍宫缩乏力，阴道流血较多；需进一步采取紧急处理措施：宫腔纱条填塞术，压迫止血。

（2）心理护理：关心、安慰产妇，减轻恐惧及焦虑感，积极配合操作。

流程三　宫腔填塞纱条

1. 准备　术者进行手术洗手，常规消毒外阴及阴道，铺无菌巾，穿无菌手术衣，戴无菌手套，站或坐在产妇两腿之间，打开手术无影灯；产妇必要时镇静。

2. 手填塞法　术者一手放于产妇腹壁上固定宫底并向下压，另一手示、中指夹住无菌纱条（图 8-3）的一端送入宫腔，从宫底一侧填向另一侧，其他手指将纱条填紧，逐步向外均匀填满整个宫腔、宫颈、阴道。

3. 器械填塞法　助手在腹部固定子宫，并向下压，阴道拉钩暴露宫颈；术者左手伸入宫腔作引导，右手持卵圆钳夹住无菌纱条的一端送入宫腔，从宫底一侧填向另一侧，自宫底由内向外有序地填紧宫腔、宫颈、阴道（图 8-4）。

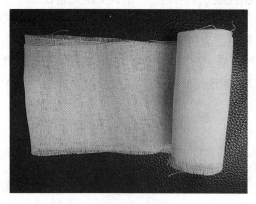

图 8-3　宫腔填塞用纱条

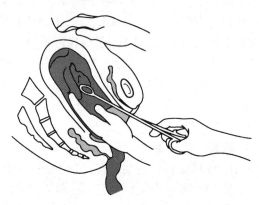

图 8-4　宫腔填塞

4. 注意按次序填紧，不留空隙，防止隐性出血；填塞勿用力过猛；外阴覆盖无菌纱布垫；腹带加压包扎腹部。

流程四　术后护理

1. 术后使用抗生素。

2. 术后注意监测生命体征、观察阴道流血情况。

3. 术后 24 小时取出纱条，取出前使用宫缩剂。

4. 放置导尿管，与纱条同时取出。

流程五　记录、宣教及整理

1. 填写相关记录并签名。

2. 做好产后宣教。

3. 整理仪器、用物等，垃圾分类处理。

【实训作业及思考】

（一）实训作业

1. 填写操作记录。

2. 根据本案例，完成实训报告。

（二）思考

宫腔纱条填塞术中应注意什么？

工作任务三　人工剥离胎盘术

人工剥离胎盘术是用手剥离、取出滞留于宫腔内胎盘的手术。常用于以下情况：胎儿娩出后 30 分钟，胎盘仍未娩出；若胎儿娩出后不到 30 分钟，胎盘部分剥离引起子宫出血达 200ml 以上。

【实训过程】

（一）主要实训设备及用物的准备

1. 模型及设备　高级分娩母子急救系统或子宫胎盘模型（图 8-5）、产床、治疗车。

2. 器械及用物　无菌手套、手术衣、无菌巾包 1 个、卵圆钳 1 把、5ml 注射器 1 个、心电监护仪、哌替啶 2 支或阿托品 1 支、宫缩剂、导尿管 1 根等。

（二）操作流程

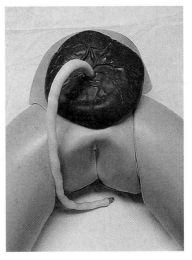

图 8-5　子宫胎盘模型

操作步骤	方法及内容	注意事项
准备工作	1. 环境设置：室温设置在 24～26℃，湿度保持在 50%～60%，必要时放置屏风 2. 用物准备：无菌手套、手术衣、无菌巾包 1 个、卵圆钳 1 把、5ml 注射器 1 个、心电监护仪、哌替啶 2 支或阿托品 1 支、宫缩剂等 3. 助产士准备：修剪指甲，六步洗手法洗手 4. 产妇准备：导尿排空膀胱	1. 助产士必须着装规范，仪表端庄 2. 室内清洁、安静、温暖 3. 用物齐全，设备完好
问候产妇	1. 表情亲切 2. 自我介绍	助产士面带微笑，不轻浮嬉笑
核对评估	1. 核对姓名、床号及一般资料 2. 一般情况评估	注意产妇生命体征
谈话沟通	1. 与产妇及家属谈话 2. 解释操作目的，以取得配合	1. 轻声细语 2. 面向产妇和家属进行沟通
宫腔检查	1. 准备：产妇取膀胱截石位；术者进行手术洗手，常规消毒外阴及阴道，铺无菌巾；穿无菌手术衣，戴无菌手套，站在产妇两腿之间 2. 术者一手在腹部按压宫底，一手手指并拢呈圆锥状沿脐带直接伸入宫腔，探查胎盘附着位置及胎盘边缘	1. 严格无菌操作，防止上行感染 2. 若检查发现宫颈内口较紧，应肌内注射阿托品 0.5mg 或哌替啶 100mg

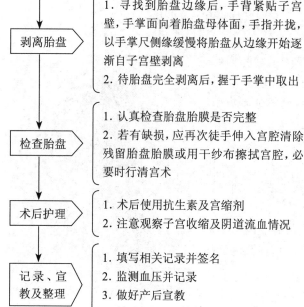

剥离胎盘
1. 寻找到胎盘边缘后，手背紧贴子宫壁，手掌面向着胎盘母体面，手指并拢，以手掌尺侧缘缓慢将胎盘从边缘开始逐渐自子宫壁剥离
2. 待胎盘完全剥离后，握于手掌中取出

1. 操作轻柔，避免暴力强行剥离或用手指抓挖子宫壁，防止子宫破裂
2. 剥离时，若发现胎盘与子宫壁之间无疏松剥离面，无法分离，考虑胎盘植入，应立即停止操作

检查胎盘
1. 认真检查胎盘胎膜是否完整
2. 若有缺损，应再次徒手伸入宫腔清除残留胎盘胎膜或用干纱布擦拭宫腔，必要时行清宫术

1. 应尽量减少进入宫腔操作的次数
2. 需行清宫术时，备好清宫包，用大号刮匙

术后护理
1. 术后使用抗生素及宫缩剂
2. 注意观察子宫收缩及阴道流血情况

1. 注意产妇生命体征
2. 注意宫底及阴道流血的量

记录、宣教及整理
1. 填写相关记录并签名
2. 监测血压并记录
3. 做好产后宣教
4. 整理仪器、用物等，垃圾分类处理

1. 注意产妇有无不适
2. 记录条理清晰、使用医学语言
3. 宣教语言通俗易懂、态度和蔼

【典型案例仿真实训】

（一）案例导入

小敏，35 岁，经产妇，孕 5 产 1，妊娠 40 周。因"见红 1 天，阵发性下腹痛 5 小时"于 2014 年 9 月 1 日入院待产。月经规律，末次月经 2013 年 11 月 25 日，预产期为 2014 年 9 月 1 日。停经 40 多天出现轻微早孕反应；停经 4 个半月自觉胎动至今；定期产前检查未见异常。1 天前出现阴道流血，量少于月经量，色暗红。5 小时前出现阵发性下腹痛，持续 50 秒，间歇 3～4 分钟。

查体：T 36.9℃，P 78 次 / 分，R 19 次 / 分，BP 108/70mmHg，心肺听诊无异常。产科检查：宫高 33cm，腹围 105cm，枕左前位，已入盆，胎心率 138 次 / 分，有规律宫缩，持续 40～50 秒，间歇期 3～4 分钟；阴道检查：宫口开大 4cm，S=0，胎膜未破；骨盆正常。

入院后，密切观察，第一产程、第二产程进展顺利，胎心好。小敏于 30 分钟前分娩一足月活女婴，重 3000g，羊水清，无脐带绕颈，1 分钟 Apgar 评分 10 分。胎儿娩出后 30 分钟，胎盘一直未娩出，无剥离征象，阴道流血不多。作为当班责任助产士，应该进一步如何处理？

（二）仿真实训

流程一　准备

1. 环境设置　室温设置在 24～26℃，湿度保持在 50%～60%，必要时放置屏风。

2. 用物准备　无菌手套、手术衣、无菌巾包 1 个、卵圆钳 1 把、5ml 注射器 1 个、心电监护仪、哌替啶 2 支或阿托品 1 支、宫缩剂、导尿管 1 根等。

3. 助产士准备　着装规范，举止端庄，戴口罩、帽子，修剪指甲、六步洗手法洗手。

4. 产妇准备　导尿排空膀胱，取膀胱截石位。

流程二　问候、核对、评估、解说

1. 问候产妇（表情亲切）"您好！我是您的责任助产士小王。"

2. 核对　"请问您叫什么名字？住几床？"

3.评估

(1)整理病历及产程记录单:了解产妇的一般情况、产程;新生儿出生体重3000g。

(2)一般情况评估:产妇小敏,无心悸、胸闷等不适,生命体征平稳,产后阴道流血不多。

(3)产科情况:胎儿娩出后30分钟,胎盘仍未娩出,无剥离征象。

根据以上情况,初步判断:经产妇,孕5产1,第一产程、第二产程进展顺利,分娩体重3000g的女婴;胎儿娩出后30分钟,胎盘仍未娩出,结合该产妇有多次妊娠史,考虑胎盘粘连可能,需行宫腔检查;如果胎盘粘连,立刻行人工剥离胎盘术。

4.沟通技巧要点

(1)告知产妇及家人目前产妇的情况:第一产程、第二产程进展顺利;胎儿娩出后30分钟,胎盘仍未娩出,结合该产妇有多次妊娠史,考虑胎盘粘连可能,需行宫腔检查;如果胎盘粘连,立刻行人工剥离胎盘术。

(2)心理护理:关心、安慰产妇,减轻恐惧及焦虑感,积极配合操作。

流程三 宫腔检查

1.准备 术者进行手术洗手,常规消毒外阴及阴道,铺无菌巾,穿无菌手术衣,戴无菌手套,站在产妇两腿之间。

2.操作 术者一手在腹部按压宫底,一手手指并拢呈圆锥状沿脐带直接伸入宫腔(文末彩图8-6),探查胎盘附着位置及胎盘边缘;若检查发现宫颈内口较紧,应肌内注射阿托品0.5mg或哌替啶100mg。

流程四 剥离胎盘

1.寻找到胎盘边缘后,手背紧贴子宫壁,手掌面向着胎盘母体面,手指并拢,以手掌尺侧缘缓慢将胎盘从边缘开始逐渐自子宫壁剥离(图8-7);待胎盘完全剥离后,握于手掌中取出。

2.操作轻柔,避免暴力强行剥离或用手指抓挖子宫壁,防止子宫破裂;剥离时,若发现胎盘与子宫壁之间无疏松剥离面,无法分离,考虑胎盘植入,应立即停止操作。

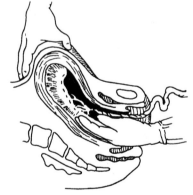

图8-7 人工剥离胎盘术

流程五 检查胎盘

1.认真检查胎盘胎膜是否完整;若有缺损,应再次徒手伸入宫腔清除残留胎盘胎膜或用干纱布擦拭宫腔,必要时行清宫术。

2.应尽量减少进入宫腔操作的次数;需行清宫术时,备好清宫包,用大号刮匙。

流程六 术后护理

1.术后使用抗生素、宫缩剂。

2.术后注意监测生命体征、观察子宫收缩及阴道流血情况。

流程七 记录、宣教及整理

1.填写相关记录并签名。

2.注意排尿情况,若有尿潴留,及时通知医师。

3.做好产后宣教。

4.整理仪器、用物等,垃圾分类处理。

【实训作业及思考】

（一）实训作业

1. 填写操作记录。

2. 根据本案例，完成实训报告。

（二）思考

1. 胎盘剥离的征象？

2. 人工剥离胎盘术的指征及方法是什么？

工作任务四　软产道损伤修补术

软产道损伤修补术是针对分娩损伤宫颈、阴道和会阴时的处理措施。处理原则为：彻底止血，按解剖层次逐层缝合裂伤。缝合方法有两种：间断缝合和连续缝合；本文以间断缝合为例讲解。

【实训过程】

（一）主要实训设备及用物的准备

1. 模型及设备　高级分娩助产模型或软产道损伤缝合局部模型、产床、治疗车。

2. 器械及用物

（1）产道损伤修补缝合包：外包布和内包布各 1 个、洞巾 1 个、弯盘 1 只、阴道拉钩 2 个、卵圆钳 3 把、血管钳 2 把、组织剪和线剪各 1 把、持针器 1 把、组织镊有齿及无齿各 1 把。

（2）用物：无菌手套、手术衣、12～14 号圆针和三角针各 1 枚、00 号和 000 号可吸收肠线各 1 支、1 号丝线棒 1 支、20ml 注射器 1 支、长穿刺针头 1 个、消毒棉球及无菌纱布若干、带尾线无菌纱布卷 1 个、手术无影灯。

（3）药品：0.5% 利多卡因 20ml。

（二）操作流程

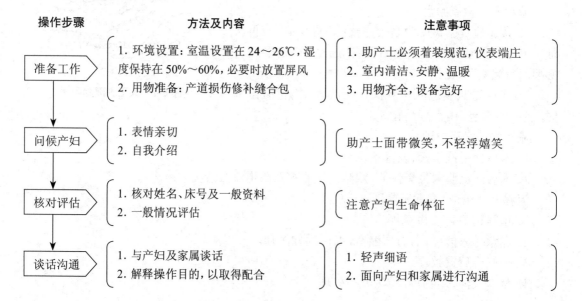

操作步骤	方法及内容	注意事项
准备工作	1. 环境设置：室温设置在 24～26℃，湿度保持在 50%～60%，必要时放置屏风 2. 用物准备：产道损伤修补缝合包	1. 助产士必须着装规范，仪表端庄 2. 室内清洁、安静、温暖 3. 用物齐全，设备完好
问候产妇	1. 表情亲切 2. 自我介绍	助产士面带微笑，不轻浮嬉笑
核对评估	1. 核对姓名、床号及一般资料 2. 一般情况评估	注意产妇生命体征
谈话沟通	1. 与产妇及家属谈话 2. 解释操作目的，以取得配合	1. 轻声细语 2. 面向产妇和家属进行沟通

术者及助手准备

1. 打开手术无影灯；术者及助手进行手术洗手，常规消毒外阴，铺无菌洞巾
2. 术者及助手穿无菌手术衣，戴无菌手套；术者站或坐在产妇两腿之间

严格无菌操作

检查软产道

1. 检查宫颈：助手在腹部向下按压宫底；阴道拉钩拉开阴道壁，暴露宫颈；术者用2把卵圆钳钳夹宫颈，更换位置，检查前后唇裂伤及出血情况
2. 检查阴道：阴道拉钩拉开阴道壁，更换位置，依次充分暴露后壁、两侧壁、前壁及穹隆，检查裂伤及出血情况
3. 检查会阴：术者用手指分开大小阴唇及阴道口，充分暴露会阴，检查裂伤及出血情况

1. 操作轻柔，避免暴力加重损伤
2. 若有小动脉出血，立即用血管钳夹住止血
3. 注意伤口的深度、长度及出血情况

缝合宫颈

1. 暴露宫颈，卵圆钳钳夹裂口两边止血、牵拉，充分暴露裂口
2. 缝合：右手拿持针器夹持穿有00号可吸收肠线的圆针上1/3处，在超过裂口顶端0.5cm处进针，缝合第1针，打正反3个单结，剪断线头留尾0.5cm防滑脱；依次间断缝合，针距0.5～1cm；缝合至距宫颈前后唇边缘0.5cm处

1. 注意产妇生命体征
2. 避免滑结
3. 操作轻柔
4. 若宫颈裂口顶端部位过高，缝合达不到顶点，可先间断缝扎一针，作为牵引后再补缝上面的裂口、直至顶端上0.5cm

缝合阴道黏膜

1. 准备：用带有尾线的纱布卷塞入阴道；生理盐水冲洗阴道及会阴伤口；缝合前会阴浸润麻醉；术者左手示、中二指撑开阴道壁，暴露阴道伤口顶端及整个伤口；右手示指再次探查伤口深度
2. 右手拿持针器夹持穿有00号可吸收肠线的圆针上1/3处，在超过裂口顶端0.5cm处进针，缝合第1针，打正反3个单结，剪断线头留尾0.5cm防滑脱；依次间断向阴道口缝合，针距0.5～0.7cm
3. 缝合不可过密或过疏，直至对齐处女膜缘，打正反3个单结

1. 注意产妇生命体征
2. 缝合时要与产妇交流
3. 缝合应注意还原阴道口外形，针距侧壁密、后壁稍疏，进针和出针时针尖方向都应垂直于阴道黏膜
4. 圆针进针和出针时行走方向应与阴道口平行，兜底不留死腔，避免缝线穿透直肠黏膜
5. 在超过裂口顶端0.5cm处进针，以缝扎回缩的血管，防止渗血形成血肿

缝合阴唇系带

1. 用圆针和00号可吸收肠线缝合阴唇系带，对齐黑白交界
2. 还原舟状窝：若阴唇内侧处女膜缘缝线与阴唇系带黑白交界缝线之间的切口缝隙较大，可加缝1针

1. 对齐处女膜和阴唇系带黑白交界
2. 不需兜底
3. 阴唇系带不能凹下去

175

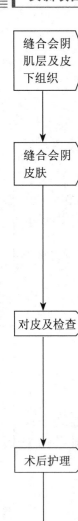

缝合会阴肌层及皮下组织	1. 用圆针和 00 号可吸收肠线在肌层最深处缝合 1～2 针或 8 字缝合 1 针 2. 间断缝合皮下组织	1. 先肌层后皮下组织 2. 各层缝线要错开,不留死腔 3. 两侧组织对称,打结松紧适度
缝合会阴皮肤	1. 再次消毒会阴伤口皮肤 2. 外缝合法 3. 内缝合法 4. 在黑白交界缝线的阴唇内侧缝合最后 1 针,留线尾打结;此时打结线头为一单一双,剪断所有缝线,留尾 0.3cm	1. 注意无菌操作 2. 皮肤外缝者产后 5 天拆线 3. 皮肤内缝者无需拆线
对皮及检查	1. 用有齿镊对合皮肤 2. 碘伏棉球消毒皮肤 1 次 3. 取出阴道内纱布卷 4. 阴道检查:右手示中指伸入阴道,检查阴道壁是否光滑、遗留的孔洞、血肿或活动性出血 5. 肛门检查:右手示指伸入肛门,嘱产妇做缩肛动作检查:肛门括约肌及肛提肌功能、缝线是否穿透直肠黏膜	1. 必须取出阴道内纱布卷 2. 常规行阴道及肛门检查 3. 若有线穿透直肠黏膜,需立即拆除缝线,重新消毒缝合
术后护理	1. 清点器械及纱布,垃圾分类处理 2. 更换产妇臀下垫单,平卧于产床上,盖被,嘱产妇休息,协助适当进饮食 3. 在产房内观察 2 小时	1. 注意生命体征 2. 注意子宫收缩及阴道流血情况 3. 注意产妇有无肛门坠胀感或外阴阴道血肿形成
记录、宣教及整理	1. 清洗器械,整理用物并打包送消毒 2. 填写手术经过,标明缝线及针数并签名 3. 做好产后宣教,观察 2 小时产妇无异常,送回病房	1. 记录条理清晰、使用医学语言 2. 宣教语言通俗易懂、态度和蔼 3. 整理环境,注意消毒隔离原则

【典型案例仿真实训】

（一）案例导入

小丽,32 岁,初产妇,孕 2 产 0,妊娠 39 周。因"见红 1 天,阵发性下腹痛 1 小时"于 2014 年 8 月 31 日入院待产。月经规律,末次月经 2013 年 11 月 30 日;预产期为 2014 年 9 月 7 日。无早孕反应;停经 4 个半月自觉胎动至今;定期产前检查未见异常。1 天前出现阴道流血,量少于月经量,色暗红。1 小时前出现阵发性下腹痛,持续 50 秒,间歇期 2～3 分钟。

查体:T 37.1℃,P 88 次/分,R 20 次/分,BP 110/70mmHg,心肺听诊无异常。产科检查:宫高 33cm,腹围 105cm,枕左前位,已入盆,胎心率 148 次/分,有规律宫缩,持续 40～50 秒,间歇 2～3 分钟;阴道检查:宫口开大 6cm,S=+1,胎膜已破;骨盆无异常。

入院后,密切观察,产程进展迅速,胎心好。于 5 分钟前分娩一足月活女婴,重 3700g,羊水清,无脐带绕颈,1 分钟 Apgar 评分 10 分。2 分钟前胎盘自然剥离,轻轻牵拉脐带,以

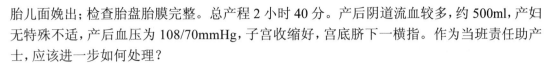

胎儿面娩出;检查胎盘胎膜完整。总产程 2 小时 40 分。产后阴道流血较多,约 500ml,产妇无特殊不适,产后血压为 108/70mmHg,子宫收缩好,宫底脐下一横指。作为当班责任助产士,应该进一步如何处理?

(二)仿真实训

流程一　准备

1. 环境设置　室温设置在 24～26℃,湿度保持在 50%～60%,必要时放置屏风。

2. 用物及器械准备

(1)产道裂伤修补缝合包:外包布和内包布各 1 个、洞巾 1 个、弯盘 1 只、阴道拉钩 2 个、卵圆钳 3 把、血管钳 2 把、组织剪和线剪各 1 把、持针器 1 把、组织镊有齿及无齿各 1 把。

(2)用物:12～14 号圆针和三角针各 1 枚、00 号和 000 号可吸收肠线各 1 支、1 号丝线棒 1 支、20ml 注射器 1 支、长穿刺针头 1 个、消毒棉球及无菌纱布若干、带尾线无菌纱布卷 1 个、手术无影灯。

(3)药品:0.5% 利多卡因 20ml。

3. 助产士准备　着装规范,举止端庄,戴口罩、帽子,修剪指甲、六步洗手法洗手。

4. 产妇准备　取膀胱截石位。

流程二　问候、核对、评估、解说

1. 问候产妇(表情亲切)"您好!我是您的责任助产士小王。"

2. 核对　"请问您叫什么名字?住几床?"

3. 评估

(1)整理病历及产程记录单:了解产妇的一般情况、产程;新生儿出生体重 3700g。

(2)一般情况评估:产妇小丽,无心悸、胸闷等不适,生命体征平稳。

(3)产科情况:产程进展迅速,总产程 2 小时 40 分;胎盘胎膜完整娩出;子宫收缩好,但产后阴道流血较多,约 500ml。

根据以上情况,初步判断:初产妇,急产分娩一体重 3700g 的女婴;胎儿娩出后 3 分钟,胎盘胎膜即完整娩出;但产后阴道流血较多,约 500ml;检查宫缩,子宫收缩好,宫底脐下一横指。排除子宫和胎盘因素,结合急产分娩,产后出血考虑软产道损伤可能,需仔细检查软产道有无损伤;若有,应立即行裂伤修补术止血。

4. 沟通技巧要点

(1)告知产妇及家人目前产妇的情况:产程进展迅速,急产分娩一体重 3700g 的女婴;胎盘胎膜娩出完整,产后子宫收缩好,宫底脐下一横指,但产后阴道流血较多,约 500ml。排除子宫和胎盘因素,结合急产情况,产后出血考虑软产道损伤可能,需仔细检查软产道有无损伤;若有,需立即行裂伤修补术止血;否则易发生严重的产后出血。

(2)心理护理:关心、安慰产妇,减轻恐惧及焦虑感,积极配合操作。

流程三　检查软产道

1. 准备　打开手术无影灯;术者及助手进行手术洗手,常规消毒外阴,铺无菌洞巾;术者及助手穿无菌手术衣,戴无菌手套;术者站或坐在产妇两腿之间。

2. 检查宫颈　助手在腹部向下按压宫底;阴道拉钩拉开阴道壁,暴露宫颈;术者用 2 把卵圆钳钳夹宫颈,更换位置,检查前后唇裂伤及出血情况,发现宫颈 9 点处有一 2.5cm 长裂口伴活动性出血(文末彩图 8-8)。

3. 检查阴道　阴道拉钩拉开阴道,更换位置,依次充分暴露后壁、两侧壁、前壁及穹隆,检查见后壁 6 点处有一 2cm 长纵向裂伤，为会阴裂口的延伸，有活动性出血（文末彩图 8-9）。

4. 检查会阴 术者用手指分开大小阴唇及阴道口，充分暴露会阴，检查发现会阴裂伤达肌层，有活动性出血（文末彩图 8-10）。

5. 干纱布压迫会阴及阴道壁伤口止血；操作轻柔，避免暴力加重损伤；若有小动脉出血，立即用血管钳夹住止血；检查软产道裂伤时应注意伤口的深度、长度及出血情况。

流程四 宫颈裂伤缝合

1. 2 把卵圆钳钳夹宫颈裂口两边止血、并牵拉，充分暴露裂口；右手拿持针器夹持穿有 00 号可吸收肠线的圆针上 1/3 处，在超过裂口顶端 0.5cm 处进针，缝合第 1 针，打正反 3 个单结，剪断线头留尾 0.5cm 防滑脱；依次间断缝合，针距 0.5～1cm；缝合至距宫颈前后唇边缘 0.5cm 处（文末彩图 8-11）。

2. 若宫颈裂口顶端部位过高，缝合达不到顶点，可先间断缝扎一针，作为牵引后再补缝上面的裂口、直至顶端上 0.5cm。

流程五 缝合阴道黏膜

1. 用带有尾线的纱布卷塞入阴道；生理盐水冲洗阴道及会阴伤口；右手持带长针头的注射器，抽取 0.5% 利多卡因 10ml，沿皮下依次朝向会阴裂口两侧做局部浸润麻醉。

2. 术者左手示、中二指撑开阴道壁，暴露阴道伤口顶端及整个伤口；右手示指再次探查伤口深度。右手拿持针器夹持穿有 00 号可吸收肠线的圆针上 1/3 处，在超过裂口顶端 0.5cm 处进针（以缝扎回缩的血管，防止渗血形成血肿），缝合第 1 针，打正反 3 个单结，剪断线头留尾 0.5cm 防滑脱；依次间断向阴道口缝合，针距 0.5～0.7cm。

3. 缝合不可过密或过疏，直至对齐处女膜缘，打正反 3 个单结。缝合期间，注意产妇生命体征变化，并适当与产妇交流。

4. 缝合应注意还原阴道口外形，针距侧壁密、后壁稍疏，进针和出针时针尖方向都应垂直于阴道黏膜；进出针时行走方向应与阴道口平行，兜底不留死腔，避免缝线穿透直肠黏膜（文末彩图 8-12）。

流程六 缝合阴唇系带

1. 用圆针和 00 号可吸收肠线缝合阴唇系带，对齐黑白交界，不需兜底，阴唇系带不能凹下去（文末彩图 8-13）。

2. 还原舟状窝：若阴唇内侧处女膜缘缝线与阴唇系带黑白交界缝线之间的切口缝隙较大，可加缝 1 针。

流程七 缝合会阴肌层及皮下组织

1. 用圆针和 00 号可吸收肠线在肌层最深处缝合 1～2 针；间断缝合皮下组织。（文末彩图 8-14）。

2. 先肌层后皮下组织；各层缝线要错开，不留死腔；两侧组织对称，打结松紧适度。

流程八 缝合会阴皮肤

1. 再次消毒会阴伤口皮肤；准备缝合会阴皮肤，有外缝合和内缝合两种方法。

2. 外缝合法 三角针引 1 号丝线从下往上间断缝合；先在裂口顶端 0.3cm 处进针缝合第 1 针，距伤口缘两侧 0.5cm 处与皮肤垂直进出针，兜底，不留死腔缝合第 2 针，打一个双结，留尾 1cm，针距 0.6～0.8cm（图 8-15）。产后 5 天拆线。

3. 内缝合法 用圆针引 000 号可吸收肠线做连续水平缝合，从下往上；先在裂口顶端两侧紧挨真皮下缝第 1 针，与切口垂直进出针，打 1 方结，剪断短线头，留尾 0.2～0.3cm；

紧挨真皮下连续水平缝合直至阴道口，进出针与切口平行；在黑白交界缝线的阴唇内侧缝合最后 1 针，留线尾打结；此时打结线头为一单一双，剪断所有缝线，留尾 0.3cm（文末彩图 8-16）。产后无需拆线。

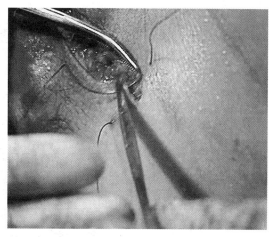

图 8-15　会阴皮肤外缝合法

流程九　对皮及检查

1. 用有齿镊对合皮肤；碘伏棉球消毒皮肤 1 次；取出阴道内纱布卷。

2. 阴道检查　右手示中指伸入阴道，检查阴道壁是否光滑、遗留的孔洞、血肿或活动性出血。

3. 肛门检查　右手示指伸入肛门，嘱产妇做缩肛动作检查：肛门括约肌及肛提肌功能、缝线是否穿透直肠黏膜。若有线穿透直肠黏膜，需立即拆除缝线，重新消毒缝合。

4. 切记取出阴道内纱布卷及常规行阴道、肛门检查（文末彩图 8-17）。

流程十　术后护理

1. 清点器械及纱布，垃圾分类处理。

2. 更换产妇臀下垫单，平卧于产床上，盖被，嘱产妇休息，协助适当进饮食。

3. 在产房内观察 2 小时，注意生命体征；注意子宫收缩及阴道流血情况；注意产妇有无肛门坠胀感或外阴阴道血肿形成。

流程十一　记录、宣教及整理

1. 清洗器械，整理用物并打包送消毒；整理环境，注意消毒隔离原则。

2. 填写手术经过，标明缝线及针数并签名；记录应条理清晰、使用医学语言。

3. 做好产后宣教，宣教语言通俗易懂、态度和蔼；观察 2 小时，产妇无异常，送回病房。

【实训作业及思考】

（一）实训作业

1. 填写操作记录。

2. 根据本案例，完成实训报告。

（二）思考

1. 宫颈裂伤分几度？如何进行分度？

2. 会阴、阴道壁修补术注意事项？

【技能考核】

按摩子宫操作评分标准

主考教师＿＿＿＿＿＿＿＿　＿＿＿＿专业＿＿＿＿＿＿级＿＿＿＿＿班　考试日期＿＿＿＿＿＿＿＿＿＿

项目总分	项目内容	考核内容及要求	分值	得分
素质要求（3分）	报告内容	报告考核者学号及考核项目	1	
	仪表举止	仪表端庄大方，态度认真和蔼	1	
	服装服饰	服装鞋帽整洁，着装符合要求	1	

项目总分	项目内容	考核内容及要求	分值	得分
操作前准备 （17分）	环境	安静、光线适宜、温度24～26℃（口述）	1	
		必要时设置屏风或隔帘遮挡产妇（口述）	1	
		相关人员在场（口述）	1	
	用物	备物齐全	2	
	助产士	修剪指甲，洗手（六步洗手法），戴口罩、帽子	2	
	产妇	核对产妇，评估产妇身体状况、宫缩情况	2	
		解释操作的目的，以取得积极配合	4	
		导尿排空膀胱，取膀胱截石位，注意保暖	4	
操作步骤 （70分）	助产士位置	站在产妇右侧或两腿之间	1	
	按摩子宫	腹部子宫按摩法（口述操作要点）	20	
		腹部-阴道子宫按摩法（口述戴无菌手套及操作要点）	20	
		效果评估（口述）	20	
		整理用物、垃圾分类处理，洗手	6	
	操作后处理	帮助产妇取适宜体位，双手置于身体两侧（口述）	1	
		询问产妇有无特殊不适、并填写相关记录（口述）	1	
		报告操作结束	1	
综合评价 （10分）		程序正确，动作规范，操作熟练	6	
		态度和蔼，语言恰当，体现人文关怀	2	
		在规定时间内完成（每超过30秒扣1分，如分值不够可从总分中扣除） 注：计时部分为操作前的准备及操作步骤	2	
总分			100	

宫腔纱条填塞操作评分标准

主考教师_____ _____专业_____级_____班 考试日期_____

项目总分	项目内容	考核内容及要求	分值	得分
素质要求 （3分）	报告内容	报告考核者学号及考核项目	1	
	仪表举止	仪表端庄大方，态度认真和蔼	1	
	服装服饰	服装鞋帽整洁，着装符合要求	1	
操作前准备 （17分）	环境	安静、光线适宜、温度24～26℃（口述）	1	
		必要时设置屏风或隔帘遮挡产妇（口述）	1	
		相关人员在场（口述）	1	
	用物	备物齐全	2	
	助产士	修剪指甲，洗手（六步洗手法），戴口罩、帽子	2	
	产妇	核对产妇，评估产妇身体状况、宫缩情况	2	
		解释操作目的，以取得积极配合	4	
		导尿排空膀胱，取膀胱截石位，注意保暖	4	
操作步骤 （70分）	助产士位置	坐或站在产妇两腿之间	1	
	宫腔纱条填塞术	术者进行手术洗手，常规消毒外阴及阴道，铺无菌巾，穿无菌手术衣，戴无菌手套（口述）	10	
		操作手法：手填塞法：需同时口述操作要点及纱条的特点	15	
		器械填塞法：需同时口述操作要点	15	
		注意事项：按次序填紧，不留空隙；勿用力过猛；外阴覆盖无菌纱布垫；腹带加压包扎腹部（口述）	5	

项目总分	项目内容	考核内容及要求	分值	得分
操作步骤 (70分)	宫腔纱条填塞术	术后注意事项：术后使用抗生素；24小时后取出纱条，取出前使用宫缩剂；术后放置导尿管，与纱条同时取出（口述）	15	
		整理用物、垃圾处理，洗手	6	
	操作后处理	帮助产妇取适宜体位，双手置于身体两侧（口述）	1	
		询问产妇有无特殊不适、并填写相关记录（口述）	1	
		报告操作结束	1	
综合评价 (10分)	程序正确，动作规范，操作熟练		6	
	态度和蔼，语言恰当，体现人文关怀		2	
	在规定时间内完成（每超过30秒扣1分，如分值不够可从总分中扣除） 注：计时部分为操作前的准备及操作步骤		2	
总分			100	

人工剥离胎盘术操作评分标准

主考教师＿＿＿＿＿＿＿＿＿＿＿＿＿＿＿＿＿＿专业＿＿＿＿＿＿级＿＿＿＿＿＿班 考试日期＿＿＿＿＿＿＿＿＿＿＿＿

项目总分	项目内容	考核内容及要求	分值	得分
素质要求 (3分)	报告内容	报告考核者学号及考核项目	1	
	仪表举止	仪表端庄大方，态度认真和蔼	1	
	服装服饰	服装鞋帽整洁，着装符合要求	1	
操作前准备 (17分)	环境	安静、光线适宜、温度24～26℃（口述）	1	
		必要时设置屏风或隔帘遮挡产妇（口述）	1	
		相关人员在场（口述）	1	
	用物	备物齐全	2	
	助产士	修剪指甲，洗手（六步洗手法），戴口罩、帽子	2	
	产妇	核对产妇，评估产妇身体状况、阴道流血情况	2	
		解释操作的目的，以取得积极配合	4	
		导尿排空膀胱，取膀胱截石位，注意保暖	4	
操作步骤 (70分)	助产士位置	站在产妇右侧或两腿之间	1	
	人工剥离胎盘	术者进行手术洗手，常规消毒外阴及阴道，铺无菌巾，穿无菌手术衣，戴无菌手套（口述）	10	
		检查宫腔（口述操作要点）	10	
		剥离胎盘（口述操作要点）	15	
		检查胎盘（口述）	10	
		术后注意事项：术后使用抗生素及宫缩剂，注意子宫收缩及阴道流血情况（口述）	15	
		整理用物、垃圾分类处理，洗手	6	
	操作后处理	帮助产妇取适宜体位，双手置于身体两侧（口述）	1	
		询问产妇有无特殊不适、并填写相关记录（口述）	1	
		报告操作结束	1	
综合评价 (10分)	程序正确，动作规范，操作熟练		6	
	态度和蔼，语言恰当，体现人文关怀		2	
	在规定时间内完成（每超过30秒扣1分，如分值不够可从总分中扣除） 注：计时部分为操作前的准备及操作步骤		2	
总分			100	

软产道裂伤修补操作评分标准

主考教师＿＿＿＿＿＿＿＿＿＿＿ 专业＿＿＿＿＿ 级＿＿＿＿ 班 考试日期＿＿＿＿＿＿＿＿＿

项目总分	项目内容	考核内容及要求	分值	得分
素质要求 （3分）	报告内容	报告考核者学号及考核项目	1	
	仪表举止	仪表端庄大方，态度认真和蔼	1	
	服装服饰	服装鞋帽整洁，着装符合要求	1	
操作前准备 （17分）	环境	安静、光线适宜、温度24～26℃（口述）	1	
		必要时设置屏风或隔帘遮挡产妇（口述）	1	
		相关人员在场（口述）	1	
	用物	备物齐全	2	
	助产士	修剪指甲，洗手（六步洗手法），戴口罩、帽子	2	
	产妇	核对产妇，评估产妇身体状况、阴道流血情况	2	
		解释操作目的，以取得积极配合	4	
		取膀胱截石位，注意保暖	4	
操作步骤 （70分）	助产士位置	站在产妇右侧或两腿之间	1	
	软产道裂伤修补术	术者进行手术洗手，常规消毒外阴，铺无菌洞巾，穿无菌手术衣，戴无菌手套（口述）	10	
		检查软产道（口述操作要点）	10	
		缝合宫颈（口述操作要点）	10	
		缝合阴道黏膜（口述操作要点）	10	
		缝合阴唇系带（口述操作要点）	5	
		缝合会阴肌层及皮下组织	10	
		缝合会阴皮肤	10	
		对皮及检查（口述）	5	
		整理用物、垃圾分类处理，洗手	6	
	操作后处理	帮助产妇取适宜体位，双手置于身体两侧（口述）	1	
		询问产妇有无特殊不适、并填写相关记录（口述）	1	
		报告操作结束	1	
综合评价 （10分）	程序正确，动作规范，操作熟练		6	
	态度和蔼，语言恰当，体现人文关怀		2	
	在规定时间内完成（每超过30秒扣1分，如分值不够可从总分中扣除） 注：计时部分为操作前的准备及操作步骤		2	
总分			100	

（刘星劼）

实训项目九　剖宫产术的护理

剖宫产术是指妊娠 28 周以后,经腹壁切开子宫取出胎儿及其附属物的手术。剖宫产技术成熟、母儿相对安全、临床应用广泛,是处理异常分娩及终止病理妊娠的一种重要分娩方式。子宫下段横切口剖宫产术式最常用;麻醉方式多采用椎管内麻醉。剖宫产术的护理分术前和术后两部分,是保障母婴安全的重要环节。

【技能训练目标】

1. 熟练掌握剖宫产新生儿的护理。

2. 学会剖宫产的术前准备工作,包括备皮、药物皮试、放置导尿管、心理护理等。

3. 学会剖宫产术后护理。

4. 培养学生关爱生命、尊重生命的职业素养,树立整体护理理念,保障母儿安全。

【技能训练内容】

1. 剖宫产术前护理。

2. 剖宫产术后护理。

【实训设计与安排】

1. 建立仿真手术室,在剖宫产分娩模型、新生儿模型上进行演示及操作练习。

2. 先让学生观看剖宫产手术录像,再由主讲教师提出训练要求。

3. 教师按操作要求示教,学生分为 3~4 人一组进行操作练习。

4. 课间让学生去医院病房及手术室见习。

工作任务一　剖宫产术前护理

剖宫产术前护理包括:心理护理和执行术前医嘱。主要有备皮、抗生素皮试、术前禁饮食、放置导尿管等护理措施,是保障手术顺利进行、母婴安全的一个重要环节。

【实训过程】

(一)主要实训设备及用物的准备

1. 模型及设备　剖宫产分娩模型、病床、治疗车、胎心听诊器。

2. 器械及用物　无菌手套、一次性导尿包、Foley 导尿管、一次性备皮刀、一次性薄塑料手套、液状石蜡或松节油、1ml 和 20ml 注射器各 1 支、0.9% 氯化钠注射液 50ml、治疗盘 1 个、弯盘 1 个、消毒棉签 1 包、碘伏 1 瓶。

（二）操作流程

操作步骤	方法及内容	注意事项
准备工作	1. 环境设置：室温设置在 24～26℃，湿度保持在 50%～60%，必要时放置屏风 2. 用物准备：无菌手套、一次性导尿包、Foley 导尿管、一次性备皮刀、石蜡油或松节油、1ml 和 20ml 注射器各 1 支、0.9% 氯化钠注射液 50ml 等 3. 助产士准备：修剪指甲，六步洗手法洗手 4. 产妇准备：更换住院服	1. 助产士必须着装规范，仪表端庄 2. 室内清洁、安静、温暖 3. 用物齐全，设备完好
问候产妇	1. 表情亲切 2. 自我介绍	助产士面带微笑，不轻浮嬉笑
核对评估	1. 核对姓名、床号及一般资料 2. 了解产科情况、剖宫产指征、术前医嘱 3. 评估产妇心理精神状态	1. 资料齐全 2. 耐心细致
谈话沟通	1. 介绍剖宫产原因、术前需做的准备，做好心理护理 2. 签署放置导尿管知情同意书 3. 术前 8 小时禁食，4 小时禁饮（急诊手术例外）	1. 轻声细语、有说服力 2. 面向产妇和家属进行有效沟通，产生信任感
术前准备	1. 抗生素皮试 2. 备皮 3. 放置 foley 导尿管	1. 注意剖宫产术备皮范围，避免损伤皮肤 2. 石蜡油或松节油清洁脐部污垢 3. 导尿应严格无菌术
完成术前医嘱及交接	1. 完成术前各项医嘱并记录、签名 2. 协助产妇上平车，携带病历护送至手术室 3. 与手术室护士核对产妇信息、填写交接记录单、听胎心 4. 整理病床、备心电监护仪及供氧设备	1. 及时执行术前医嘱、注意核对 2. 当面交接，听胎心清楚 3. 护送产妇，注意安全

工作任务二　剖宫产术后护理

剖宫产术后护理包括接产新生儿、产妇及新生儿交接、执行术后医嘱、产妇护理、新生儿护理及母乳喂养、术后健康教育等；做好剖宫产术后护理是降低术后并发症、母婴顺利康复的关键。

【实训过程】

（一）主要实训设备及用物的准备

1. 模型及设备　剖宫分娩模型、新生儿模型、病床、治疗车、心电监护仪。

2. 器械及用物　脐带包 1 个、包被 1 套、手圈及胸卡各 1 个、弯盘 1 个、直止血钳 1 把、组织钳 1 把、碘伏 1 瓶。

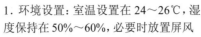

（二）操作流程

操作步骤	方法及内容	注意事项
准备工作	1. 环境设置：室温设置在 24～26℃，湿度保持在 50%～60%，必要时放置屏风 2. 用物准备：脐带包 1 个、包被 1 套、手圈及胸卡各 1 个、弯盘 1 个、直止血钳 1 把、组织钳 1 把 3. 助产士准备：修剪指甲，六步洗手法洗手 4. 产妇准备：更换住院服	1. 助产士必须着装规范，仪表端庄 2. 室内清洁、安静、温暖 3. 用物齐全，设备完好
问候产妇	1. 表情亲切 2. 自我介绍	助产士面带微笑，不轻浮嬉笑
核对评估	1. 核对姓名、床号及一般资料 2. 了解产科情况、剖宫产指征、术后医嘱 3. 评估产妇心理精神状态	1. 资料齐全 2. 耐心细致
谈话沟通	1. 介绍剖宫产经过 2. 新生儿护理 3. 剖宫产术后注意事项	1. 轻声细语、有说服力 2. 面向产妇和家属进行有效沟通，产生信任感
新生儿处理	1. 接新生儿 2. 处理脐带 3. 做好新生儿标记及与母亲交流、接触	1. 处理脐带注意无菌观念 2. 新生儿体重、性别、出生时间、母亲姓名等标识准确无误
术后产妇、新生儿交接	1. 了解产妇术中情况、协助产妇至病床 2. 产妇取去枕平卧位 6 小时、暂禁饮食，检查并安置输液器具、导尿管、镇痛泵，保持通畅，连接心电监护 3. 交接新生儿，头高侧卧位 4. 更改床头卡标记	1. 核对产妇、新生儿基本信息准确无误 2. 注意产妇生命体征、子宫收缩及阴道流血情况
术后护理	1. 正确执行术后医嘱，一级护理，每 30 分钟监测生命体征 2. 观察腹部刀口渗血情况；按压宫底，观察阴道流血情况 3. 母乳喂养及新生儿护理，防呕吐窒息，注意脐部有无渗血，及时更换尿布 4. 术后 24 小时拔出导尿管，协助产妇保持排尿通畅 5. 会阴护理：及时更换会阴垫、卫生纸，保持会阴清洁，每日 0.5% 碘伏溶液会阴擦洗 2 次 6. 填写相关记录单，并签名	1. 按护理级别要求巡视病房 2. 协助产妇翻身及床上活动，术后 12～24 小时取半卧位 3. 术后 6～12 小时流质饮食，根据胃肠功能恢复情况进行饮食指导 4. 防止宫腔积血，注意尿的颜色及量 5. 发现异常情况，及时通知医师

术后健康教育

1. 个人卫生、活动、休息及产褥操
2. 饮食多样化，营养均衡
3. 母乳喂养及新生儿护理
4. 产后 42 天门诊复查，禁性生活 2 月，避孕 2 年

1. 内容有针对性，产妇能复述主要健康教育内容
2. 教会产妇及家人母乳喂养及新生儿护理
3. 产后运动应循序渐进

【典型案例仿真实训】

（一）案例导入

小艳，35 岁，初产妇，妊娠 40 周，臀先露。因"阵发性腹痛 3 小时"于 2014 年 8 月 9 日入院待产。平素月经规律，周期 30 天，经期 6 天；末次月经 2013 年 11 月 2 日；预产期为 2014 年 8 月 9 日。停经 40 多天时出现恶心、呕吐等早孕反应，持续 1 个月自行缓解；停经 4 个半月自觉胎动至今；定期产前检查未见异常，2 个月前发现臀先露，胎位纠正失败。3 小时前出现阵发性腹痛，持续 30 秒，间歇期 5～6 分钟。

查体：T 36.2℃，P 84 次 / 分，R 20 次 / 分，BP 110/70mmHg，心肺听诊无异常。产科检查：宫高 35cm，腹围 100cm，骶左前位，未入盆，胎心率 146 次 / 分，有规律宫缩，持续 30 秒，间歇 5～6 分钟；阴道检查：宫颈展平，宫口开大 1cm，臀先露，胎先露棘上 3cm，胎膜未破；骨盆外测量正常。胎儿超声示混合臀先露，单活胎，双顶径 97mm，股骨长 74mm，羊水指数 125mm，估计胎儿体重 3800g 左右。

初产妇，混合臀先露，估计胎儿体重 3800g 左右，若经阴分娩可能发生脐带脱垂、后出头困难、新生儿窒息等，产妇及家人放弃试产。产妇目前已临产，需紧急剖宫产终止妊娠。产妇较紧张，害怕剖宫产疼痛。作为她的责任助产士，应该如何进行剖宫产术前及术后护理？

（二）仿真实训

流程一　准备

1. 环境设置　室温设置在 24～26℃，湿度保持在 50%～60%，必要时放置屏风。

2. 用物准备　无菌手套、一次性导尿包、Foley 导尿管、一次性备皮刀、一次性薄塑料手套、液状石蜡或松节油、1ml 和 5ml 注射器各 1 个、0.9% 氯化钠注射液 50ml、脐带包 1 个、包被 1 套、手圈及胸卡各 1 个、直止血钳 1 把、组织钳 1 把、治疗盘 1 个、弯盘 1 个、消毒棉签 1 包、碘伏 1 瓶。

3. 助产士准备　着装规范，举止端庄，戴口罩、帽子，修剪指甲、六步洗手法洗手。

4. 产妇准备　更换住院服。

流程二　问候、核对、评估、解说

1. 问候产妇（表情亲切）"您好！我是您的责任助产士小张。"

2. 核对　"请问您叫什么名字？住几床？核对一下您的腕带，好吗？"

3. 评估

（1）整理病历：了解产妇的一般情况；核对术前医嘱。

（2）一般情况评估：产妇小艳，无妊娠合并症，生命体征平稳、胎心好。

（3）产科情况：宫高 35cm，腹围 100cm，未入盆，胎心率 146 次 / 分；有规律宫缩，持续 30 秒，间歇 5～6 分钟。阴道检查：宫颈展平，宫口开大 1cm，臀先露，胎先露棘上 3cm，胎膜未破。骨盆外测量无异常。胎儿超声示混合臀先露，单活胎，双顶径 97mm，股骨长 74mm，羊水指数 125mm，估计胎儿体重 3800g 左右。

根据以上情况,初步判断:高龄初产妇,混合臀先露,估计胎儿体重 3800g 左右,剖宫产指征明确。目前产妇已临产,需紧急剖宫产,应立即做好术前准备。

4．沟通技巧要点

(1)告知产妇及家人目前产妇的情况:高龄初产妇,混合臀先露,估计胎儿体重 3800g 左右,剖宫产指征明确。目前产妇已临产,需紧急剖宫产。因此,需立刻行术前准备。剖宫产术前准备包括:抗生素皮试、手术区备皮、放置导尿管等。

(2)心理护理:关心、安慰产妇,告知手术前都进行麻醉,手术时不会有疼痛感,以减轻恐惧及焦虑感,积极配合操作。

流程三　术前准备

1．告诉小艳立即禁饮食。

2．术前抗生素皮试　将配制好的抗生素头孢呋辛钠皮试液携至病房,告诉小艳做皮试的目的和方法;进行皮内注射后告诉注意事项;20 分钟后和另一助产士小李共同观察注射部位皮肤无红肿,判断头孢呋辛钠皮试结果为"阴性";在病历上做好记录并签名。

3．手术区皮肤准备　告知产妇小艳备皮的目的及配合事项。戴一次性薄塑料手套,打开一次性备皮刀,一手固定皮肤,一手拿备皮刀顺着体毛走向剃净体毛包括阴毛,注意不要损伤皮肤。备皮范围:上至剑突下,下至两侧大腿上 1/3,包括外阴部,两侧至腋中线。并清理干净毛发,用液状石蜡或松节油擦净脐部污垢,更换清洁住院服。

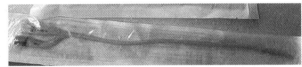

图 9-1　Foley 导尿管

4．术前置导尿管　携 Foley 导尿管(图 9-1)、一次性导尿包(图 9-2)、无菌手套、20ml 注射器 1 支、0.9% 氯化钠注射液 50ml 到小艳床旁。站在产妇右侧,嘱其取膀胱截石位;打开导尿包,置于产妇两腿之间;戴无菌手套,进行外阴、尿道口消毒后插入 Foley 导尿管,排空膀胱;从尿管侧边管注入 0.9% 氯化钠注射液 10～15ml 至球囊,防止尿管滑脱;连接一次性尿袋,贴好尿管标识;操作过程注意严格无菌。告知手术过程中,尿液自行排出,不要压住导尿管,保持其通畅;尿袋应放于低于膀胱的位置。垃圾分类处理,整理用物;协助产妇恢复舒适体位,待手术。

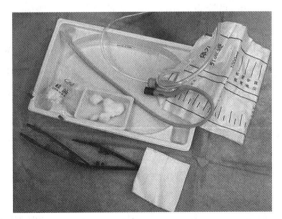

图 9-2　导尿包

流程四　完成术前医嘱及交接

1．及时执行术前医嘱、注意核对;完成术前各项医嘱并记录、签名。

2．协助产妇上平车,携带病历护送至手术室;与手术室护士核对产妇信息、当面交接并填写交接记录单、听胎心。

3．整理病床、备心电监护仪及供氧设备。

4．整理仪器、用物等,垃圾分类处理。

流程五　新生儿处理

1．接新生儿　助产士洗手,戴无菌手套,穿手术衣,打开产包、脐带包;取一块消毒治疗巾双手撑开,站于手术医师侧后方,稳妥接住手术医师递过来的新生儿(一手托住新生头颈,一手托住新生儿一侧下肢或臀部),防止坠地。

2. 记录新生儿出生时间 小艳于2014年8月9日11时10分剖宫产一足月活女婴。

3. 清理呼吸道 及时用吸管或吸耳球清除新生儿口腔、鼻腔的黏液及羊水。

4. Apgar评分 出生后1分钟及5分钟给予Apgar评分;小艳之女出生后哭声洪亮、肤色红润,1分钟及5分钟Apgar评分都为10分。

5. 脐带处理 用气门芯套扎脐带根部,0.5%碘伏溶液消毒脐带断面后,覆盖无菌纱布,脐带布包扎。

6. 查体 注意新生儿有无发育异常及特殊面容。小艳之女重3850g,发育正常,外观无畸形;新生儿与小艳进行皮肤接触及目光交流。

7. 做好新生儿标记 给新生儿戴一腕带,腕带上规范填写新生儿性别、出生日期、母亲姓名、床号及住院号;同时包被上也做相同标记。

流程六 术后产妇及新生儿交接

1. 交接新生儿 助产士小李将新生儿抱回病房,与小艳的责任助产士共同核对新生儿信息后,然后将新生儿取侧卧位放于铺好的婴儿床上。

2. 手术室护士将小艳用平车送回病房后,与小艳的责任助产士进行当面交接。责任助产士小张已在床旁备好心电监护仪、大中单铺在床中央;了解小艳术中情况,协助搬运小艳至病床。

3. 告知家属,产妇取去枕平卧位6小时,暂禁饮食;放置好输液器具、尿袋、镇痛泵,检查接头无脱落,保持通畅;连接好心电监护仪,监测血压、脉搏、呼吸1次并记录;按压宫底,观察阴道出血量;戴上腹带;整理好床铺;更换床头卡标记为一级护理、禁饮食,执行术后医嘱、填写术后护理记录单,并签名。

流程七 术后护理

1. 椎管内麻醉术后,去枕平卧位6小时;12小时后可半卧位;协助产妇适当床上活动下肢及翻身,督促尽早下床活动。

2. 禁饮食6小时后改流质饮食,根据胃肠功能恢复情况过渡到半流质饮食、软食、普通饮食。

3. 每30分钟测量血压、脉搏、呼吸1次,平稳后遵医嘱停止;每半小时按压宫底,观察子宫收缩、阴道流血情况,防止宫腔积血;注意观察腹部刀口有无渗血;若有异常情况,及时汇报。

4. 注意观察尿管是否通畅、尿液颜色及尿量;术后24小时拔出导尿管,协助产妇擦洗会阴,自排小便,防止尿潴留;多喝汤水,防尿路感染。臀下卫生纸或卫生巾及时更换,每日0.5%碘伏溶液擦洗会阴2次。

5. 遵医嘱用药,根据药液性质调整液体滴数,观察药物疗效及不良反应;有留置针者液体输完后注意接头处理,防止感染。

6. 产妇回病房后,若无特殊情况,应尽早母乳喂养。教会清洗产妇乳头及正确的喂奶方法,让新生儿含住乳头及大部分乳晕,两侧轮流喂奶;注意新生儿一般情况(奶量、反应、体温、排尿、排便),注意脐部有无渗血、红肿等感染征象;及时更换尿布。

流程八 术后健康教育

1. 注意个人卫生 口腔卫生;皮肤清洁,勤换内衣;每天清洗外阴,保持会阴清洁、干燥;恶露未干净或产后42天内禁止性生活及盆浴;腹部切口愈合好后可淋浴。

2. 进行母乳喂养宣教,讲解母乳喂养的好处,坚持母乳喂养,按需哺乳。有效哺乳的表现:看到或听到吞咽,孩子体重增长、不哭闹等。教会产妇正确喂奶方法,保持乳房清洁卫生,防止乳腺炎、乳头皲裂发生。

3．产妇胃肠功能恢复后,逐步过渡到普通饮食。饮食要多样化、营养均衡,满足产妇自身恢复及哺乳需要;摄入足够的水分,多食汤类食物;充足的优质蛋白饮食,多食蔬菜水果;避免辛辣、刺激性食物和过咸食品。

4．术后需早下床活动,做产褥操,促进恶露排出,锻炼腹壁及盆底肌肉;运动应循序渐进。

5．指导产妇及家属如何护理新生儿,做好臀部、脐部、眼部护理、沐浴及抚触的指导。

6．告知产后 42 天复查,避孕 2 年;哺乳期不宜口服避孕药,可采用安全套,术后半年可放置宫内节育器避孕。

【实训作业及思考】

（一）实训作业

1．填写剖宫产手术护理记录。

2．根据本案例,完成实训报告。

（二）思考

1．剖宫产术前准备包括哪几方面?

2．剖宫产术后护理包括哪几方面?

【技能考核】

剖宫产术前护理操作评分标准

主考教师＿＿＿＿＿＿＿＿　＿＿＿＿＿＿专业＿＿＿＿＿级＿＿＿＿＿班　考试日期＿＿＿＿＿＿＿

项目总分	项目内容	考核内容及要求	分值	得分
素质要求 （3分）	报告内容	报告考核者学号及考核项目	1	
	仪表举止	仪表端庄大方,态度认真和蔼	1	
	服装服饰	服装鞋帽整洁,着装符合要求	1	
操作前准备 （17分）	环境	安静、光线适宜、温度24～26℃（口述）	1	
		必要时设置屏风或隔帘遮挡产妇（口述）	1	
		相关人员在场（口述）	1	
	用物	备物齐全	2	
	助产士	修剪指甲,洗手（六步洗手法）,戴口罩、帽子	2	
	产妇	核对产妇,评估产妇身体状况、宫缩、胎心情况	2	
		了解剖宫产指征	4	
		解释操作的目的,以取得积极配合	4	
操作步骤 （70分）	核对术前医嘱	了解手术医嘱内容及手术时间	1	
	术前准备	禁饮食	6	
		抗生素皮试,注射方法正确,判断结果正确	20	
		备皮,手法、范围正确,未损伤皮肤;处理脐部污垢	20	
		置导尿管,消毒、置尿管方法正确,注入液体于球囊固定,接引流袋,贴好尿管标识	20	
	操作后处理及产妇交接	询问产妇有无特殊不适,帮助产妇取适宜体位,双手置于身体两侧（口述）	1	
		完成术前各项医嘱并记录、签名;协助产妇上平车,携带病历护送至手术室;与手术室护士核对产妇信息、填写交接记录单、听胎心;整理病床、备心电监护仪及供氧设备（口述）	1	
		报告操作结束	1	

续表

项目总分	项目内容	考核内容及要求	分值	得分
综合评价 （10分）		程序正确，动作规范，操作熟练	6	
		态度和蔼，语言恰当，体现人文关怀	2	
		在规定时间内完成（每超过30秒扣1分，如分值不够可从总分中扣除）注：计时部分为操作前的准备及操作步骤	2	
总分			100	

剖宫产术后护理操作评分标准

主考教师＿＿＿＿＿＿＿＿ ＿＿＿＿＿＿＿专业＿＿＿＿级＿＿＿＿＿班 考试日期＿＿＿＿＿＿＿＿

项目总分	项目内容	考核内容及要求	分值	得分
素质要求 （3分）	报告内容	报告考核者学号及考核项目	1	
	仪表举止	仪表端庄大方，态度认真和蔼	1	
	服装服饰	服装鞋帽整洁，着装符合要求	1	
操作前准备 （17分）	环境	安静、光线适宜、温度24～26℃（口述）	1	
		必要时设置屏风或隔帘遮挡产妇（口述）	1	
		相关人员在场（口述）	1	
	用物	备物齐全	2	
	助产士	修剪指甲，洗手（六步洗手法），戴口罩、帽子	2	
	产妇	核对产妇，评估产妇身体状况、宫缩情况	2	
		了解剖宫产指征、术中情况	4	
		解释操作的目的，以取得积极配合	4	
操作步骤 （70分）	新生儿处理	接新生儿、记录出生日期（口述）	5	
		清理呼吸道、Apgar评分（口述要点）	10	
		处理脐带、做好标记（口述要点）	3	
	产妇、新生儿交接	迎接产妇、新生儿回病房，了解术中情况、协助产妇取去枕平卧位，测量生命体征、安置好输液管及导尿管	5	
	术后护理	执行术后医嘱、体位、饮食、遵医嘱用药	10	
		监测生命体征、观察子宫收缩、阴道流血、导尿及停导尿后的排尿情况	10	
		母乳喂养及新生儿护理	10	
		会阴护理	10	
	术后健康教育	进行个人卫生、饮食、母乳喂养、避孕及产后复查指导	10	
		完成术后护理、健康教育等相关记录单并签名	1	
		报告操作结束	1	
综合评价 （10分）		程序正确，动作规范，操作熟练	6	
		态度和蔼，语言恰当，体现人文关怀	2	
		在规定时间内完成（每超过30秒扣1分，如分值不够可从总分中扣除）注：计时部分为操作前的准备及操作步骤	2	
总分			100	

（刘星劼）

教　学　大　纲

一、课程性质

助产技术是中等卫生职业教育助产专业一门核心课程,《助产技术》教材是《产科学基础》配套的实训教材。本课程的主要实训内容包括分娩的基础知识、产前检查、产房常用的技术、分娩期处理、新生儿护理、异常分娩助娩术等。本课程的任务是在掌握产科学基本知识的基础上能够进行产前检查,观察产程并进行自然分娩接产;进行新生儿护理;能够识别难产并配合医生进行处理;能够进行产科常用手术操作;能够配合医生进行剖宫产术的护理。本课程的前期课程包括母婴护理、产科学基础等;同步课程包括母婴保健、妇科护理等。

二、课程目标

通过本课程的学习,学生应达到下列要求:

(一) 职业素养目标

1. 具有良好的职业道德和伦理观念,自觉尊重服务对象的人格,保护其隐私。

2. 具有良好的法律意识,自觉遵守医疗卫生、计划生育、母婴保健等相关法律法规,依法实施助产任务。

3. 具有医疗安全、团队合作的职业意识。

4. 具有健康的心理和认真负责的职业态度,能予服务对象以人文关怀。

5. 具有"以母儿的健康为中心"的整体护理观念,能为孕产妇提供快乐安全分娩、科学育儿等全方位服务。

(二) 技能目标

1. 熟练掌握分娩的基础知识及产前检查的方法。

2. 熟练掌握分娩期的处理及新生儿的护理。

3. 熟练掌握产房常用的技术。

4. 熟练掌握常用的助产术及产后出血的处理。

5. 学会异常分娩助娩术。

6. 学会剖宫产术前、术后的护理。

三、教学时间分配

教学内容	实训学时
实训项目一　分娩基础知识	8
实训项目二　产前检查	12

续表

教学内容	实训学时
实训项目三　产房常用技术	12
实训项目四　分娩期处理	18
实训项目五　新生儿护理	12
实训项目六　异常分娩助娩术	6
实训项目七　产科常用助产术	10
实训项目八　产后出血的处理	8
实训项目九　剖宫产术的护理	4
合计	90

四、课程内容和要求

实训项目	工作任务	实训要求	教学活动	参考学时
一、分娩基础知识	1. 认识产道	熟练掌握	案例导入 仿真实训 教学录像	4
	2. 识别胎头结构	熟练掌握		1
	3. 辨别胎产式、胎先露、胎方位	熟练掌握		1
	4. 演示分娩机制	熟练掌握		2
二、产前检查	1. 骨盆外测量	熟练掌握	案例导入 仿真实训 教学录像	4
	2. 产前腹部检查	熟练掌握		6
	3. 指导膝胸卧位	熟练掌握		2
三、产房常用技术	1. 肛门检查及阴道检查	熟练掌握	案例导入 仿真实训 教学录像	2
	2. 胎儿电子监护	熟练掌握		2
	3. 绘制产程图	熟练掌握		2
	4. 人工破膜术	熟练掌握		1
	5. 乳酸依沙吖啶引产术	熟练掌握		2
	6. 水囊引产术	熟练掌握		2
	7. 晚期妊娠催产术	熟练掌握		1
四、分娩期处理	1. 产前外阴消毒	熟练掌握	案例导入 仿真实训 教学录像	2
	2. 自然分娩铺无菌巾	熟练掌握		2
	3. 自然分娩助产术	熟练掌握		6
	4. 新生儿出生时的护理	熟练掌握		4
	5. 新生儿窒息复苏术	学会		4
五、新生儿护理	1. 新生儿游泳	熟练掌握	案例导入 仿真实训 教学录像	2
	2. 新生儿沐浴	熟练掌握		4
	3. 新生儿抚触	熟练掌握		4
	4. 新生儿脐部护理	熟练掌握		2
六、异常分娩助娩术	1. 持续性枕后位、枕横位助娩术	学会	案例导入 仿真实训 教学录像	2
	2. 肩难产助娩术	学会		2
	3. 臀位助娩术	学会		2
七、产科常用助产术	1. 会阴切开缝合术	熟练掌握	案例导入 仿真实训 教学录像	6
	2. 胎头吸引术	学会		2
	3. 产钳术	学会		2

续表

实训项目	工作任务	实训要求	教学活动	参考学时
八、产后出血的处理	1. 按摩子宫 2. 宫腔纱条填塞术 3. 人工剥离胎盘术 4. 软产道损伤修补术	熟练掌握 熟练掌握 熟练掌握 学会	案例导入 仿真实训 教学录像	2 2 2 2
九、剖宫产术的护理	1. 剖宫产术前护理 2. 剖宫产术后护理	学会 学会	案例导入 仿真实训 教学录像	2 2

五、说明

（一）教学安排

本教学大纲主要供中等卫生职业教育助产专业教学使用，第四学期开设，总学时为 90 学时，均为实训课，学分为 5 学分。

（二）教学要求

本课程对教学要求分为熟练掌握和学会两个层次。熟练掌握：指能在所规定的时间内独立、规范地解决，完成操作。学会：指在教师的指导下完成操作配合。

（三）教学建议

1. 本课程依据助产岗位的工作任务、职业能力要求，强化理论实践一体化，突出"做中学、做中教"的职业教育特色，根据培养目标、教学内容和学生的学习特点以及职业资格考核要求，提倡项目教学、案例教学、任务教学、角色扮演、情境教学等方法，利用校内外实训基地，将学生的自主学习、合作学习和教师引导教学等教学组织形式有机结合。

2. 教学过程中，体现以能力为本位，以发展技能为核心的职业教育理念。可通过技能训练、技能考核等多种形式对学生的职业素养、专业知识和技能进行综合考核。对于考核的项目必须制定具体要求和标准操作流程，量化评分标准。技能考核成绩应占总评成绩的 30%；考核内容不仅关注学生对知识的理解和技能的掌握，更要关注知识在临床实践中运用与解决实际问题的能力水平，强化学生的实践能力和职业能力，提高学生的实际动手能力，培养初、中级助产专业技能型人才。

参 考 文 献

1. 谢幸, 苟文丽. 妇产科学. 第8版. 北京: 人民卫生出版社, 2013.

2. 金庆跃. 助产综合实训. 北京: 人民卫生出版社, 2014.

3. 薛花, 程瑞峰. 产科学及护理. 第2版. 北京: 人民卫生出版社, 2008.

4. 魏碧蓉. 助产学. 北京: 人民卫生出版社, 2014.

5. 魏碧蓉. 高级助产学. 第2版. 北京: 人民卫生出版社, 2002.

6. 郑修霞. 妇产科护理学. 第4版. 北京: 人民卫生出版社, 2006.

7. 刘兴会. 实用产科手术学. 北京: 人民卫生出版社, 2014.

8. 王建, 漆洪波. 妇产科学. 第3版. 北京: 人民卫生出版社, 2013.

9. 乐杰. 妇产科学. 第7版. 北京: 人民卫生出版社, 2009.

10. 中华医学会. 临床技术操作规范——妇产科分册. 北京: 人民军医出版社, 2011.

11. 北京协和医院. 北京协和医院医疗诊疗常规——产科诊疗常规. 北京: 人民卫生出版社, 2013.

12. 吴培英. 妇产科护理. 北京: 科学出版社, 2010.

13. 耿莉华. 护理实训教材妇产科护理分册. 第2版. 北京: 科学出版社, 2009.

14. 郝敏. 产科速查手册. 南京: 江苏科学技术出版社, 2009.

15. Monaghan JM. 妇科手术学. 陈晓军, 丰有吉, 主译. 上海: 上海科学技术出版社, 2007.

53检

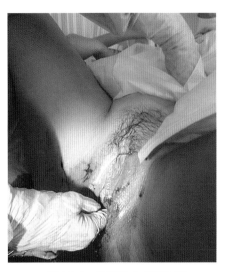

彩图 8-6　徒手伸入宫腔手法

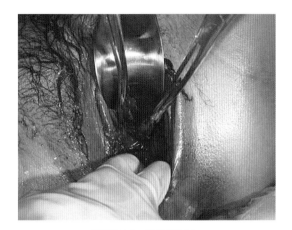

彩图 8-8　宫颈裂伤

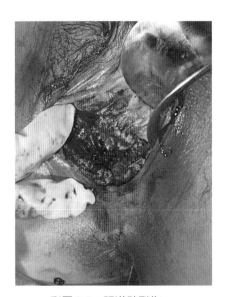

彩图 8-9　阴道壁裂伤

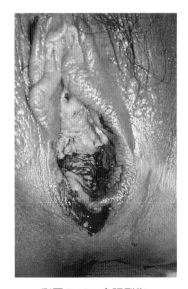

彩图 8-10　会阴裂伤

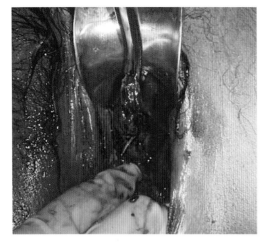

彩图 8-11　宫颈裂伤缝合

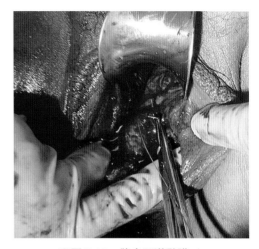

彩图 8-12　缝合阴道黏膜

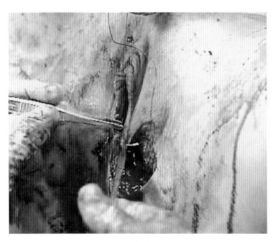

彩图 8-13　缝合黑白交界

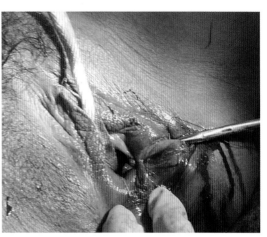

彩图 8-14　缝合会阴皮下组织

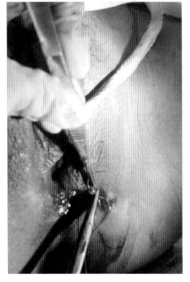

彩图 8-16　会阴皮肤内缝合法

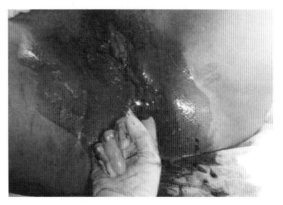

彩图 8-17　缝合后肛门检查